Leben um jeden Preis?

Interdisziplinärer Dialog –
Ethik im Gesundheitswesen

Herausgegeben von

𝒟IALOG ETHIK
*Interdisziplinäres Institut für Ethik im
Gesundheitswesen*

Band 4

PETER LANG
Bern · Berlin · Bruxelles · Frankfurt am Main · New York · Oxford · Wien

Ruth Baumann-Hölzle, Corinna Müri,
Markus Christen & Boris Bögli (Hrsg.)

Leben um jeden Preis?

Entscheidungsfindung in der Intensivmedizin

PETER LANG

Bern · Berlin · Bruxelles · Frankfurt am Main · New York · Oxford · Wien

Bibliografische Information Der Deutschen Bibliothek
Die Deutsche Bibliothek verzeichnet diese Publikation in der Deutschen Nationalbibliografie; detaillierte bibliografische Daten sind im Internet über ‹http://dnb.ddb.de› abrufbar.

Abbildungen Seiten 11, 83, 115, 223: © Edith Christen, Biel/Bienne

ISBN 3-03910-380-6
ISSN 1424-6449

© Peter Lang AG, Europäischer Verlag der Wissenschaften, 2004
Hochfeldstrasse 32, Postfach 746, CH-3000 Bern 9
info@peterlang.com, www.peterlang.com, www.peterlang.net

Alle Rechte vorbehalten.
Das Werk einschliesslich aller seiner Teile ist urheberrechtlich geschützt.
Jede Verwertung ausserhalb der engen Grenzen des Urheberrechtsgesetzes ist ohne Zustimmung des Verlages unzulässig und strafbar. Das gilt insbesondere für Vervielfältigungen, Übersetzungen, Mikroverfilmungen und die Einspeicherung und Verarbeitung in elektronischen Systemen.

Printed in Germany

Inhaltsverzeichnis

Vorwort
Corinna Müri   7

I   Ausgangslage

Hinführung: Entscheiden am Rande des Lebens
Markus Christen 13

Die Grenzen der Intensivmedizin
Reto Stocker 19

Autonomie und Passivität. Tugenden einer
zweiten Aufklärung im medizinischen Kontext
Jean-Pierre Wils 43

Leben um jeden Preis? Grundrechte und
medizinische Kosten im Spannungsfeld
Gabrielle Steffen 59

II   Geschichtlicher Hintergrund

Vom Wachsaal zur modernen Intensivstation:
40 Jahre Entwicklung in der Schweiz
Peter Carl Baumann und Irene Hasler 85

Die Entwicklung der Neonatologie: Wie technische Fortschritte
zu einem ethischen Dilemma führten
Hans-Ulrich Bucher 95

Fortschritte in der Neonatologie aus der Sicht
einer Pflegefachfrau
Margrit Maag 107

III Implementierung und Evaluation von Verfahren zur Entscheidungsfindung

Ethische Entscheidungsfindung in der Intensivmedizin
Ruth-Baumann-Hölzle 117

Entwicklung von Entscheidungsfindungsmodellen
aus Sicht des Intensivstation-Betreuungsteams
Irene Hasler und Marco Maggiorini 147

Leitfaden zur Entscheidungsfindung bei nicht-
einwilligungsfähigen Patienten auf der Erwachsenen-
Intensivstation anhand eines Fallbeispiels
Manuel Fischler und Barbara Epping 171

Eine Evaluationsuntersuchung des Entscheidungsmodells
an der Klinik für Neonatologie in Zürich
Marco Maffezzoni, Klaus Wunder, Ruth Baumann-Hölzle
und François Stoll 189

Erste Resultate zur Untersuchung der interdisziplinären
ethischen Entscheidungsfindung in der Intensivmedizin
in schweizerischen und rumänischen Spitälern
Karin S. Moser 205

IV Entscheidungsfindung in der Praxis

Erfahrungen mit dem Zürcher Entscheidungsfindungs-Modell
Hans Ulrich Bucher 225

Das von der Klinik für Neonatologie und Dialog Ethik
entwickelte Entscheidungsfindungsmodell
Jean-Claude Fauchère und Romaine Arlettaz 239

Medizinisch-ethische Entscheidungsfindung in der
Neonatologie – Skizzen und Gedanken zum Berner Weg
Mathias Nelle, Lilian Stoffel, Plasch Spescha
und Jane McDougall 249

Kurzbiografien 265

Vorwort

Das medizinische und pflegerische Können der Intensivmedizin stellt die behandelnden Ärztinnen und Ärzte und die Pflegenden oft vor schwierige Entscheide. Besonders dann, wenn ihr Tun so oder so mit Leiden verbunden ist. Der Verminderung der Sterblichkeit steht im Einzelfall die Möglichkeit bleibender Schädigungen und chronischer Krankheiten gegenüber. Hinzu kommt, dass in vielen Situationen die Patientinnen und Patienten auf der Intensivstation nicht nach ihrem Willen gefragt werden können.

Wie soll und kann mit den sich stellenden ethischen Dilemmata umgegangen werden? Wie ist die Vorgehensweise bei der Entscheidungsfindung? Welche Ansätze gibt es, die Fragen, Probleme, Reaktionen und differierenden Lösungsansätze aufzunehmen und zu einer Entscheidung zu kommen?

Am 12. März 2004 fand im Swiss Re Centre for Global Dialogue in Rüschlikon ein Kongress unter dem Titel „Leben um jeden Preis? – Entscheidungsfindung in der Intensivmedizin" statt, welcher eben diese Fragen thematisierte.

Im Brennpunkt des Kongresses stand die oft schwierige Entscheidungsfindung in der Neonatologie und in der Erwachsenen-Intensivmedizin. Das Konzept des Kongresses zeichnete sich durch seinen interdisziplinären Ansatz aus. Die Referentinnen und Referenten und die Workshopleiterinnen und -leiter waren anerkannte Fachkräfte aus dem In- und Ausland und garantierten Qualität und ein hohes Niveau der Veranstaltung.

Ein Überblick über die Geschichte, Daten und Fakten der Intensivmedizin und -pflege von ihren Anfängen bis zum heutigen Stand sowie über ihre Chancen und Risiken ermöglichte, die konkreten Entscheidungssituationen des medizinischen Alltags in einen grösseren Kontext einzubetten.

In den Workshops wurden die sich stellenden ethischen Fragen und das Entscheidungsfindungsverfahren in schwierigen Entscheidungssituationen anhand konkreter Fallbeispiele diskutiert. In diesem

Zusammenhang wurden auch die Entscheidungsfindungsmodelle vorgestellt, welche am UniversitätsSpital Zürich in Zusammenarbeit mit Dialog Ethik entwickelt wurden sowie die bisherigen praktischen Erfahrungen mit diesen Modellen. Ziel war es, einem breiten Fachpublikum die Möglichkeit zu geben, diese Modelle als einen möglichen Ansatz für eine strukturierte Entscheidungsfindung kennen zu lernen und sich kritisch mit ihnen auseinander zu setzen.

Bereits im Vorfeld des Kongresses war das Echo auf das Thema und Konzept des Kongresses sehr positiv. Wie sehr die Aufnahme des Kongressthemas einem Bedürfnis entsprach, zeigte sich schliesslich auch in der grossen Zahl von Anmeldungen und den positiven Resultaten aus der Evaluation des Kongresses.

Die im Rahmen der Workshops am Kongress thematisierten Fragen sollen auch in der hier vorliegenden Publikation aufgenommen werden.

Corinna Müri
Projektleiterin und Institutsmanagement Dialog Ethik /
Verantwortliche Kongresskoordination und -organisation

I Ausgangslage

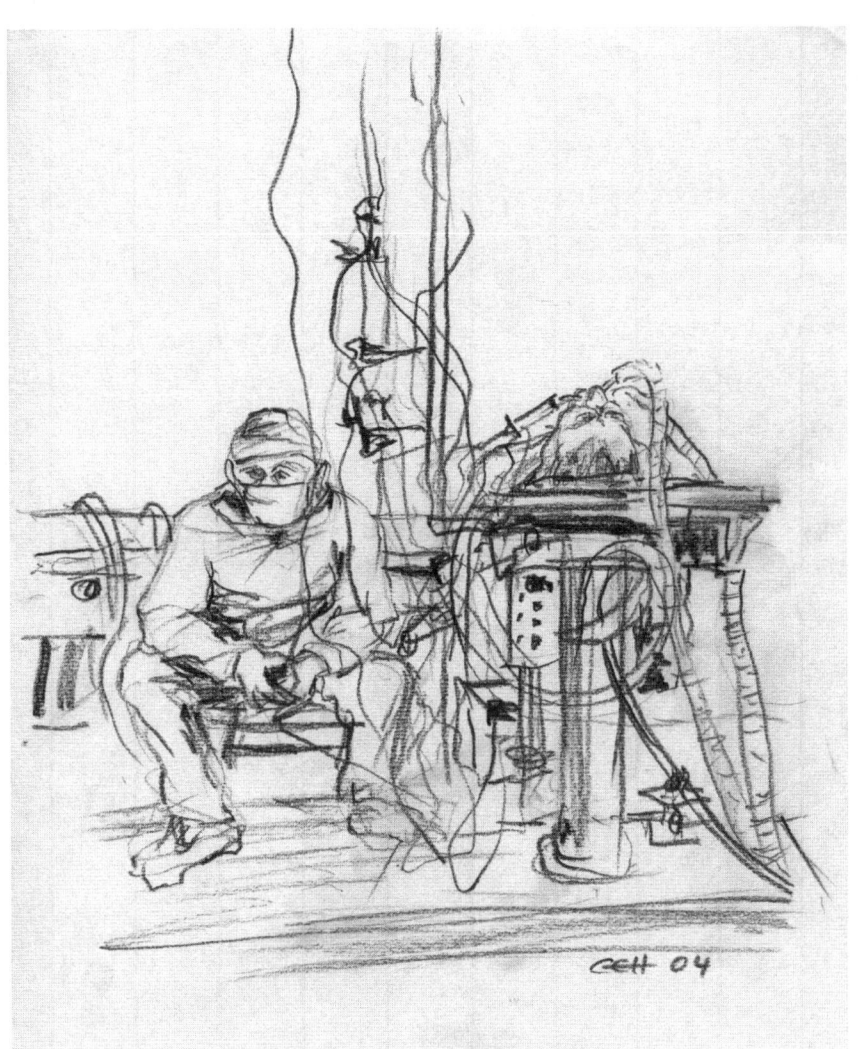

Hinführung: Entscheiden am Rande des Lebens

Markus Christen[1]

Eine Krebspatientin in der terminalen Phase wird wegen schwerer Atemnot in eine Intensivstation eingeliefert. Die Patientin hatte vorgängig gewünscht, dass alle verfügbaren medizinischen Massnahmen getroffen werden sollten. Das Team der Intensivstation war angesichts der hoffnungslosen Lage der Patientin in einem grossen Zwiespalt. Es kam zum Schluss, dass eine künstliche Beatmung mittels Intubation nicht vorgenommen werden würde. Glücklicherweise verlangte dies die Situation nicht, die Patientin konnte mittels einer Maske beatmet werden und konnte die Intensivstation wieder verlassen. Sie starb bald darauf.

Dieser Fall vereint eine Reihe von Problemen der modernen Intensivmedizin: Technik für Lebensverlängerung ist vorhanden – sie würde aber nur noch das Sterben verlängern. Der Wille der Patientin kollidiert mit den ethischen Vorstellungen des Behandlungsteams – und nur „Glück" sorgte dafür, dass das Dilemma nicht zum Tragen gekommen ist. Die Intensivmedizin stösst heute an eine Reihe von solchen ethischen wie ökonomischen Grenzen, wie Reto Stocker in seinem einführenden Beitrag deutlich macht.

Noch vor wenigen Jahrzehnten hätten sich derartige Probleme der Medizin nicht gestellt. Seit den frühen 1960er-Jahren sind aber weltweit in den Kliniken Intensivstationen entstanden, in welchen medizinischen Notfällen mittels modernster Technologie und intensiver Betreuung begegnet werden kann, wie Peter Carl Baumann und Irene Hasler in ihrem Beitrag ausführen. Der Erfolg dieser Massnahmen ist enorm. Betrug die Mortalität beispielsweise des Herzinfarktes in den

---

1 Dieser Text beruht auf dem Beitrag „Hochleistungsmedizin im ethischen Dilemma", erschienen am 10. April 2004 in der Basler Zeitung. Die im Text aufgeführten Fallbeispiele waren Themen der Workshops des Kongresses „Leben um jeden Preis?".

Schweizer Spitälern vor vierzig Jahren noch rund 30%, ist diese heute auf unter 10% gesunken.

Die Arbeitswelt in den Spitälern hat sich durch die Intensivstationen stark verändert. So ist die strikte Trennung zwischen Ärzteschaft und Pflegenden aufgeweicht worden, weil letztere gewichtige Aufgaben in der Intensivbetreuung übernahmen und damit auch mehr Mitsprache erhielten. Personalaufwand wie Kosten sind ebenfalls stark gestiegen – am Universitätsspital Zürich beispielsweise ist knapp ein Fünftel aller Stellen des Pflegedienstes für die Intensivmedizin bestimmt. Schliesslich hat sich auch die Rolle des Patienten verändert. Die Forderung nach Patientenautonomie kollidiert aber gerade in der Intensivmedizin mit dem Problem, dass diese Autonomie von den Patienten oft nicht wahrgenommen werden kann, wie folgendes Fallbeispiel deutlich macht:

Seit 13 Monaten liegt ein Mann mit einer schweren Entzündung der Bauchspeicheldrüse und mit einer Reihe weiterer schwerer Komplikationen im Spital – abwechselnd in der Intensivstation und in der normalen Abteilung. Die Krankheit ist heilbar, doch der Mann ist in eine schwere Depression verfallen. Nun steht erneut seine Einlieferung in die Intensivstation zur Debatte. Der Patient will nur dann in diese eingeliefert werden, wenn er nicht mehr künstlich beatmet wird. Die Mediziner gehen auf diese Bedingung nicht ein und liefern ihn in die Intensivstation ein. Neue Komplikationen treten auf, die eine Operation und damit eine künstliche Beatmung verlangen. Der Patient willigt in diese ein. Nach der Operation wird die künstliche Beatmung aufgehoben, muss aber bald wieder aufgenommen werden. Erneut stellt der Patient fest, dass er nicht mehr beatmet werden will. Eine psychiatrische Beurteilung stellt die Zurechnungsfähigkeit des Patienten aufgrund seiner Depression in Abrede. Er wird künstlich beatmet. Weitere Komplikationen treten auf. Der Patient stirbt.

Dieses Fallbeispiel mag für die Verteidiger der Patientenautonomie als skandalös gelten – doch es macht auch deutlich, wie schwierig es sein kann festzustellen, inwiefern Äusserungen von Patienten ein Ausdruck ihrer bewusst wahrgenommenen Autonomie sind. Sind hier Ärzte am Werk, die den Willen eines Patienten ignorieren? Oder ist dieser Wille vielmehr durch die Depression getrübt und nurmehr die Ärzte wissen, dass es noch Hoffnung gibt? Was heisst Autonomie in solch konkreten Fällen?

Zu diesen Fragen äussert sich der Ethiker Jean-Pierre Wils von der Universität Nimwegen (Niederlande) in seinen Beitrag. Das Autonomieprinzip ist als Gegenentwurf zum ärztlichen Paternalismus eingeführt worden und ist heute eine starke Forderung an die Medizin. Doch die Medizin kennt auch die durch Krankheiten deutlich hervortretende Bedingtheit der Autonomie an einen (gesunden?) Körper. Die heutige Zeit ist gemäss Wils gekennzeichnet durch einen von der Technik getriebenen, entfesselten Gestaltungswillen autonomer Individuen. Die Herausforderung wird es sein, Grenzen der Abhängigkeit zu erkennen. Die Medizin steht vor der Frage, wann Passivität angesagt ist. Der Patient wiederum steht vor dem Problem, dass ihm der eigene Leib zuweilen seine Autonomie einschränkt.

Mit dem Konzept der Patientenautonomie sind weiterhin eine Reihe schwieriger juristischer Fragen verbunden. Die Intensivmedizin sieht sich dabei nicht nur mit dem Selbstbestimmungsrecht des Patienten konfrontiert, sondern muss den Fokus auch auf die gesellschaftliche Komponente und das damit verbundene Problem der Gesundheitskosten setzen. Gabrielle Steffen erläutert in ihrem Beitrag die Frage, ob und wie die Grundrechte auf Leben, Menschenwürde und Selbstbestimmung ein allgemeines Grundrecht auf Gesundheit oder auf Gesundheitsversorgung im juristischen Sinne begründen.

Noch schwieriger, in theoretischer wie praktischer Hinsicht, stellt sich das Problem in der Neonatologie, wo die Autonomie von den Frühgeborenen grundsätzlich nicht wahrgenommen werden kann:

Eine Mutter in der 25. Schwangerschaftswoche wird in ein Spital eingeliefert. Sie hat ein schweres Schädel-Hirn-Trauma erlitten, liegt im Koma und wird sehr bald sterben. Wenn sie stirbt, wird auch das Kind nicht überleben. Die Mediziner stehen vor dem Dilemma, das Kind per Kaiserschnitt zu entbinden – wobei aber die Prognosen bei einem 25 Wochen alten Kind nicht sehr gut sind. Das Kind könnte dennoch sterben oder mit einer recht hohen Wahrscheinlichkeit eine schwere Behinderung davontragen. Dennoch wird der Eingriff unternommen, denn eine Lebensverlängerung der Mutter, um für das Kind Zeit zu gewinnen, kommt nicht in Frage. Das Kind wird in der Neonatologie behandelt. Es überlebt und ist gesund.

In diesem Fallbeispiel ist die Autonomie der Mutter nicht mehr, und die Autonomie des Kindes noch nicht da. Damit wird dieser Fall zu einem besonders schwierigen Dilemma. Das Kind ist eigentlich noch Teil der Mutter und würde nicht überleben – gäbe es nicht die technischen Möglichkeiten der Neonatologie. Doch bei einem solch frühen Geburtstermin ist man inmitten des Zwiespalts der modernen Medizin: Man kann sehr frühe Kinder durchbringen, doch diese sind sehr oft schwer behindert. Es gibt bereits Gerichtsfälle, wo derart schwer behinderte Kinder gegen ihre Eltern geklagt haben – weil diese sie geboren haben.

Die Neonatologie ist sicherlich eine Erfolgsgeschichte der modernen Medizin, wie Hans Ulrich Bucher in seinem Beitrag deutlich macht. Innert knapp vier Jahrzehnten – von 1958 bis 1994 – hat die Neugeborenen-Sterblichkeit (Lebendgeborene, die im ersten Lebensjahr sterben) in der Schweiz von über 30 auf rund 5 pro 1'000 Geburten abgenommen. Der klassische Brutkasten hat sich zu einem ausgefeilten Überlebensinstrument entwickelt und die Eltern sind nicht mehr Publikum der ärztlichen Arbeit, sondern aktive Teilnehmende. Diese Fortschritte haben aber ihren Preis: Rund 45% der nach 25 Schwangerschaftswochen Geborenen überleben – und knapp die Hälfte dieser Kinder hat mittlere bis schwere Behinderungen, was insbesondere auch für die Pflegekräfte eine Belastung darstellt. So plädiert Margrit Maag in ihrem Beitrag für ein wohlüberlegtes Abwägen zwischen Nutzen und Risiko einer Behandlung Frühestgeborener. Für die Eltern hingegen haben Prognosewerte oft nur sekundäre Bedeutung – sie wollen, dass ihr Kind zu den gut 20% Glücklichen gehören:

Zwei sehr früh geborene Zwillinge werden in der Neonatologie-Abteilung eines Spitals behandelt. Beide Kinder entwickeln eine schwere Hirnblutung, eines der Kinder mit einem zusätzlichen Hirninfarkt (Zwilling B). Dem Behandlungsteam ist schnell klar, dass – falls Zwilling B überhaupt überlebt – es zu einer dauerhaften, schweren Behinderung kommen wird. Die Eltern des Kindes wollen, dass alles unternommen wird, um das Leben des Kindes zu retten und stürzen damit das Behandlungsteam in ein schweres Dilemma. Das Team würde angesichts der sehr schlechten Prognose von einer Intensivierung der Behandlung lieber absehen. Demgegenüber steht der Wunsch der Eltern, alles nur Mögliche zu unternehmen. Das Kind nimmt den Entscheid vorweg – es stirbt. Hingegen überlebt Zwilling A.

Immer seltener nimmt die Natur eine Entscheidung vorweg. Angesichts der schwierigen Fragen ist man in den Intensivstationen deshalb dazu übergegangen, institutionalisierte Verfahren für die Entscheidungsfindung zu entwickeln. Aus dem 1994 gegründeten „Medizinisch-ethischen Arbeitskreis Neonatologie" ist in Kooperation mit dem Zürcher Institut Dialog Ethik und dem Universitätsspital Zürich ein Pioniermodell hervorgegangen. Ruth Baumann-Hölzle stellt in ihrem Beitrag das ethisch-theoretische Fundament dieses Modells dar und stellt Bezüge zur „integrativen Verantwortungsethik" her, einer Variante des ethischen Kohärentismus. Irene Hasler und Marco Maggiorini beleuchten in ihrem Beitrag die Entwicklung solcher Modelle für die Erwachsenenmedizin aus Sicht der involvierten Praktiker der Intensivstationen. Manuel Fischler und Barbara Epping erläutern die Entwicklung eines Leitfadens für den Fall nicht-einwilligungsfähiger erwachsener Patienten anhand eines Fallbeispiels.

Eine der Grundabsichten des „Zürcher Modells" ist es, der Gefahr einer Trennung zwischen Handlung und Verantwortung entgegenzuwirken. Die ethische Entscheidungsfindung soll durch solche Modelle strukturiert werden und die verschiedenen Aspekte der Entscheidung – der mutmassliche Patientenwille sowie der medizinische, pflegerische und soziale Sachverhalt – sollen bewusst gemacht werden. Entscheide werden im Konsens getroffen, wobei alle am Prozess Beteiligten eine letztlich auch juristisch relevante Mitverantwortung für den Entscheid tragen. Trotzdem soll der Entscheid vom Arzt oder der Ärztin persönlich verantwortet werden. Ziel ist es, dass beispielsweise Situationen wie die Folgende nicht geschehen können:

Ein Patient mit einer tödlich verlaufenden Krankheit wird in die Intensivstation eines Spitals eingeliefert. In den vergangenen drei Monaten war er bereits in drei anderen Spitälern, eine leidvolle Spitalstafette. Das Behandlungsteam suchte das Gespräch mit der Ehefrau des Patienten und fragte, ob eine Patientenverfügung vorliege. Die Frau meinte, dies sei das erste Mal, dass ihr jemand diese Frage stelle und zückte das entsprechende Papier. Gemäss der Verfügung will der Patient keine lebensverlängernden Massnahmen und wünscht, zu Hause sterben zu dürfen. Der Patient wird entlassen und stirbt kurz darauf in seinem Haus.

Das „Zürcher Modell" kann auf eine mehrjährige Anwendungspraxis zurückblicken und ist dabei bereits Gegenstand von Evaluationen geworden. Marco Maffezzoni, Klaus Wunder, Ruth Baumann-Hölzle und François Stoll beschreiben in ihrem Beitrag die Ergebnisse einer solchen Untersuchung und machen deutlich, dass die ethischen Gesprächsrunden insgesamt positiv beurteilt werden. Die ethische Entscheidungsfindung wird Gegenstand der Evaluation bleiben. Karin Moser skizziert die Ausweitung entsprechender Analysen, basierend auf einer vergleichenden Voruntersuchung von rumänischen und schweizerischen Spitälern.

Die praktischen Aspekte der Anwendung von Entscheidungsfindungs-Modellen sind schliesslich Thema einer Reihe von Beiträgen in diesem Band: Hans Ulrich Bucher diskutiert eine Reihe von Anwendungsfällen in der Neonatologie und macht deutlich, wie seiner Ansicht nach das Modell verbessert und erweitert werden könnte. Jean-Claude Fauchère und Romaine Arlettaz demonstrieren, wie das Postulat der Verbindung von Handlung und Verantwortung in der Praxis umgesetzt wird. Mathias Nelle, Lilian Stoffel, Plasch Spescha und Jane McDougall schliesslich werfen mit ihrem Beitrag einen Blick über den „Zürcher Zaun" und skizzieren einen „Berner Weg" über Entscheidungen an der Grenze der Lebensfähigkeit.

Allen Beiträgen kann man entnehmen, dass sich Ärzteschaft wie Pflegende grundsätzlich sehr positiv über solche Entscheidungsmodelle aussprechen. Geschätzt werden solche Modelle vor allem deshalb, weil sie die Zusammenarbeit im Behandlungsteam verbessern und dafür sorgen, dass bei den Dilemmasituationen im Alltag keine wichtigen Aspekte zu spät beachtet werden. Anlass zu Kontroversen gab am Kongress der Einbezug der Angehörigen. Zuweilen schimmerte an den Workshops ärztlicher Paternalismus durch – der aber auch als Gegenbewegung zu einer übertriebenen Einbindung der Angehörigen verstanden werden kann. Denn diese sind in solchen Ausnahmesituationen oftmals selbst in einem Dilemma und wollen insbesondere nicht in die Rolle gedrängt werden, wonach ihre Aussagen letztlich den – vielleicht unausweichlichen – Tod eines nahen Menschen verantworten würden.

Die Grenzen der Intensivmedizin

Reto Stocker

Die moderne Intensivmedizin überschreitet auch heute noch jede scheinbare medizinisch-technische Grenze. Damit werden aber die ethischen wie ökonomischen Grenzen ihrer Anwendung umso bedeutsamer. Dieser Beitrag umreisst das Problem der Grenzziehung in ethischer wie ökonomischer Hinsicht und macht deutlich, welche Schwierigkeiten sich daraus für die Intensivmedizin ergeben. Anhand der Beispiele Hirnverletzung, Geriatrie und Suizid wird aufgezeigt, wie Grenzen gezogen werden können und welche Kriterien dabei zur Anwendung kommen.

1. Was will die Intensivmedizin?

Ziel der Intensivmedizin ist es, akute lebensbedrohliche Erkrankungen oder Verletzungen zu diagnostizieren und zu behandeln sowie die vorgängige Gesundheit und Lebensqualität des Patienten bestmöglich wiederherzustellen. Die Erfüllung dieser Zielsetzung ist in den letzten zwei Dekaden immer komplexer geworden. Die moderne Technologie sowie wissenschaftliche Erkenntnisse erlauben es uns heute, früher tödlich endende Erkrankungen und Verletzungen in vielen Fällen erfolgreich zu behandeln. Im Gegensatz zu einer landläufigen Meinung sind Intensivstationen deshalb heutzutage keine Sterbestationen mehr. Der Anteil an Patienten, die während der Intensivbehandlung sterben, beträgt in der Schweiz je nach Station und Patientenkollektiv zwischen 5 und 15%. Damit weisen schweizerische Intensivstationen im internationalen Vergleich bei vergleichbarer Krankheitsschwere die niedrigste Sterblichkeit auf. Dies ist zum einen ein Resultat der vergleichbar grossen finanziellen Ressourcen, die wir in diesem Lande haben, zum anderen aber auch das Ergebnis von höchst qualifiziertem Pflegepersonal und einer guten ärztlichen Versorgung. Ebenfalls entgegen der landläufigen Meinung produziert die Intensivmedizin keineswegs einen hohen Anteil an pflegebedürftigen oder anderweitig schwer behinderten Patienten. Über 80% der vormalig arbeitsfähigen Patienten kehren im Laufe der Zeit an ihren Arbeitsplatz oder ihren Platz innerhalb der Familie zurück.

Die moderne Medizin hat allerdings auch eine Reihe von neuen Problemen geschaffen. Medizinische Interventionen haben in einem Ausmass in den natürlichen Sterbeprozess eingegriffen, dass heute sehr wenige Krankheiten einen natürlichen Verlauf nehmen. Als Folge davon ist der natürliche Tod ein immer selteneres Ereignis in unserer Gesellschaft. Der Tod wird in den meisten Fällen im Spital isoliert. Deshalb sind Spitäler nicht nur die Hauptorte für die Pflege und die Heilung, sondern auch fürs Sterben. Das Individuum erlebt das Sterben kaum mehr mit, ausgenommen es gehört der medizinischen Gemeinschaft an. Für viele ist deshalb der Tod etwas Unnatürliches geworden. Auch für viele Mediziner stellt das Sterben des Patienten eine persönliche Niederlage dar, weshalb alles unternommen wird, um dieses zu verhindern. Das führt zum Teil dazu, dass medizinische Interventionen auch dann weitergeführt werden, wenn sie den begonnenen Sterbeprozess nicht mehr verhindern können. Hier erreicht die Intensivmedizin eine ethische Grenze, der seit einigen Jahren zunehmende Aufmerksamkeit geschenkt wird. Doch die Entwicklung in der Intensivmedizin stösst auch an ökonomische Grenzen. Ein immer grösser werdender Anteil der Gesundheitsausgaben wird für einen kleinen Prozentsatz von hospitalisierten Patienten während derer letzten Lebenstage in der Intensivstation verwendet. Die geeignete Allokation von beschränkten Ressourcen muss heute berücksichtigt werden, wenn Entscheidungen zu fällen sind.

2. Dimensionen der Grenzziehung

Innere und äussere Grenzen

Die Grenzen der Intensivmedizin können heute zwei Gruppen zugeordnet werden:
  Innere Grenzen: Sie werden erreicht, wenn die Frage der Lebensqualität aufkommt. Es sind dies die Grenzen in der individuellen Behandlung des Patienten. Wann ist Leben nicht mehr „lebenswert"? Können die Ärzte das für ihre Patienten beurteilen? Was bedeutet Kosteneffektivität in der Intensivmedizin, und wie beeinflusst sie unseren Behandlungsauftrag?
  Äussere Grenzen: Sie werden durch die Verfügbarkeit von Betten, Apparaturen und vorhandenen Ressourcen festgelegt – und stellen damit die Rahmenbedingungen dar, in denen Intensivmedizin betrieben werden kann. Zu beantwortende Fragen sind hier: Braucht es Triageentscheide beim Intensivpatienten? Welche Rolle spielen finanzielle Einschränkungen? Wie hoch muss eine geschätzte Sterblichkeit sein, um daraus einen Therapieverzicht ableiten zu können? Oder umgekehrt: Welcher Prozentsatz von Patienten muss überleben, um eine Weiterführung der Therapie zu rechtfertigen?

Diese beiden Arten von Grenzen lassen sich mit den ethischen und ökonomischen Aspekten in Beziehung setzen, welche heutzutage im Rahmen der Anwendung der Intensivmedizin diskutiert werden.

Die moderne Intensivmedizin bietet die Chance, Leben zu retten und den *vermeidbaren* Tod zu verhindern. Untrennbar mit dieser Chance verbunden ist aber die Gefahr, den *unvermeidbaren* Tod hinauszuzögern, das Sterben zu verlängern. Wenn sich der Zustand des Patienten unter Einsatz aller intensivmedizinischen Möglichkeiten nicht verbessert, sondern ständig weiter verschlechtert, dann erhalten die intensivmedizinischen Behandlungsmassnahmen den Charakter, einen unvermeidbaren Tod zu verzögern anstatt eine heilbare Krankheit zu behandeln.

Das Problem ist natürlich, dass der Übergang vom Heilungsversuch zur Sterbeverlängerung fliessend ist. Hierbei stellen sich eine Reihe von Fragen:

- Gilt das überlieferte Prinzip (hippokratischer Eid) der Lebenserhaltung und Lebensverlängerung mit allen Mitteln und um jeden Preis?
- Müssen alle medizinischen Möglichkeiten ausgeschöpft werden, bis der Tod eintritt, z.B. in Form des Hirntodes oder des trotz Wiederbelebungsmassnahmen irreversiblen Kreislauftodes?
- Ist eine Therapieeinschränkung oder gar ein -abbruch in speziellen Fällen nicht nur erlaubt, sondern gar geboten?
- Darf eine medizinische Intervention auch dann abgebrochen werden, wenn sie unmittelbar zum Tod des Patienten führt?

Diese Grenzen der ärztlichen Behandlungspflicht zu bestimmen, gehört zweifelsohne zu den juristisch, medizinisch, berufsethisch, standesrechtlich und moralisch schwierigsten Problemen. Was darf der Arzt im Grenzbereich zwischen Leben und Tod tun, wozu ist er verpflichtet?

Im klinischen Alltag sind Grenzziehungen aber unvermeidlich. Je nach Untersuchung geht in 10 bis 60% der Todesfälle eine Therapieeinschränkung dem Tod voraus. Multiorganversagen oder eine schwere neurologische Schädigung sind die häufigsten zugrunde liegenden Krankheitsbilder. Hingegen wird eine Therapie tendenziell eher weitergeführt, wenn:

- die Ursache der Organschädigung durch vorgängige medizinische Massnahmen bedingt ist („Wiedergutmachung").
- die Therapie bereits begonnen wurde. Es ist in der Regel schwieriger, eine bereits begonnene Therapie abzubrechen als ein neue nicht anzuwenden – obwohl weder medizinisch noch juristisch oder ethisch ein Unterschied besteht.
- die therapeutische Intervention bereits seit einem längeren Zeitraum aufrecht erhalten wird.

Die diversen Arten der Therapieeinschränkung werden auch innerhalb der Ärzteschaft unterschiedlich beurteilt. Dies ist eine Folge der prognostischen Unsicherheit. Jene, die sich immer oder fast immer für eine Weiterführung der Therapie entscheiden, könnten aus Angst handeln, das Leben des Patienten zu beenden, obwohl er noch eine winzige Chance gehabt hätte.

Ethische Grenzen

Bei der Grenzziehung im ethischen Bereich haben die Begriffe Werte, Menschenbild, persönliche und institutionelle Verantwortung, Gesundheit und Lebensqualität eine entscheidende Bedeutung. Zu Fragen in diesem Kontext gehören Auseinandersetzungen mit dem sozialen und politischen Wandel in unserer Gesellschaft, die Veränderungen der Strukturen in der medizinischen Versorgung, eine geänderte Ressourcenverteilung im Gesundheitswesen, die das Solidaritätsprinzip in Frage stellt, und schliesslich die Neuformulierung des Therapieauftrages.

Ethische Probleme stellen eine zunehmende Herausforderung an den intensivmedizinisch Tätigen dar. In der Anfangsphase der Intensivmedizin wurden die Patienten mit allen zur Verfügung stehenden Mitteln, häufig nicht sehr erfolgreich und nicht immer zum Wohle des Patienten behandelt. Zu diesem Zeitpunkt war nicht alles, was wünschbar war, auch machbar. Der Einsatz von Maschinen beim Ausfall von Organfunktionen führte zu einer Reputation des Intensivmediziners, nur eine Maschinenmedizin ohne Menschlichkeit auszuüben, oftmals ohne Rücksicht auf den Patienten. Da Erfahrung vielfach fehlte, war der Outcome schwierig abzuschätzen. Unbekannte und ethische Fragen traten mit dem Ersatz von Organausfällen durch Maschinen auf, so z. B. der Hirntod.

In mehr als 30 Jahren Entwicklung in der Intensivmedizin hat unser Fach dazugelernt und moralische sowie ethische Standpunkte erworben, allerdings nicht ohne Diskussionen und öffentlichen Druck. Spezielle Kommissionen und Konsensuskonferenzen haben sich eines Teils der Probleme angenommen und sie teils gelöst. Trotzdem gibt es noch unzählige ethische Probleme, welche sich auf die folgenden zwei Grundfragen zurückführen lassen:

- Wie weit geht das Recht des Menschen zu leben bzw. das Recht zu sterben?
- Ist alles, was machbar ist, auch wünschbar?

Der Behandlungsauftrag und die persönliche Verantwortlichkeit gegenüber dem Patienten und immer mehr auch gegenüber der Gesellschaft machen es notwendig, moralische und ethische Standpunkte einzubringen. Soweit die medizinische Beurteilung und Behandlungsentscheidungen betroffen sind, hat der Intensivmediziner zu entscheiden, häufig nach Diskussionen mit dem gesamten Intensivteam oder anderen Gesundheitsdisziplinen und Fachrichtungen. In diesem Sinne übernimmt er die nicht immer ganz leichte Aufgabe des Gatekeepers, da in der Notfallsituation oder auch bei der Planung von ausgewählten Eingriffen häufig nicht genügend Erkenntnisse vorliegen, um von einer Therapie Abstand zu nehmen. Damit wird aber oft bereits eine Weiterführung der Therapie präjudiziert, sogar wenn das Resultat der intensivmedizinischen Massnahme für den Patienten unerfreulich ist. Wichtig ist die Erkenntnis, dass „keine Entscheidung" auch eine Entscheidung ist – und diese führt nicht selten zu zusätzlichem menschlichen Leiden von Patient und Angehörigen und zur sinnlosen Vergeudung der knapper werdenden Ressourcen.

Ökonomische Grenzen

Die Schlagzeilen über die immensen Kostensteigerungen in der Medizin und die explodierenden Krankenkassenprämien sind hinlänglich bekannt. Der Intensivmedizin kommt dabei eine besondere Rolle zu: Einerseits ist sie explizit mit der Rettung von akut bedrohtem menschlichen Leben betraut – der edelsten Aufgabe der Medizin. Andererseits verursacht sie heute immerhin etwa 10 bis 30% der anfallenden Spitalkosten. Die Tageskosten belaufen sich heute je nach Schweregrad des Krankheitsbildes im Durchschnitt auf mehr als 4'000 Franken. Davon sind 60 bis 70% Personalkosten. Wenn man allerdings berechnet, was durch die Intensivbehandlung an lebenslangen Renten-, Versicherungs- und Pflegekosten eingespart wird, zeigt sich, dass diese Behandlungsform zumindest bei einem Teil der Patienten auch vom ökonomischen Standpunkt aus sehr gewinnbringend ist, ganz abgesehen vom menschlichen Benefit für Patienten und Angehörige.

Die Optimierung der Ressourcenzuteilung ist eine Aufgabe, die von den Medizinern selbst und nicht von ökonomischen Heilsbringern übernommen werden muss. Dies deshalb, weil die Mediziner damit einen Beitrag dazu leisten können, dass sich medizinisches Wissen und Können in Bereichen weiterentwickeln kann, welche dem Patienten zugute kommen. Die schlechte Alternative dazu wäre, aufgrund der Unbezahlbarkeit undifferenzierte Rationierungen vorzunehmen.

Dass die ökonomischen Aspekte beachtet werden sollten, hat eine Reihe von Untersuchungen ergeben. So zeigte sich, dass die medizinische Behandlung in den letzten Lebenstagen in den USA rund 10 bis 12% der gesamten Gesundheitskosten und 27% der gesamten medizinischen Behandlungskosten verschlang (Emanuel, 1996). Für 4,8% der auf einer Intensivstation verstorbenen Patienten werden 21,6% der finanziellen Mittel verbraucht (Cher et al., 1997). Es ist davon auszugehen, dass angesichts der demographischen Entwicklung, der sich weiterentwickelnden Therapiemöglichkeiten und der Anspruchshaltung der Patienten dieser Anteil in Zukunft weiter zunehmen wird.

3. Rationalität und Irrationalität der Grenzziehung

Prognostische Überlegungen bestimmen jedes ärztliche Handeln. Doch gerade die Prognosestellung gehört zu den schwierigsten ärztlichen Aufgaben, da es keine absolute Sicherheit gibt. „Sterben lassen" ist nur dann zuverlässig, wenn das Sterben bereits unzweifelhaft eingesetzt hat. Allerdings bedeutet dies nicht, dass bei der auch nur geringsten Hoffnung alles getan werden muss. Eine strenge Auslegung dieses Prinzips bedeutete, dass menschenwürdiges Sterben zur Ausnahme würde. Die Regel wäre der verzögerte Tod auf der Intensivstation.

Zweifellos ist die *Therapia maxima* der einfachste Weg für den behandelnden Arzt, frei von Konflikten und Selbstzweifeln und frei von Verantwortung. Nur ist dies nicht der Weg, den wir suchen sollten – schliesslich geht es hier nicht um das Wohlbefinden des Arztes, sondern um das Wohl des Patienten sowie um die Verpflichtungen gegenüber der Gemeinschaft. Damit ist der Arzt gezwungen, das Recht auf Leben und das Recht auf würdevolles Sterben durch ständige Reevaluation der aktuellen Situation gegeneinander abzuwägen. Wenn die Therapie bei schlechter werdender Prognose irgendwann eingeschränkt werden soll, um das Sterben zu erlauben, setzt dies die Bereitschaft zur Übernahme einer Verantwortung und einen gewissen Ermessensspielraum voraus. Dabei muss das Problem der Zumutbarkeit beachtet werden, welche um so kleiner ist, je belastender eine Therapie für den Patienten ist und je kleiner die Aussicht ist, dass das angestrebte Ziel mit den eingesetzten Mitteln erreicht werden kann. Ausschlaggebend für die Beurteilung der Zumutbarkeit ist auch heute noch der Patient selbst, nicht aber die Angehörigen oder die Gesellschaft.

Neben der Frage der Zumutbarkeit stellt sich auch immer wieder die Frage nach dem Sinn. Sie muss dann verneint werden, wenn Überlegungen und Erfahrung des Arztes zum Schluss führen, dass eine bestimmte Intervention hochgradig unwahrscheinlich in einem lebenswerten Überleben des Patienten resultiert. Hier ist die Feststellung wichtig, dass damit keinesfalls über Sinn/Wert oder Sinnlosigkeit/Wertlosigkeit des Patientenlebens entschieden wird, sondern über Sinn oder Sinnlosigkeit einer medizinischen Behandlungsmethode in einem konkreten Fall.

Um bei der Grenzziehung eine gewisse Rationalität zu erreichen, versuchen Intensivmediziner und klinische Forscher seit gut 20 Jahren, mittels verschiedener Scoring-Systeme eine bessere Aufarbeitung kollektiver medizinischer Erfahrungen zu ermöglichen und damit Fragen nach Effizienz, Rechtfertigung und Qualität der Intensivmedizin zu beantworten. Obwohl auch Scoring-Systeme zur Messung der Intensität und Effizienz von therapeutischen Interventionen, pflegerischen Bedürfnissen, Patienten- und Angehörigenzufriedenheit entwickelt wurden, wurde doch das Hauptgewicht auf die Entwicklung von Krankheits-Schweregrads-Klassifizierungen (APACHE I, II, III, SAPS II, MPM) gelegt. Definiert wird der Krankheits-Schweregrad oft als Wahrscheinlichkeit, im Spital zu sterben. Schweregrads-Klassifizierungssysteme wurden vorgeschlagen, um den Outcome kritisch Kranker abzuschätzen, um die Ressourcenallokation zu verbessern und als klinische Entscheidungshilfe. Dabei stellen sich eine Reihe von Fragen:

Wie soll der Outcome von Intensivpatienten definiert und erhoben werden?

Der Outcome kann sterblichkeitsbezogen oder krankheitsbezogen definiert werden. Die Spitalsterblichkeit (oder auch Intensivbehandlungs-, 28-Tage-, 6- oder 12-Monatssterblichkeit) ist eine relevante, objektive und adäquate Messgrösse. Im Rahmen von Qualitätskontrollen und Quervergleichen ist der Intensivmediziner in der Regel daran interessiert, wie gross zum Beispiel die Sterblichkeit einer bestimmten Krankheit ist. Dabei ist es allerdings oft schwierig auseinander zu halten, ob ein Patient *an* oder *mit* einer bestimmten Krankheit verstirbt (z. B. Lungenentzündung). Die Sterblichkeit allein ist aber eine ungenügende Grösse, um den Intensiv-Outcome, d. h. das Endresultat einer Intensivbehandlung zu messen. Zusätzlich wichtig sind die bleibende Morbidität, Behinderung und Lebensqualität sowie die Intensiv- und Spitalaufenthaltsdauer; gerade Letztere werden aber von anderen Faktoren wie die Verlegungspolitik usw. mit beeinflusst. Die Morbidität wiederum ist definiert als die gesundheitsbezogene Lebensqualität. Diese vergleicht den vorgängigen Gesundheitszustand mit der allfälligen dauerhaften Beeinträchtigung nach Spitalentlassung. Die gesundheitsbezogene Lebensqualität kann schliesslich in verschiedenster Weise bestimmt werden; am sinnvollsten wird sie anhand der physischen Leistungsfähigkeit, der Aktivitäten des täglichen Lebens, sowie der sozialen und emotionalen Funktion zu messen sein. Die Instrumente zur Messung der Lebensqualität müssten demnach folgende Eigenschaften haben:

- Validität der gemessenen Kennzeichen: Sie sollten das messen, was sie zu messen vermuten entsprechend einem unabhängigen Standard.
- Inhalts-Validität: Sie sollten umfassend sein entsprechend dem beabsichtigten Zweck.
- Zuverlässigkeit: Sie sollten zum selben Resultat führen, wenn sie beim gleichen Patienten in stabiler Situation zu verschiedenen Zeitpunkten gemessen werden.
- Reaktiv: Sie sollten auf Veränderungen beim Patienten über die Zeit reagieren.
- Unterscheidung: Sie sollten zwischen Individuen unterscheiden, welche den gleichen Zustand, aber einen unterschiedlichen Schweregrad aufweisen.
- Anwendbarkeit: Sie sollten einfach angewandt werden können.

Wie genau können wir den Schweregrad der Erkrankung von Intensivpatienten bestimmen?

Eine akkurate Messung des Schweregrades einer Erkrankung sollte die Schwere der spezifischen Krankheit *und* die funktionelle Reserve des Patienten messen. Zusätzlich zu der Störung der physiologischen

Funktion beinhaltet der Begriff der „Schwere" sowohl die Reversibilität der verschiedenen pathophysiologischen Abläufe als auch deren mögliche Auswirkungen auf die Gesundheit und die Lebensqualität des Patienten. Doch das letztgenannte Kriterium bedingt, dass das mutmassliche Behandlungsergebnis auf seine individuellen und sozialen Auswirkungen abgeschätzt wird. Wissenschaftliche Systeme zur Messung dieses Faktors existieren bis heute nicht. Der Kliniker muss sich deshalb darauf beschränken, entsprechende Informationen vom Patienten zu erhalten. In anderen Worten: In der Praxis bezieht sich der Begriff des Schweregrads ausschliesslich auf den gegenwärtigen Gesundheitszustand und/oder die Prognose. Die heute verwendeten Klassifizierungsysteme fokussieren ausschliesslich auf ein spezifisches Risiko: den Tod. Sie setzen demnach den Schweregrad einer Erkrankung mit der Sterbewahrscheinlichkeit gleich.

Dadurch ergibt sich ein Problem hinsichtlich Genauigkeit: Die gegenwärtig verwendeten Scoring-Systeme (Punktesysteme) sind zwar hoch spezifisch (Voraussage bezüglich Überleben 90%) aber nicht sehr sensitiv (Voraussage bezüglich Tod 50 bis 70%): Wenn beispielsweise von 100 Patienten jeder eine statistische Mortalität von 0,2 (= 20%) hat und wenn das Modell gut kalibriert, d.h. an die lokalen Verhältnisse angepasst ist, bedeutet dies, dass effektiv bei 20% der Patienten der Tod zu erwarten ist. Dies sagt aber nichts darüber aus, welcher der Patienten effektiv sterben wird. Die Outcome-Voraussage basiert auf einer Entscheidungsregel, bei der der volle Bereich von Wahrscheinlichkeiten auf die Unterscheidung zwischen „vorhergesagt zu leben" und „vorhergesagt zu sterben" reduziert wird. Typischerweise wird ein Schnittpunkt von 50% zu diesem Zweck verwendet. Im obigen Beispiel würde bei allen Patienten mit einer Sterbewahrscheinlichkeit von 20% das Überleben vorausgesagt. Wenn aber tatsächlich 20% davon sterben, wäre die Voraussage nie korrekt und die Sensitivität wäre gleich null. Falsche Klassifizierungen wären in 20% vorgenommen worden. Dieses Beispiel zeigt die wichtige Unterscheidung zwischen Abschätzung *(estimation)* und Vorhersage *(prediction)*. Das Beispiel beleuchtet aber auch die Unterscheidung zwischen Kalibration (wie genau korreliert die Voraussage mit dem tatsächlichen Outcome in vergleichbaren Patientengruppen, welche die Berechnung einer standardisierten Mortalitätsrate erlauben?) und Diskrimination (z.B. wie gut kann das Modell unterscheiden zwischen Patienten, die überleben, und jenen, die sterben?). Bei verschiedenen Krankheiten/Verletzungen sind Schweregradsvoraussagesysteme a priori nicht sehr aussagekräftig. So haben Patienten mit einer Urosepsis eine viel bessere Prognose als Patienten mit einer Sepsis wegen einer Peritonitis. Zur Zeit verfügbare krankheitsspezifische Scoring-Systeme haben eine geringere Voraussagekraft als allgemeine Scoring-Systeme. Wahrscheinlich kommt dies daher, dass sie seit Jahren nicht mehr aufdatiert worden sind. Alle Scoring-Systeme wurden bis anhin nicht an verschiedene Länder oder verschiedene *case mixes* angepasst, weshalb die beobachtete Mortalität wesentlich höher oder tiefer sein kann als vorausgesagt. Im Allgemeinen gilt, dass komplexe Scoring-Systeme genauer, aber aufwändiger und teurer sind. Bis heute konnte der Beweis nicht erbracht werden, dass die Anwendung von Scoring-Systemen die Genauigkeit der Patienteneinschätzung verbessert.

Was sind die menschlichen und ökonomischen Kosten, um Patienten in einer Intensivstation zu behandeln, welche ein sehr hohes Sterberisiko oder ein sehr hohes Risiko für eine schwere bleibende Behinderung haben?

Die Kosten und Belastungen durch die Intensivtherapie bei Patienten mit einem hohen Sterberisiko oder zu erwartender schwerer Behinderung sind unterschiedlicher Natur und betreffen verschiedene Personenkreise. In den meisten europäischen Ländern werden die ökonomischen Kosten nicht vom Patienten bzw. seinen Angehörigen individuell getragen, sondern von der Gesellschaft. Für Patient, Familie und medizinisches Personal sind die Belastungen vor allem menschlicher Natur. Die menschlichen Kosten beziehen sich auf die Belastungen für den Patienten hinsichtlich eines leidvollen Sterbens, sozialer Isolation, physischer oder psychischer Leiden, des Verlustes der Würde und des Risikos, mit einer inakzeptablen Behinderung zu überleben. Die Belastung der Intensivbehandlung für die Familie sind zweierlei Natur: Zunächst wird die Familie psychologischem Stress ausgesetzt, wenn der Aufenthalt auf der Intensivstation endlos zu dauern scheint oder wenn sie mit der Tatsache konfrontiert wird, dass ihr Angehöriger eine schwere Behinderung zu erwarten hat. Auch der Miteinbezug in medizinische Diskussionen und Entscheidungsprozesse erfordert von den

Angehörigen einen hohen menschlichen Tribut. Aber auch die ökonomischen Kosten sind nicht zu vernachlässigen: Der Einkommensverlust von Patient und besuchenden Angehörigen sowie der finanzielle Aufwand für eine allfällige Langzeitunterstützung des behinderten Patienten. Die Belastungen für das medizinische Personal sind ebenfalls verschiedener Natur, wenn Patienten mit einem hohen Sterberisiko oder zu erwartender schwerer Behinderung behandelt werden. Teamangehörige können frustriert werden, wenn Uneinigkeit über die Behandlungsziele zwischen den beteiligten Ärzten, zwischen Ärzten und Pflegeteam oder zwischen Behandlungsteam und Familienangehörigen aufkommt. Dieser Stress wird durch einen lange dauernden Aufenthalt des Patienten akzentuiert. Ärzte und Pflegeteam fühlen sich zum Teil schuldig, dass sie den Sterbeprozess verlängern oder sinnlose intensivmedizinische Therapien durchführen.

Die Belastung für die Gesellschaft betrifft ethische wie ökonomische Aspekte: Abseits vom Leiden von Patienten und Angehörigen wird die Gesellschaft durch die Erkenntnis bedrängt, dass die sinnlose Therapie dem Patienten die Möglichkeit nimmt, in Würde zu sterben. Manchmal verlangen Patient und/oder Angehörige unlimitierten Zugang zu intensivmedizinischen Möglichkeiten. Dies ist teilweise dadurch bedingt, dass die Intensivtherapie für den Einzelnen „gratis" erscheint, obwohl sie volkswirtschaftlich gesehen sehr teuer ist. Diese Kosten haben nicht nur eine finanzielle, sondern auch eine ethische Komponente. Aufgrund der limitierten Ressourcen werden die für einen Patienten genutzten Ressourcen einem anderen vorenthalten. Das Problem der gerechten Verteilung stellt sich insbesondere in Fällen, in denen die Intensivmassnahme einen Sterbeprozess verlängert oder ein Weiterleben nur mit schwerster Behinderung ermöglicht. Wir müssen uns fragen, ob wir mit einer solchen Verteilung der immer spärlicheren Ressourcen einverstanden sind.

Kann die Messung des Schweregrades in der klinischen Praxis einen Beitrag zu einer geeigneten Intensivtherapie bzw. zur Vermeidung einer sinnlosen Intensivtherapie leisten?

Die klinische Entscheidungsfindung in der Intensivmedizin ist ein sehr komplexer und dynamischer Prozess. In der Praxis wird z.T. mehrmals täglich über Beginn, Fortsetzung und Ausweitung von therapeutischen und diagnostischen Massnahmen entschieden, ebenso wie über Vorenthaltung oder Abbruch von lebenserhaltenden Massnahmen. Diese Entscheidungen basieren auf der klinischen Beurteilung und Erfahrung. Beigezogen werden kann auch das Scoring. Die Intensität und Kosten der Intensivbehandlung zwingen uns dazu, kontinuierlich diejenigen Patienten zu identifizieren, welche diese Therapie am dringendsten benötigen und denen sie am ehesten etwas bringt. Eine inadäquate Selektion und die Anwendung sinnloser Therapien sind Beispiele für die unangemessene Verwendung dieser teuren Einrichtungen der Intensivpflegestation (IPS). Die angemessene Auswahl von Patienten, welche auf die IPS aufgenommen werden sollen, ist von grösster Bedeutung, um die beste Behandlung denen zu gewähren, welche wirklich davon profitieren und um eine aggressive und potenziell gefährliche Therapie bei Patienten mit einer schlechten Prognose zu vermeiden. Ein Scoring-System, welches zwischen den beiden Gruppen unterscheiden könnte, steht gegenwärtig aber nicht zu Verfügung.

Die Entscheidung über Vorenthaltung oder Abbruch von lebenserhaltenden Therapien ist schwierig und verlangt die Beurteilung der prähospitalen Funktion, der voraussehbaren Überlebenswahrscheinlichkeit und der wahrscheinlichen Lebensqualität, wenn der Patient überlebt. Zusätzlich ist eine Patientenverfügung wichtig. Es herrscht Einigkeit darüber, dass die klinische Entscheidungsfindung eine primär medizinische Verantwortlichkeit darstellt und dass diese durch ein Scoring-System nicht ersetzt werden kann. Verlaufsscores wären hilfreich, aber bis heute existieren sie nicht oder sind ungenügend validiert. Scoring-Systeme, welche bei Eintritt oder 24 Stunden nach Eintritt erhoben werden, sind für diese Entscheidung unbrauchbar, da zusätzliche medizinisch relevante Ereignisse im Verlauf eintreten können. Gegenwärtig existiert kein System, welches in der Lage wäre, die Lebensqualität abzuschätzen, falls der Patient überlebt.

Ein geeignetes Pflegeangebot beinhaltet schliesslich auch das Abwägen zwischen der Aufenthaltsdauer auf der Intensivstation und dem potenziellen Nutzen. Auch wenn hier ein Scoring-System hilfreich sein könnte, ist es unwahrscheinlich, dass es der klinischen Beurteilung überlegen wäre.

Kann der langfristige Nutzen von Intensivmassnahmen beurteilt werden?

Das eigentliche Ziel der Intensivmedizin besteht nicht darin, das rein quantitative Überleben sicherzustellen, sondern auch ein Weiterleben mit einer möglichst hohen Lebensqualität zu ermöglichen. Die Evaluation der Lebensqualität – obwohl heute ein Schlagwort – ist ausserordentlich komplex und schwierig. Die WHO definiert Gesundheit nicht nur im Sinne der Absenz von Krankheit, sondern als einen Zustand des physischen, geistigen und sozialen Wohlbefindens. Die Messung dieser breiten Definition von Gesundheit bleibt allerdings problematisch. Die meisten Studien versuchten die Lebensqualität nur an der funktionellen Komponente der beruflichen Aktivität zu messen.

Im Hinblick auf die Intensivmedizin konnte in einer Untersuchung (Hurel et al., 1997) gezeigt werden, dass die Lebensqualität sechs Monate nach Entlassung aus der Intensivstation für die Mehrheit der Patienten akzeptabel war. Im Vergleich mit einer französischen Normalpopulation zeigte sich jedoch immer noch, dass die ehemaligen Patienten weniger Energie, aber mehr Schmerzen hatten, schlechter schliefen und in ihrer Mobilität stärker eingeschränkt waren. Sie beurteilten sogar ihre allgemeine Lebensqualität durchschnittlich tiefer als die rein gesundheitsbezogenen Patienten, die wieder zur Arbeit zurückkehren konnten, schätzten ihre Lebensqualität als besser ein. 61% der Patienten kehrten innerhalb von sechs Monaten an ihren Arbeitsplatz zurück, 86% konnten zu Hause leben. Die Schwere der Krankheit, das Geschlecht oder die Notwendigkeit zur mechanischen Beatmung hatte keinen Einfluss auf die Lebensqualität. Internistische Patienten hatten in der Regel schlechtere Werte als chirurgische; dieser Unterschied verschwand, wenn Patienten mit Suizidversuch und chronisch-obstruktiver Lungenerkrankung (COPD) ausgeschlossen wurden. Patienten mit akutem respiratorischen Versagen bei zugrunde liegender COPD und jene nach Suizidversuch hatten eine deutlich schlechtere Lebensqualität als andere Intensivpatienten. Das Alter scheint keine Rolle zu spielen, wobei aus der Studie hervorging, dass ältere Patienten offensichtlich mit physischen Beeinträchtigungen auch besser umgehen können als jüngere. Allerdings muss dabei berücksichtigt werden, dass nur eine besondere Selektion der älteren Patienten überhaupt in die Intensivstation aufgenommen werden konnte.

4. Grenzziehungen – Beispiele aus der Praxis

Hirnverletzungen

In der Unfallchirurgie gehört die Behandlung von Hirnverletzungen in der Zwischenzeit zu den aufwändigsten Therapien, die intensivmedizinisch durchgeführt werden. Die Patienten liegen in der Regel zwischen zwei und sechs Wochen auf der Intensivstation und benötigen zum Teil bis zu zwei Pflegepersonen gleichzeitig, dies rund um die Uhr. Das hat dazu geführt, dass die Sterblichkeit in dieser doch jungen Patientengruppe gesenkt werden konnte, dass aber vor allem der Anteil an schwerst behinderten und deshalb lebenslang pflegebedürftigen Patienten, der früher bei etwa 30% lag, deutlich zurückgegangen ist.

Die initiale Verletzung stellt in der Regel nur das Primärereignis dar. Ob der Betroffene wieder in die Gesellschaft eingegliedert werden kann oder allenfalls zeit seines Lebens pflegebedürftig bleibt, hängt wesentlich von den Massnahmen am Unfallort und von der Notfallversorgung ab, ebenso von der sehr aufwändigen und lang dauernden Intensivtherapie und von einer sachgerechten, hoch spezialisierten Rehabilitation. Auf der anderen Seite kann die maximale Ausschöpfung aller medizinischer Möglichkeiten unter Umständen dazu führen, dass der Patient zwar überlebt, aber in einem schwerst behinderten Zustand verbleibt. Das Hauptproblem bei der Entscheidung darüber, welche Therapie in welchem Ausmass über welche Zeit aufrecht erhalten werden soll, besteht somit darin, die Patientengruppe herauszufinden, welche durch die Therapie nicht „nur" überlebt, sondern aus einer drohenden Pflegeabhängigkeit in die Selbstständigkeit überführt wird. Die Unterlassung geeigneter Therapiemassnahmen führt bei einer Patientengruppe zum Tod, bei einer anderen zu einer Zunahme der Schädigung, welche eine lebenslängliche Pflegebedürftigkeit bedingt.

In Studien über geriatrische Patienten mit Hirnverletzungen (Hukkelhoven, 2003) hat sich schliesslich gezeigt, dass die Behandlung wesentlicher, direkter Komplikationen der Hirnschädigung mittels intensivmedizinischer Therapien bei Patienten mit höherem Lebensalter zunehmend zu einem schlechten Outcome führt – die Wahrscheinlichkeit für einen schlechten Outcome steigt ab 40 Jahren um jeweils 50% pro zehn Lebensjahre – und somit sicher bei Patienten über 65 Jahren keinen Sinn macht. Erstens sind die Therapien selbst so belastend, dass sie in dieser Altersgruppe kaum überlebt werden, andererseits zeigt das Auftreten dieser Komplikationen an, dass die Hirnschädigung a priori sehr schwer sein muss, weshalb das Überleben beim reduzierten Erholungspotenzial in dieser Altersklasse zwar als medizintechnischer Erfolg, meistens aber auch als soziale Katastrophe verbucht werden muss.

Intensivmedizin und alte Menschen

Die Diskussion um die Intensivtherapie bei älteren Patienten wird kompliziert durch die prognostische Unsicherheit, Besorgnis über die Lebensqualität nach der Hospitalisation und Besorgnis über die adäquate Ressourcenverteilung.

Die Intensivsterblichkeitsraten bei Patienten über 65 Jahren sind nicht wesentlich höher als beim Gesamtkollektiv (9–38% in der Literatur), die 6- bis 24-Monate-Mortalität jedoch ist bedeutend höher (44–70% in der Literatur). Eine Studie (Somme, 2003) bei Patienten über 85 Jahren kam zum Schluss, dass das Alter allein kein signifikanter Voraussagewert für die Mortalität nach Intensivtherapie darstellt. Der einzige akkurate Voraussagewert der Mortalität nach Zuweisung auf die Intensivstation in Patienten über 85 Jahren war die akute Schwere der Erkrankung, gemessen an der Anzahl von Organversagen. Diese Daten zeigen, dass das Alter allein als eine unabhängige Variable kein Grund für die Vorenthaltung bzw. den Abbruch einer lebenserhaltenden Therapie darstellt.

Die chirurgische Behandlung und Zuweisung eines geriatrischen Patienten nach einem chirurgischen Eingriff auf die Intensivstation ist deshalb meines Erachtens in vielen Fällen gerechtfertigt. Allerdings muss sich die Intensivtherapie dabei darauf beschränken, direkte Folgen der Operation und der Anästhesie zu korrigieren. Da vor allem ein sehr hohes Alter von der Natur her nicht vorgesehen ist, wissen wir in der Regel nicht, wie die individuelle Homöostase (Stabilität) des einzelnen Patienten ist. Auch können wir die altersbedingten Organfunktionseinschränkungen nicht umkehren. Dies bedeutet, dass die Intensivtherapie nie zum Ziel haben darf, die einzelnen Parameter zu normalisieren. Normwerte wurden bekanntlich von einem grossen

Kollektiv erhoben, von dem erwartet wurde, dass es eben „normal" ist – auch hinsichtlich des Durchschnittsalters. Für extreme Altersklassen existieren keine Normwerte und es wäre fatal, sie an einem Normalkollektiv messen zu wollen. Für uns bedeutet dies, dass das Monitoring wegen dem Fehlen von Zielgrössen klein gehalten werden kann und das Wohlbefinden des Patienten die einzige Zielgrösse darstellt.

Treten schwerwiegende Komplikationen auf, wie zum Beispiel ein Herz-Kreislaufstillstand, eine schwere Sepsis oder ein Multiorganversagen, nehmen wir in der Regel von einer wesentlichen Ausweitung intensivmedizinischer Interventionen Abstand. Dieses Vorgehen hat sich, wie ich mit den hier gezeigten Daten demonstrieren kann, zumindest bei unfallchirurgischen Patienten sehr bewährt. Bei viszeralchirurgischen Patienten, z. B. nach Karzinomchirurgie oder grossen Bauch- und Thoraxeingriffen, ist die Sachlage schwieriger. Zum einen wird beim grösseren Teil dieser Patienten ein Wahleingriff vorgenommen, was die Verpflichtung erhöht, mittels der postoperativen Behandlung zu versuchen, ein Überleben sicherzustellen. Zudem gehören Patienten in extremeren Altersklassen zum angestammten Patientenkollektiv einer Viszeralchirurgie. Einschränkend ist jedoch hervorzuheben, dass die Gesetzmässigkeiten bei viszeralchirugischen Patienten dieselben sind wie bei unfallchirurgischen Patienten. Der Hauptvorteil der viszeralchirurgischen Patienten besteht allenfalls darin, dass sie durch den Wahleingriff ein kleineres Risiko aufweisen und dieses in der Regel vor der Operation besser abgeklärt werden kann. Damit kann das Risiko für schwere postoperative Komplikationen reduziert werden. Treten diese jedoch trotzdem auf, ist die Prognose nicht besser als bei anderen geriatrischen Patienten, weshalb auch hier die Limitierung der Intensivtherapie geboten ist.

Suizid

Der Umgang mit Patienten nach Suizidversuch ist, besonders wenn eine wesentliche bleibende Schädigung zu erwarten ist, ausserordentlich schwierig. Es besteht stets das Dilemma zwischen Behandlungspflicht einerseits und Patientenautonomie andererseits. Dies gilt insbesondere dann, wenn der Patient bereits mehrere qualifizierte Suizidversuche unternommen hat und/oder wenn der Grund für den Suizidversuch für den Aussenstehenden nachvollziehbar ist (z. B. terminales Leiden, Vereinsamung beim alten Menschen, langjährige Depression usw.). Bekannt ist, dass bei jedem Suizidversuch das Risiko für einen neuen Suizidversuch um ca. 30% steigt. (Leon et al., 1990) Andererseits wissen wir zum Zeitpunkt des Eintrittes auf der Intensivstation häufig sehr wenig über den Patienten. Aus der Literatur ist darüber hinaus bekannt, dass nur ein relativ kleiner Prozentsatz einen Suizidversuch wiederholt.

Der therapeutische Auftrag sollte meines Erachtens in folgenden Situationen eher zurückhaltend gestellt werden: Aus der Anamnese sind bereits mehrere qualifizierte Suizidversuche bekannt; es ist eine schwere Behinderung und/oder Verstümmelung zu erwarten – insbesondere, wenn diese Behinderung die Patientenautonomie wesentlich beeinträchtigt (schwere neurologische Schädigung, hohe Querschnittsläsion usw.); oder der Grund für den Suizidversuch ist nachvollziehbar, aber nicht behebbar (z. B. terminales Leiden, invalidisierende Suchterkrankung).

Zudem ist eine medizinische Behandlung nur dann sinnvoll, wenn zum frühestmöglichen Zeitpunkt Massnahmen eingeleitet werden, welche das Wiederholungsrisiko vermindern (psychiatrische Behandlung, Reintegration). Ich bin der Auffassung, dass wir nicht immer das Recht haben, dem Betroffenen bei Suizidalität die Autonomie abzusprechen, insbesondere dann, wenn wir an der Ursache der Suizidalität nichts ändern können.

5. Grenz-Entscheidungen

Eine Hauptforderung im Zusammenhang mit dem Themenkomplex Grenzen der Intensivmedizin besteht darin, dass aktive Entscheidungen getroffen werden – entweder für eine Behandlung oder dagegen. Die schlechtesten Resultate werden dann erzielt, wenn keine bewusste Entscheidung getroffen wird. In der Regel führt dies zu einem unklaren, inkonsequenten Behandlungsplan, welcher nur zu einer Sterbensverlängerung oder zu zusätzlichen Schädigungen führt.

Verschiedene Stufen des Behandlungsverzichtes sind möglich:

1. Verzicht auf Wiederbelebungsmassnahmen im Falle eines akuten Kreislaufversagens, die so genannten DNR-Orders *(do not reanimate)*.
2. Limitierung der Therapie, Abbruch von einzelnen Therapiemodalitäten
3. Abbruch lebenserhaltender Massnahmen
4. *Therapia minima* mit der Sistierung von Ernährung, Flüssigkeitszufuhr
5. Sterbehilfe

Die Begrenzung lebenserhaltender Massnahmen ist ein gewöhnlicher Vorgang bei Patienten, welche in der Intensivstation versterben. Ein Survey, der in 37 Intensivstationen in 17 europäischen Ländern durchgeführt wurde, ergab, dass die Therapie in der Gruppe der verstorbenen Patienten in über 70% vor dem Tod eingeschränkt oder abgebrochen wurde (Sprung, 2003). Die lebenserhaltenden Massnahmen wurden entweder wegen Hirntod oder einer schlechten Prognose ausgesetzt. Andere Gründe für Therapielimiten beinhalteten die Sinnlosigkeit, extremes Leiden und Angehörigenverlangen. Die *quality of life* ist ein anderes wichtiges Kriterium.

Die mechanische Ventilation ist die am weitesten verbreitete abgebrochene Therapiemodalität und der Verzicht auf die Verabreichung von Vasopressoren (kreislaufstützende Medikamente) die am häufigsten angewendete Vorenthaltung. Die Begrenzung lebenserhaltender Massnahmen ist oft nicht ein einzelner Vorgang, sondern ein Schritt-für-Schritt-Prozess, der über mehrere Tage vorgenommen wird. In der Regel ist nur ein kleiner Prozentsatz der Patienten zum Zeitpunkt der Therapielimitierung kompetent. Grosse Dosen von Sedativa und Analgetika werden oft zum Zeitpunkt der Therapielimitierung oder des Abbruchs verabreicht. Obwohl keine der Studien einen Einfluss der Allokation der Health-Care-Ressourcen auf die Therapielimitierung zeigen konnte, stellt der Wettbewerb um freie IPS-Betten doch ein konstanter, wenn auch unartikulierter Druck auf Ärzte und Pflegepersonal dar.

Die konkrete Begründung und die Art der Therapielimitierung waren die folgenden:

Hirntod: Die Fortschritte in der Intensivmedizin und die klinischen Bedürfnisse der Organtransplantation haben die Reevaluation der Definition des menschlichen Lebens neu stimuliert. Obwohl die Kriterien des menschlichen Lebens sich immer noch entwickeln und auch kontrovers beurteilt werden, herrscht allgemeine Übereinstimmung darin, dass es für die menschliche Existenz fundamental ist, Informationen aus der Umgebung zu erhalten und an sie auszusenden und diese Information in einer sinnvollen Art und Weise zu verarbeiten. Wenn diese Fähigkeit vollständig und irreversibel erloschen ist, wird der Patient als hirntot erklärt. 1968 publizierte Beecher die folgenden diagnostischen Kriterien, welche rasch von der medizinischen Gemeinschaft akzeptiert wurden:

- Unrezeptiv und unresponsiv
- Keine Bewegung und/oder keine Atmung
- Keine Reflexe, inkl. spinale Reflexe
- Isoelektrisches EEG
- Keine Veränderung obiger vier Kriterien nach 24 Stunden
- Keine Hypothermie, keine zentralnervös dämpfenden Substanzen

Unglücklicherweise ist unsere Fähigkeit, den Hirntod bei kritisch Kranken zu diagnostizieren, oft unbefriedigend. Im Speziellen gilt dies für hypotherme oder sedierte Patienten oder für solche, welche aufgrund einer hoffnungslos terminalen Erkrankung zum Teil über Tage bis Wochen unresponsiv sind und sich, falls sie dies überleben, trotzdem neurologisch vollständig erholen können. Ausgenommen bei einem massiven Schädel-Hirn-Trauma muss deshalb Vorsicht mit der Diagnose Hirntod angewendet werden.

Sinnlosigkeit: Dieser Begriff wurde bei Patienten angewendet, bei denen der Hirntod nicht diagnostiziert werden konnte. Der Begriff der Sinnlosigkeit wurde von Ethikern eingeführt, welche die Weiterführung intensivmedizinischer Massnahmen bei Patienten kritisierten, bei denen keine Hoffnung auf Überleben bestand. Sowohl Ärzte wie auch Pflegepersonal benutzen den Begriff „sinnlos", wenn sie die Weiterführung aggressiver intensivmedizinischer Therapien in Frage zu stellen beginnen. Unglücklicherweise ist die Sinnlosigkeit einer Weiterführung der Therapie nicht immer offensichtlich. Wir müssen uns mit der Tatsache abfinden, dass unsere prognostischen Fähigkeiten limitiert sind und dass das Konzept der Sinnlosigkeit bestenfalls eine Frage der Wahrscheinlichkeit ist. Einige Kommentatoren haben argumentiert, dass Ärzte die Therapie einseitig dann limitieren, wenn sie zur Ansicht gelangen, sie sei sinnlos. Wie auch immer: Patienten, Familienangehörige und selbst nicht klinisch tätige Professionals können z. T. unsere limitierten prognostischen Fähigkeiten nicht verstehen. Wir müssen nicht nur teilen, was wir verstehen, sondern auch, was wir nicht verstehen.

Die Debatte um die Sinnlosigkeit und die Behandlungseinschränkungen hat die Mediziner in Versuchung gebracht, sich auf die Frage nach Wohlbefinden und Autonomie des Patienten zu konzentrieren. Es bleibt aber die Feststellung, dass die ärztliche Entscheidung nicht von der Beurteilung der eigenen Werte abgetrennt werden kann. Die ärztliche Wahrnehmung von Schmerz und Leiden, Lebensqualität und geeigneter Ressourcenverteilung sowie seine bestmögliche Abschätzung der Prognose kann den Enthusiasmus für eine fortgesetzte aggressive Therapie beeinflussen.

Patientenleiden: Dieser Faktor stellt einen häufigen Grund für die emotionale Belastung des Pflegepersonals dar, besonders wenn die Prognose schlecht ist. Was häufig unterschätzt wird, ist die Tatsache, dass die Belastung einer Person viel grösser ist, wenn sie acht Stunden täglich direkt am Patientenbett verbringt. Deshalb ist es nicht verwunderlich, dass Hinterfragungen der Therapie oftmals beim Pflegepersonal beginnen. Bei der Beurteilung des subjektiven Leidens muss allerdings berücksichtigt werden, dass sich nur wenige Patienten an die Zeit auf der Intensivstation bzw. das Unbehagen dort erinnern. Studien an überlebenden IPS-Patienten belegen, dass die Erinnerung oft fehlt und dass sich die meisten bereit erklären, sich, wenn notwendig, ein zweites Mal einer Intensivtherapie zu unterziehen. Die Wahrnehmung des Leidens des Patienten ist demnach vor allem ein grosses Problem für das Pflegepersonal und die Angehörigen. Ist ausschliesslich dieses Kriterium erfüllt, darf eine Therapie nicht eingestellt werden.

Lebensqualität: Die Behandelnden müssen eine Abwägung von Nutzen und Risiken einer Therapie vor einer Therapieplanung vornehmen. Die Lebensqualität stellt dabei einen wesentlichen Faktor dar. Die Behandelnden neigen dabei dazu, die vom Patienten nach Entlassung wahrgenommene Lebensqualität zu unterschätzen. Die Gefahr besteht, dass wir dem Patienten unser eigenes Verständnis von Lebensqualität überstülpen.

Gerechte Verteilung von „Health Care"-Ressourcen: Bis heute werden wir noch relativ selten vor Triageentscheide gestellt. In den USA ist es schon längere Zeit so, dass ältere Patienten im Wettbewerb um die teuren Intensivbetten stehen, während ein grosser Teil der Gesellschaft einen inadäquaten Zugang zu Intensivbetten hat. In den nächsten Jahren werden auch wir wahrscheinlich vor Triageentscheide gestellt werden, bei denen sich grundsätzlich zwei Fragestellungen im Zusammenhang mit der Restriktion des Zugangs auf die Intensivstation ergeben:

– Ist eine Intensivbehandlung für diesen speziellen Patienten in seinem besten Interesse?
– Erlaubt eine sinnvolle Ressourcennutzung die Aufnahme des Patienten auf die Intensivstation?

Diese zwei Fragen verlangen einen Balanceakt zwischen den Interessen des Patienten und denen der Gesellschaft. Wenn die Mediziner gezwungen werden, zu Gesundheitsökonomen zu werden, wird die Qualität der klinischen Beurteilung abnehmen. Der Mediziner sollte weiterhin im besten Interesse des individuellen Patienten entscheiden dürfen; die allgemeinen gesundheitsökonomischen Regeln müssen von der Politik definiert und mit der Gesellschaft offen diskutiert werden.

Literatur

Beecher H. K. (1968), Ethical problems created by the hopelessly unconscious patient, N Engl J Med. 27; 278: 1425–30.
Cher D. J. et al. (1997), Method of medicare reimbursement and the rate of potentially ineffective care of critically ill patients, JAMA 278: 1001–7.
Emanuel E. J. (1996), Cost savings at the end of life. What do the data show, JAMA 275: 1907–14.
Hukkelhoven C. W. et al. (2003), Patient age and outcome following severe traumatic brain injury: an analysis of 5600 patients, J Neurosurg 99: 666–73.

Hurel D. et al. (1997), Quality of life 6 months after intensive care: results of a prospective multicenter study using a generic health status scale and a satisfaction scale, Intensive Care Med 23: 331–7.

Leon A. C. et al. (1990), Statistical issues in the identification of risk factors for suicidal behavior: the application of survival analyses, Psychiatry Res 31: 99–108.

Somme D. et al. (2003), Critically ill old and the oldest-old patients in intensive care: short- and long-term outcomes, Intensive Care Med 29: 2137–43.

Sprung C. L. et al. (2003), End-of-life practices in European intensive care units: the Ethicus Study, JAMA 290(6), Aug 13: 790–9.

Wu A. W. et al. (2002), Estimates of future physical functioning by seriously ill hospitalized patients, their families, and their physicians, J Am Geriatr Soc 50: 230–7.

Autonomie und Passivität

Tugenden einer zweiten Aufklärung
im medizinischen Kontext

Jean-Pierre Wils

Seit der Renaissance hat die technische Entwicklung die Handlungs- und Gestaltungsmöglichkeiten des Menschen erweitert – und parallel dazu auch seine Handlungsbereitschaft. Heute geraten wir indes in ein Zeitalter, in dem Imperative wie Autonomie, Handlungsmächtigkeit und Intervention den Menschen zu überfordern drohen. Zunehmend geht vergessen, dass Abhängigkeit und Passivität ebenso zum menschlichen Sein gehören – wie uns Geburt, Krankheit und Tod immer wieder zeigen. Wenn wir diese Abhängigkeit und Passivität anerkennen, erkennen wir, dass auch der Handlungsverzicht und der Handlungsabbruch über eine eigene Würde verfügen.

1. Warum (nicht) tun, was man tun kann?

In einem Zeitungsinterview, das sich unter anderem mit dem Unterschied zwischen der amerikanischen und der europäischen Haltung angesichts der neuesten biomedizinischen Technologien befasste, äusserte sich der berühmte Literaturwissenschaftler George Steiner zu den Grenzen der Bekämpfung von Krankheiten. Seine auf den ersten Blick befremdliche Einstellung beschrieb er folgendermassen: „Die einzige Abwehr gegen die Gentechnologie ist eine metaphysisch-theologische. Auf einer rein säkularen Basis ist es sehr schwer zu begründen, warum man Alzheimer oder Kinderlähmung nicht abschaffen sollte. [...] Aber da kann der eine nicht den anderen überreden." (Steiner, 2000) Nun geht es Steiner hier nicht so sehr um die Frage, ob man diese oder jene

Krankheit „abschaffen" sollte, sondern vielmehr um die sehr unterschiedlichen Grundhaltungen, die man den Krankheiten oder den als Mangel diagnostizierten körperlichen und psychischen Befindlichkeiten gegenüber einnehmen könnte. Ihm zufolge ist die amerikanische Einstellung als aktivistisch, die europäische als überwiegend zurückhaltend einzustufen. Einem Maximum an Interventionsbereitschaft und einer nahezu kritiklosen Handlungsfreudigkeit stehen für ihn Selbstzweifel und Handlungsskepsis gegenüber.

Wie dem auch sei – aufhorchen lässt vor allem der letzte Satz: „Aber da kann der eine nicht den anderen überreden." Offenbar existieren Grenzen der Kommunikation und der Überzeugungsfähigkeit. Diese Grenzen hängen nicht so sehr mit Differenzen der ethischen Modelle zusammen, die in solchen biomedizinischen Angelegenheiten angewandt werden. Ausschlaggebend ist hier also nicht die (populäre) Gegenüberstellung von liberalem amerikanischem (und angelsächsischem) Pragmatismus und Utilitarismus einerseits und strengem, am Gedanken der Menschenwürde orientiertem, kontinental-europäischem Kantianismus andererseits. Vielmehr sind es viel grundlegendere, gleichsam tiefer liegende und noch vor-ethische Überzeugungen, die den Unterschied prägen. Nun kann man durchaus anderer Meinung sein als Steiner und die Abwehr gegen das blinde Vertrauen in die Gentechnologie nicht „metaphysisch-theologisch" begründen wollen. Über die Möglichkeiten und Grenzen der Gentechnologie soll hier allerdings nicht verhandelt werden. An dieser Stelle interessiert uns vielmehr die Frage, *wie* und *warum* ethische Gründe ihrerseits auf vor-ethischen Überzeugungen fussen.

Diese Frage ist alles andere als selbstverständlich. Sie impliziert nämlich, dass wir davon ausgehen müssen, dass die Ethik nicht mit der Ethik anfängt. Ethik ist keine erste „Wissenschaft". Wer dies feststellt, geht demnach davon aus, dass unsere ethischen Kommentare immer schon auf Voraussetzungen beruhen, die ihrerseits nicht-ethischer Herkunft sind. Man könnte (mit Steiner) in diesem Zusammenhang ohne weiteres den Begriff der „Metaphysik" benutzen. Übersetzt in unsere Alltagssprache bedeutet dieses Vorangehen der Metaphysik vor der Ethik folgendes: Gerade an den Grenzen der Ethik, wo gravierende Handlungskonflikte aufbrechen, sind wir häufig von Welteinstellungen abhängig, von „starken Wertungen" (Charles Taylor, 1989), die unsere Entscheidungen zutiefst beeinflussen. Taylor spricht in diesem Zusammenhang deshalb zu Recht von „*inescapable frameworks*", also von Kontexten, die wir nicht vermeiden und meistens auch nicht verlassen können. Wir treten an die ethischen Entscheidungsprozesse nicht mit leeren Händen heran bzw. nicht nur mit solchen Händen, die lediglich ethische Modelle enthalten. Wie wichtig und richtungweisend unsere jeweiligen Prinzipien, Regeln und Maximen auch sind – sie ruhen allesamt auf einem Unterbau, der aus „starken Wertungen", anthropologischen Annahmen und kulturellen Hintergründen zusammengesetzt ist. Die Chance, eine neutrale oder voraussetzungsarme Ethik zu finden, die sich über die kulturellen Prägungen und die eigenen Traditionen hinwegsetzen könnte, ist klein.

Dies heisst keineswegs, dass wir keine kritische und zum Teil von ihr Abschied nehmende Distanz zur Tradition einnehmen könnten. Im Gegenteil – wir können heute häufig nicht anders. Aber wir können unsere Traditionen, unsere Wertungen und kulturellen Hintergründe nicht *in toto* neutralisieren. Wenn es uns gelänge, von ihnen radikal zu abstrahieren, wüssten wir nicht einmal mehr, weshalb wir das tun und was wir von den Alternativen verlangen sollten. Traditionen, Wertungen und kulturelle Prägungen können unsere Sicht auf ethische Entscheidungen behindern. Ohne sie wären wir jedoch blind. Wovon wir also immer schon ausgehen, ist „*a given ontology of the human*" (Taylor, 1989). Dass diese Ontologie gegeben ist, bedeutet nicht – das sei erneut betont –, dass wir eine Auffassung vom Menschen einfach so hinnehmen müssen. In einer Reflexionskultur wie der unseren sollten wir nichts „einfach so hinnehmen". Aber nehmen müssen wir dennoch. Wir „empfangen" das meiste, woraus wir leben und handeln. An die ethischen Konflikte treten wir mit gehaltvollen Überzeugungen und mit wertenden Stellungnahmen heran, die wir niemals ganz in die Logik und in das Instrumentarium ethischer Entscheidungsfindung überführen können. Es gibt ein Mass an Passivität, das unserer Handlungsautonomie einschränkend zuvorkommt.

Ein durchaus extremes Beispiel vermag das zu verdeutlichen. In den vergangenen Jahren ist es in mehreren Ländern (USA, Frankreich, Niederlande) zu Prozessen gekommen, in denen so genannte *wrongful life*-Fälle verhandelt wurden. Diese unterscheiden sich in signifikanter Weise von den *wrongful birth*-Fällen, in denen Eltern von Ärzten Schadensersatz verlangen, weil sie – aufgrund eines Behandlungsfehlers – überhaupt ein Kind oder ein behindertes Kind geboren haben. In den *wrongful birth*-Fällen hatten die Richter die Frage zu beurteilen, ob es besser wäre, nicht mehr zu sein, als so zu sein, wie man ist. Der Wunsch, nicht mehr am Leben zu sein, würde auf der (schmerzlichen) Erfahrung beruhen, am Leben zu sein. Ganz anders bei den Schadensersatzprozessen im Zusammenhang mit *wrongful life*: Hier sind es die Betroffenen selbst oder deren Stellvertreter, die zu einem späteren Zeitpunkt eine Kompensation fordern, weil sie überhaupt am Leben sind. (Wils, 2004) Im Hintergrund einer solchen Klage steht die Auffassung, dass es besser gewesen wäre, „nicht da gewesen zu sein". Der Wunsch nach „Nicht-Sein" gründet auf einer Bewertung dessen, wie es gewesen *wäre*, nicht zu sein.

Aber solche Bewertungen sind unmöglich. Jede Bewertung beruht auf einer Erfahrung und auf der Einordnung dieser Erfahrung in die Gesamtheit unserer anderen Erfahrungen. Wie es wäre, nicht gewesen zu sein, ist dagegen nicht erfahrbar. Wir können den Konjunktiv dieser Frage niemals in den Indikativ einer Antwort übersetzen. Angesichts dieser Frage sind wir zur Passivität gezwungen. Weil wir die Bedeutung dessen, was es hiesse, nicht gewesen zu sein, nicht kennen können, sollten wir hier auch nicht handeln. In moralischer Hinsicht wäre deshalb der letzte Satz aus Ludwigs Wittgensteins *Tractatus logico-philosophicus* zu beherzigen: „Wovon man nicht sprechen kann, darüber muss man schweigen." (Wittgenstein, 1979) Wo wir nicht anders können, als uns zu unserer Passivität zu bekennen, hört das Handeln auf.

Das Beispiel, das wir kurz gestreift haben, macht – durchaus *in extremis* – deutlich, dass Handeln nicht immer und nicht unter allen Umständen erforderlich ist. Abstinenz üben in Handlungsangelegenheiten, die nur auf den ersten Blick zum Handeln auffordern und deshalb im Grunde keine *Handlungs*angelegenheiten sind, ist demnach nicht bloss ein Zeichen von Handlungsschwäche, sondern von Souveränität. Dennoch dürfte es nicht immer deutlich sein, wo eine solche Abstinenz erforderlich ist. Auch die *wrongful life*-Fälle sind strittig. Es gibt durchaus Befürworter solcher Schadensersatzklagen. Oft wird es die *„given ontology of the human"* sein, die hierüber Auskunft geben muss. Aber was die Angelegenheit noch schwieriger macht, hängt mit der simplen Konstatierung zusammen, dass es mehrere, nebeneinander existierende und konkurrierende „gegebene Ontologien des Menschlichen" gibt.

2. Drei kulturelle Paradigmen: Theomorphie, Anthropomorphie und Technomorphie

Um die gegenwärtige Lage – die Kontexte, in denen wir handeln – besser verstehen zu können, lohnt sich ein Blick auf die Geschichte. Wie haben die Plausibilitäten ausgesehen, in deren Horizont Menschen früher gehandelt haben? Mit welcher „Metaphysik" haben sie ihre Handlungen umrahmt? Welche „Ontologie des Menschlichen" war ihnen gegeben? Drei Paradigmen sollten hierüber Auskunft geben. Selbstverständlich haben solche Paradigmen immer etwas Vereinfachendes. Sie reduzieren eine höchst komplexe Materie auf einige wenige, allgemeine Kennzeichen. Dennoch können sie einiges in einem verständlicheren Lichte erscheinen lassen, vor allem die tiefen Unterschiede, die trotz aller Kontinuität unsere Situation von derjenigen früherer Zeiten trennt.

Die drei Paradigmen kann man als Modelle betrachten, als typische Formationen einer Kultur, in deren Rahmen sich das gesamte Leben abgespielt hat. Das aus dem Griechischen stammende Wort *morphe* bezeichnet nämlich die prägende Form, die überall sichtbare und erfahrbare Signatur, dasjenige, was als Gestaltungsprinzip die wahrgenommene Wirklichkeit durchwaltet. Das erste Modell heisst „Theomorphie". Der zentrale Begriff dieses Zeitalters, das sich bis in das sechzehnte Jahrhundert erstreckt, heisst „Gott". Er ist der grosse Attraktor, die zentrale Entität, die alle Interpretationen des Lebens, alle Anstrengungen des Wissens und alle Aktivität gleichsam anzieht. Vier Kennzeichen lassen sich mit diesem Zeitalter verbinden: Ursprünglichkeit, Alternativlosigkeit, Stabilität und Optimalität.

Kurz gesagt bedeuten diese Kennzeichen Folgendes: Die Welt hat einen Ursprung, sie ist als Totalität kreatürlich. Nicht der Mensch ergreift die Urinitiative, sondern Gott. Er hütet den Kosmos, er garantiert dessen Rationalität, er bewacht die Grenzen unseres Tuns und Lassens. Das Leben ist auf eine verbindliche Art und Weise ursprungsgebunden. Eine solche Welt ist alternativlos. Im Grunde bleibt es undenkbar, dass die Welt als ganze auch anders sein könnte. Gottes Reichweite ist in dieser Welt anwesend, ja vollständig anwesend. Seine Reichweite bildet unsere Begrenzung. Eine Alternative ist nicht nur nicht in Sicht, sie bleibt eigentlich undenkbar. Aus all diesen Gründen ist die Welt auch stabil. Trotz aller Katastrophen und trotz der erbsündehaften Defektheit der Welt ist auf diese Verlass. Eine Hierarchie der Lebewesen und eine verbindliche Teleologie, also Zielgerichtetheit, welche die Biologie mit der Moral verbindet, konfrontiert uns mit einer Natur, an der wir unsere Handlungen in respektvoller Angleichung an ihre Vorgaben ausrichten sollten. Umfangen von den Essenzen der Dinge, die sich uns in ihrer Normativität auferlegen, können wir nicht wirklich verloren gehen. Die Welt ist deshalb optimal. Die Optimalität der Welt bedeutet jedoch nicht, dass diese vollkommen ist. Vollkommen ist nur Gott, aber eine andere, weil bessere Welt existiert nicht. Dies würde Gottes Schöpfertum ernsthaft kränken. Denn wie gesagt, Gott ist vollkommen.

Das zweite Paradigma, das der „Anthropomorphie" hat diese Kennzeichen bereits empfindlich modifiziert. Nun ist nicht mehr „Gott" der Attraktor, sondern der „Mensch". Auf ihn wird nun der Fokus aller Aufmerksamkeit gerichtet. Die Renaissance impliziert nicht nur die Wiederentdeckung der Antike, sondern in deren normativ gewordener Perspektive wird bereits eine nach-christliche Interpretation des Menschen erprobt. Bereits das erste Kennzeichen macht dies sichtbar: Zwar wird die Kreatürlichkeit, das Erschaffen-Sein des Menschen, durchaus noch anerkannt. Aber aus der Ursprünglichkeit ist nun eine Art Selbstursprünglichkeit geworden. Seit Pico della Mirandolla wird die Dignität des Menschen gerade darin gesehen, dass er keinen festen Platz in der Ordnung des Erschaffenen bekleidet, sondern sich diesen Platz selber erobern muss – durch die Selbsterschaffung seines Wesens. Die Essenz des Menschen liegt vor allem darin, dass er keine feste Essenz besitzt. Von einer Alternativlosigkeit der Welt kann deshalb auch keine Rede mehr sein. Dort, wo die Schöpfung gleichsam gekrönt wird, nämlich durch das Wesen des Menschen, erweist sie sich als im Wesentlichen wandelbar. Die Variabilität verdrängt die Alternativlosigkeit der Welt.

Jetzt gilt es, sich mit der Pluralität der Essenz abzufinden – ein Gedanke, der im vorigen Paradigma noch undenkbar war. Aus diesem Grund hat die Welt auch ihre Stabilität eingebüsst. Sie ist in Wahrheit instabil. Nichts garantiert, über ihren blossen Bestand hinaus, dass die Welt bleibt, wie sie ist. Aus dem gleichen Grund kann dann auch die Optimalität der Welt nicht länger behauptet werden. Nicht Optimalität, sondern Perfektibilität kennzeichnet die Lage der Dinge. Wenn die Welt gut sein soll, dann soll sie besser werden, lautet das neue Credo. Besser werden kann sie aber nur, wenn wir sie besser machen. „Eine Weltära der überwiegenden Seinspassivität", sagt Peter Sloterdijk, „geht zu Ende und eine Ära des Aktivismus beginnt." (Sloterdijk, 2001)

Das dritte Zeitalter, das der „Technomorphie", wird die Weichen erneut anders stellen. Technik und Technologie stehen nun im Zenit der Aufmerksamkeit. Auf sie als die neuen Attraktoren sind die Augen gerichtet. Natürlich spielte Technik auch in den beiden anderen Modellen eine Rolle. Aber im theomorphen Modell blieb die Technik immer mangelhaft. Sie konnte die Natur oder die Norm, die diese vorgab, nicht einholen. Die Natur blieb in ihrer Formvollkommenheit unerreicht. Wer die Natur technisch zu übertrumpfen oder auch nur zu imitieren versuchte, den traf der Fluch, der auf dem Frevelhaften seit jeher ruhte. Im anthropomorphen Modell konnte die Technik bereits einen prominenteren Platz bekleiden. Die Imitation der Natur wurde sogar zur Herausforderung, und gegen das Übertreffen der natürlichen Grenzen mittels Technik war nichts einzuwenden. Weshalb sollten wir nicht fliegen lernen?

Im dritten Paradigma ereignet sich aber ein Sprung. Man war immer davon ausgegangen, dass Natur und Technik zwei verschiedenen Ordnungen, zwei wesensverschiedenen Ontologien angehören. Diese ontologische Fremdartigkeit, also die Vorstellung, dass sich im Grunde Fremde begegnen, wenn sich Natur und Technik begegnen, verliert plötzlich ihre Jahrhunderte alte Evidenz. In unserer Kultur wird die Technik immer naturähnlicher und die Natur technikähnlicher. Eine „Homöotechnik" hat sich herangebildet, eine solche, die sich im Grunde zutiefst in das Wesen der Natur einschreibt. Wer die Rolle der Technik in den avantgardistischen biomedizinischen Verfahren vorurteilslos zu verstehen versucht, wird zugeben müssen, dass Natur und Technik ein symbiotisches oder geselliges Verhältnis eingegangen sind. Oft können sie kaum noch unterschieden werden. Natur als solche bildet keine Richtschnur mehr – weder empirisch, noch moralisch. Hier geht in der Tat ein Zeitalter seinem Ende zu. Technomorphie prägt unser Verhältnis zu unserer eigenen Zukunft.

Im Hinblick auf die jeweiligen vier Kennzeichen der Zeitalter kann folgende Transformation festgestellt werden: Die Selbstursprünglichkeit des Menschen scheint sich immer mehr zu einer fast buchstäblichen Selbstschaffung gewandelt zu haben. Die moderne Zellbiologie bietet das Bild einer Wissenschaft, die sich von nahezu allen Fesseln und überkommenen Mechanismen der Fortpflanzung befreit hat. Wir machen uns buchstäblich selber. Auch die althergebrachte Variabilität ist aufgelöst. Sie wurde von dem Gedanken der Potenzialität abgelöst: Der Mensch ist lediglich Entwurf seiner selbst. Er existiert, sogar dort wo er real ist, eigentlich nur im *status potentialis*.

Vor diesem Hintergrund macht die Rede von der Instabilität des Menschen wenig Sinn. Denn hier würde man immer noch einen Kern von Stabilität, zumindest aber eine gewisse Sehnsucht nach ihr, voraussetzen. Stattdessen kündigen sich nun konstruktivistische Identitäten an. Damit ist gemeint, dass in den techno-industriellen Phantasiegebilden immer öfter das Bild eines Menschentypus auftaucht, der sich von allen evolutionären und traditionellen Vorgaben gelöst hat. Im künftigen post-humanistischen Zeitalter wird eine Art Gestalt „nach dem Menschen" erscheinen, die lediglich durch das Ideal der sich stets erneuernden Konstruktion geprägt ist. Weil nun alle herkunftsgesteuerten Zielvorstellungen abhanden gekommen sind, verliert auch die Rede von der Perfektibilität ihre Bedeutung. Es sind nun subjektive Präferenzen am Werk, Wertungen und Wünsche, deren Befriedigung durch keine rückwirkende Ethik mehr gehemmt und durch keine unzulängliche Technik verhindert wird.

Betrachtet man diese Verschiebungen, die von den genannten Paradigmen hervorgerufen werden, aus einer gewissen Distanz, ergibt sich folgendes Bild: Die Entwicklungen sind durch ein gewaltiges Anwachsen der Geschwindigkeit gekennzeichnet, mit der sie sich ereignen. Wie eine „Geschwindigkeitsmaschine" (Virilio, 1989) hat das technomorphe Modell einen Strudel hervorgerufen, in dem technologische Entwicklungen das ethisch-menschliche Profil des Menschen ohne Unterlass verändern, modifizieren und manipulieren. Die heimliche Phantasie des Zeitalters richtet sich auf „die Ersetzbarkeit der Körper" (Virilio, 1994), denn die Verschwisterung von Technik und Natur, die angestrebt wird, führt das Versprechen mit sich, die Trägheit und konservative Beschaffenheit des Körpers liesse sich irgendwann erfolgreich beheben. Offenbar sind wir dem Versprechen erlegen, jegliche Grenze – erst recht die der Natur – sei nur dazu da, überwunden zu werden. Es fällt uns schwer zu glauben, dass sich der Drang zu einem pausenlosen Interventionismus zu einem Leerlauf verwandelt, wenn wir den Gedanken, die menschliche Existenz hätte Grenzen bzw. unsere Handlungsautonomie sollte sich Grenzen setzen, nicht mehr zulassen.

Aber dieser Gedanke wirkt auf uns wie eine gewaltige Zumutung. Denn er steht quer zum Selbstverständnis, dem unsere Kultur seit Jahrhunderten gehuldigt hat. In den komplexen und weitgehend unbeliebigen Transformationen, die unsere Gesellschaft evolutionär durchgemacht hat, lässt sich mit Niklas Luhmann ein stetiges Anwachsen von Handlungskompetenz und – komplementär dazu – ein Schwund der Erlebniskompetenz feststellen. Damit ist gemeint, dass wir den „Sinn" unseres Lebens nicht länger empfangen (und deshalb „erleben"), sondern ihn gewissermassen bewerkstelligen (und deshalb „handeln"). Der „Sinn" ist das Ergebnis einer „eigenen Leistung" (und somit unserer Autonomie entsprungen).

Auch Luhmann sieht klar und deutlich, dass dies das Ergebnis einer neuen Positionierung ist, die wir uns in der Welt verschafft haben: Es habe sich „im Laufe der Neuzeit ein neuartiger, gegen die Natur explizit abgesetzter Handlungsbegriff durchgesetzt" (Luhmann, 1971). Wenn wir davon sprechen, dass diese Entwicklung weitgehend „unbeliebig" ist, bedeutet das, dass sich die genannten Transformationen den Gestaltungsmöglichkeiten des Einzelnen weitgehend entziehen. Es ist deshalb auch sinnlos, einen Eskapismus zu hegen, der suggeriert, wir könnten uns den Entwicklungen völlig entziehen. Darüber hinaus käme es einer schrecklichen Vereinfachung gleich, die drei skizzierten Entwicklungsstadien mit einem Nimbus im Abstieg begriffener Moral zu umgeben. Kulturpessimismus ist also nicht gemeint. Dennoch – die Entwicklung hat, neben den unübersehbaren Errungenschaften, völlig neuartige Gefahrenpotenziale entstehen lassen. Der blinde Hang zum Aktivismus weist mittlerweile immer mehr Züge einer Selbstüberforderung auf. Das Unbehagen wächst.

3. Die anthropologische Urszene – Verletzbarkeit und Abhängigkeit

Offenbar sind unseren Handlungen Grenzen gesetzt. Dies hat mit dem schlichten Umstand zu tun, dass uns unsere Interventionen in neue und gravierende Abhängigkeiten geführt haben. Ein nüchterner Blick auf die ökologische Zukunftserwartung macht sofort deutlich, dass die Handlungserweiterung, die wir erreicht haben, ihr dialektisches Pendant mit sich führt: die wachsende Ohnmacht angesichts dessen, was die Zukunft zu bringen droht. Das Unbehagen reicht jedoch noch tiefer. Ist es nicht eine Art Körpervergessenheit, die uns der Illusion ausgeliefert hat, wir selbst seien uns lediglich das biegsame und gestaltbereite Material, aus dem sich immer Neues und Anderes nach Belieben formen lässt? Spricht der Körper nicht zuerst eine andere Sprache als die der Handlungskompetenz, nämlich der Abhängigkeit und der Passivität? In der Tat erfahren wir unseren Körper zunächst als ein „elementares Widerfahrnis" (Böhme, 2003), als eine Seinsweise, die wir weder ausgesucht noch geplant haben, deren Gesetzlichkeiten wir jedenfalls nicht gänzlich hinter uns lassen können. Vielleicht ist das Elementarerlebnis, das wir mit unserer leiblichen Existenz verbinden, das des Schmerzes. In ihm erfahren wir ein Leben lang, dass das Leben nicht aus der Souveränität heraus geboren ist und ebenso wenig am Leitfaden dieser Souveränität geführt werden kann. Der Schmerz ist das unaufhebbare Indiz für ein Leben, das nicht gänzlich als autonom bezeichnet werden kann. Unser Körper-Sein ist mit zahlreichen Abhängigkeiten behaftet – Abhängigkeiten, die uns zuallererst mit dem anderen in Verbindung setzen und uns mit einem gehörigen Mass an Passivität konfrontieren.

Man könnte sogar noch einen Schritt weitergehen und behaupten, dass es nur die Erfahrung von Abhängigkeit und Passivität ist, die uns mit jener Sorge bekannt macht, die wir uns selber, aber auch den anderen schulden – mit der moralischen Sorge. Über diese Grunderfahrung schrieb Theodor W. Adorno folgendes: „Der Impuls, intramental und somatisch in eins, treibt über die Bewusstseinssphäre hinaus. […] Mit ihm reicht Freiheit in die Erfahrung hinein." (Adorno, 1977) Was hier betont wird, ist der Umstand, dass die moralische Sorge, die uns treibt, nicht bloss ein mentales Phänomen ist. Ohne dass wir somatisch in uns selbst und mit anderen verstrickt wären, kämen wir nicht einmal auf die Idee, besorgt zu sein. Es ist unsere leibliche Existenz, die uns zeigt, weshalb wir besorgt sein sollten: Unsere Leiblichkeit zeigt, dass wir Wesen sind, die uneins mit sich sind. Es ist der schmerzende, der geschundene, der bedrängte und der um Hilfe rufende Leib, der am Anfang jeglicher moralischer Erfahrung steht. Dies schliesst selbstverständlich nicht aus, dass auch positive Aspekte der Leiberfahrung den Weg der Moral pflastern. Es ist der um Hilfe rufende Leib, der nach Linderung verlangt. Das Glück des Menschen ist doch auch in erster Instanz eine somatische Angelegenheit. Aber weder die Handlungsfähigkeit des Menschen noch sein Interessenkalkül initiieren den Prozess ethischen Nachdenkens und moralischen Handelns.

Die Ethik hat somatische Anfangsgründe. Wenn sie dies ausblendet, wird sie, wie es Judith Butler präzise zum Ausdruck bringt, „unempfindlich für Verletzungen, immun gegen Verzauberung" (Butler, 2003). Die anthropologische Urszene, welche die moralische Erfahrung charakterisiert und die ethische Reflexion auf den Weg bringt, müsste demnach in der Dimension des Somatischen gesucht werden, in der „Empathie oder dem ‚mitschwingenden Verständnis' für die Verletzbarkeit organischen Lebens" (Habermas, 2003). Wenn wir Menschen mit moralischen Rechten und Pflichten ausstatten, die ihre Handlungsmöglichkeiten lizensieren und limitieren, dann ist dies immer ein sekundärer Akt. Der Zuschreibung von Rechten und Pflichten liegt nämlich immer schon eine Art Wahrnehmung des anderen zugrunde – seine Wahrnehmung als hilfsbedürftiges und schutzwürdiges Subjekt. Aber dieses Subjekt ist in erster Instanz ein somatisches. Diese Wahrnehmung geht nicht von einem souveränen Handlungssubjekt aus, das uns in symmetrischen Dialogverhältnissen begegnet, sondern von einem verletzten und verletzbaren somatischen Wesen, das unserer moralischen Erfahrung zuallererst Gehalt und Gewicht verleiht. Am Anfang steht gewissermassen ein asymmetrisches Verhältnis, eben das der Abhängigkeit und das der ursprünglichen Passivität. Was zuerst kommt, ist nicht unsere Autonomie und die des anderen, sondern die geteilte Erfahrung der Abhängigkeit. Was wir benötigen, ist die „Anerkennung der Abhängigkeit" (MacIntyre, 2001). Judith Butler hat diese anthropologische Lage folgendermassen beschrieben:

> Dass wir uns von Anfang an und gegen unseren Willen einem Übergriff ausgesetzt finden, ist das Zeichen einer Verletzlichkeit und eines Verpflichtetseins, die wir nicht durch einen Willensakt loswerden können. Verteidigen können wir uns gegen sie nur, indem wir die Asozialität des Subjekts höher stellen als seine schwierige und nicht zu steuernde, ja manchmal unerträgliche Relationalität. Was könnte es heissen, eine Ethik aus der Sphäre des Ungewollten zu entwickeln? Es könnte bedeuten, dass man sich diesem primären Ausgesetztsein vor dem Anderen nicht verschliesst, dass man nicht versucht, das Ungewollte ins Gewollte zu überführen, sondern statt dessen eben die Unerträglichkeit des Ausgesetztseins als Zeichen einer geteilten Verletzlichkeit, einer gemeinsamen Körperlichkeit, eines geteilten Risikos begreift. (Butler, 2003)

Es ist diese „geteilte Verletzlichkeit", in der die moralische Erfahrung ihren Anfang nimmt, die uns sogar noch vor unseren Handlungen auf der Hut sein lässt. Könnte es nicht sein, dass einige dieser Handlungen die „Verletzlichkeit" noch potenzieren, statt sie zu lindern? Unterliegen sie der Illusion, wir könnten unsere somatische Existenz mitsamt ihrer fundamentalen Einschränkungen und Widerfahrnisse beliebig überspielen? Haben wir es hier nicht in der Tat mit einem seltsam halbierten Bild vom Menschen zu tun, das jede Erinnerung an die Abhängigkeiten, in denen wir leben müssen, gleichsam über Bord geworfen hat? Erneut war es Adorno, der gegen dieses falsche Ideal seinen Protest anmeldete. Es sei „dieser Begriff der Persönlichkeit als des starken, mit sich selbst identischen, in sich gefügten Menschen geworden, die dann dem Begriff des Ethischen gleichsam die Norm ersetzt, sich an die Stelle der Norm rückt." (Adorno, 1963) Die Wellness-Ethik, oft bloss notdürftig als Ethik der Lebenskunst getarnt, die sich allerorts breit macht, hat nichts von diesem Drama, dem Drama der Verletzbarkeit, und von der Gefahr der Versuchung, die Chimäre des „in sich gefügten Menschen" zu propagieren, verstanden.

4. Auf dem Weg zu Bescheidenheit und Nachsicht: die Kunst des Lassens

Die Verabschiedung einseitiger Ideale fällt uns schwer. Sind wir doch im Bannkreis jener Vorstellungen kulturell eingebunden, die uns zur Gestaltung, zur Formgebung, zur Initiative und Intervention aufrufen. Das Falsche an diesen Imperativen liegt in ihrer Übertreibung, in ihrer Tendenz, den Menschen zu überfordern, indem sie *nur* auf Autonomie und Handlungsmächtigkeit setzen. Abhängigkeit und Passivität sind aber ein ebenso fundamental-anthropologisches Element wie das Streben nach Souveränität und Autonomie. Zuerst ist es das Rätsel der Geburt und zuletzt das Rätsel des Todes, wodurch wir an unsere Passivität erinnert werden. Zwischen Geburt und Tod ragen immer wieder jene Situationen auf, die uns darauf hinweisen, „dass wir von einem bestimmten Moment an *nicht mehr können können*". (Levinas, 1984) Es gilt nicht bloss, diesen Zeitpunkt abzuwarten, sondern auf ihn vorbereitet zu sein, obzwar er immer unvorbereitet kommt.

Das heisst nichts anderes, als dass die Tugenden des Gebens, nämlich jene, die auf unserer Handlungsmächtigkeit beruhen, auch einen Platz für die Tugenden des „Nehmens" bereit halten sollten: „Tugenden, die uns wissen lassen, wie wir Dankbarkeit ausdrücken [...], Höflichkeit [...] und Nachsicht." (MacIntyre, 2001) Auch das Nicht-Handeln und das Nicht-Mehr-Handeln, also der Handlungsverzicht und der Handlungsabbruch, verfügen über eine eigene Würde. Allerdings verfügen wir gerade in solchen Fällen nicht über Regeln, die uns genau sagen können, wann unsere Handlungen aufhören sollten. Aber dass das Verstummen unserer Handlungen überhaupt als Möglichkeit wahrgenommen wird, setzt zunächst die „Anerkennung der Abhängigkeit", die Anerkennung der Passivität voraus. Was zu tun übrig bleibt, wenn im Grunde kaum mehr etwas getan werden kann, fordert darüber hinaus eine Kunst der genauen – fallspezifischen – Interpretation. Was Hans Ulrich Gumbrecht über die philologische Interpretation sagt, gilt deshalb genauso für die ethische: „Wenn keine offenkundigen oder ohne weiteres konsensfähigen Lösungen in Sicht sind", benötigen wir „Geschmack und Takt" (Gumbrecht, 2003), eben jene Höflichkeit des Herzens und jene Nachsicht des Gedankens, die über die Sensibilität des Nicht-Mehr-Handelns verfügen.

Dort wo Menschen sterben oder sterben könnten – die kleinen und die grossen –, herrscht jedoch das Paradigma der Intervention und der Handlungsmächtigkeit ununterbrochen weiter, obwohl sich erste Zweifel bemerkbar machen. Könnte es nicht sein, dass wir dort bei genauem Zusehen sehr oft in eine Lage geraten, in der wir „nicht mehr können können"? Oder nicht mehr können sollten? Lassen wir dann Menschen weiter leben, obwohl wir in Wahrheit den „Geschmack und Takt" benötigten, sie zu lassen, sie gehen zu lassen? Halten wir nicht zu häufig an dem Ideal des Weitermachens fest, obwohl dies unhöflich und unnachsichtig ist – den Betroffenen gegenüber?

Im Niederländischen existiert ein berühmtes kleines Gedicht aus dem frühen achtzehnten Jahrhundert, worin der Dichter Hubert Korneliszoon Poot den Tod seiner Tochter Jakoba kaum zwei Wochen nach ihrer Geburt beklagt. Das Gedicht hat den Titel *„Op de doot van myn dochtertje"*. Diese trat schon „mit Widersinn in diese freudlose Welt" und hat sich „an das Ende geschrien". „Kaum war sie hier erschienen, ging sie, wohl gerne, heimwärts." *(„Zy was hier naeu verscheenen, Of ging, wel graeg, weer heenen.")*. Das Gedicht spricht die Sprache der Einwilligung, der Ergebung und der Trauerarbeit – die Sprache der „Anerkennung der Abhängigkeit". Jakoba, „o Blume von dreizehn Tagen", hat sich nur kurz gezeigt. Mutter und Vater haben sie empfangen und wieder losgelassen. In seinem wunderbaren Kommentar zu dem Gedicht hat Gerrit Komrij das Leben der Jakoba folgendermassen beschrieben: „Wichtig scheint mir die Idee eines Geschöpfes, das zwischen zwei unendlichen Phasen der Stille nur eben vorbeigeschaut hat" (Komrij, 1998). Auch dieser kurze Besuch hatte seinen Sinn, obzwar jeder gewünscht hätte, Jakoba wäre länger geblieben. Es sei nicht verschwiegen, dass das Gedicht die Heimkehr der Jakoba zu den „himmlischen Scharen" voraussetzt, was die Ergebung der Eltern vielleicht etwas leichter gemacht hat. Aber das wissen wir schliesslich nicht. Was wir dagegen ahnen, ist, dass auch jene, die nur „eben vorbeischauen", unsere besondere Fürsorge benötigen – Takt, Höflichkeit und Nachsicht.

Literatur

Adorno, Th. W. (1977), Negative Dialektik, Gesammelte Schriften 6, Suhrkamp, Frankfurt a. M.: 228.

Adorno, Th. W. (1963/1996), Probleme der Moralphilosophie, Suhrkamp, Frankfurt a. M.: 27.

Böhme, G. (2003), Leibsein als Aufgabe. Leibphilosophie in pragmatischer Hinsicht, Die graue Edition, Zug (Schweiz): 107.

Butler, J. (2003), Kritik der ethischen Gewalt, Suhrkamp, Frankfurt a.M.: 99, 103.

Gumbrecht, H. U. (2003), Die Macht der Philologie. Über den verborgenen Impuls im wissenschaftlichen Umgang mit Texten, Suhrkamp, Frankfurt a. M.: 51.

Habermas, J. (2003), Die Zukunft der menschlichen Natur. Auf dem Weg zu einer liberalen Eugenik?, Suhrkamp, Frankfurt a. M.: 83.

Komrij, G., (1998) In Liefde Bloeyende, Bert Bakker, Amsterdam: 127.

Levinas, E. (1984), Die Zeit und der Andere, Meiner, Hamburg: 47.

Luhmann, N. (1971), Sinn als Grundbegriff der Soziologie, in: Habermas J./ders., Theorie der Gesellschaft oder Sozialtechnologie, Suhrkamp, Frankfurt a.M., 25–100, 78.

MacIntyre, A. (2001), Die Anerkennung der Abhängigkeit. Über menschliche Tugenden, Rotbuch, Hamburg: 150.

Sloterdijk, P, (2001), Gottes Werk übertreffen. Horizonte der homöotechnischen Wende, du. Die Zeitschrift der Kultur, Tagesanzeiger, Zürich: 68–73, 69.

Steiner, G. (2000), Selten sind die Zauberstunden, Süddeutsche Zeitung Nr. 196, 26/27 August: 18.

Taylor, Ch. (1989), Sources of the Self, Harvard University Press, Cambridge: 4, 5.

Virilio, P. (1989), Der negative Horizont. Bewegung/Geschwindigkeit/Beschleunigung, Hanser, München/Wien: 39.

Virilio, P. (1994), Die Eroberung des Körpers. Vom Übermenschen zum überreizten Menschen, Hanser, München/Wien: 140.

Wils, J.-P. (2004), Wrongful Birth en wrongful Life – ethische kanttekeningen, Kluwer, Deventer: 23–41.

Wittgenstein, L. (1979), Tractatus logico-philosophicus, Suhrkamp, Frankfurt a. M.: 117, Nr. 7.

Leben um jeden Preis?
Grundrechte und medizinische Kosten im Spannungsfeld

Gabrielle Steffen

Der Beitrag befasst sich mit den Grundrechten auf Leben, Menschenwürde und Selbstbestimmung, sowie mit der Frage, ob es ein allgemeines Grundrecht auf Gesundheit oder auf Gesundheitsversorgung gibt. Die allgemeinen Überlegungen dazu gelten auch für die Intensivmedizin. Deren lebensrettende Funktion bewahrt sie nicht vor den Auseinandersetzungen mit dem Selbstbestimmungsrecht des Patienten und den Gesundheitskosten.

1. Einleitung

Um die Funktion und die Tragweite des Selbstbestimmungsrechts zu erforschen, werden wir uns in diesem Beitrag auf schwer kranke Personen beschränken, deren Leben bedroht ist, die aber bei Bewusstsein sind. Die spezifischen Fragen des Langzeitkomas und der Neonatologie werden hier nicht behandelt. Zwei Fragen werden uns ständig begleiten: Wie vertragen sich die drei Grundrechte auf Leben, Menschenwürde und Selbstbestimmung? Und: Wie können diese Persönlichkeitsrechte dem Kostendruck standhalten? Wir werden uns zuerst mit der Gesundheitsversorgung im Allgemeinen befassen und danach überprüfen, ob es für die Intensivmedizin Besonderheiten gibt.

Herr Windmann leidet an Lungenkrebs im Endstadium und liegt seit wenigen Tagen auf der Intensivstation. Es handelt sich um einen 65-jährigen Mann mit einer enormen Lebenskraft. Er macht immer noch Pläne, zum Beispiel für eine Segeltour in der Karibik, und möchte deshalb, dass man ihm jede Behandlung verabreicht, die auch die kleinste Chance zur Verzögerung des Todes mit sich bringt, und ihn weiterhin auf der Intensivstation betreut. Die Ärzte denken, dass sie die Möglichkeiten der Medizin ausgeschöpft haben und dass eine sehr teure Behandlung nur eine sehr kleine Verzögerung des Todes bewirken könnte. Sie schlagen palliative Pflege vor.

Frau Seefeld hatte eine Woche zuvor einen Herzstillstand und liegt noch auf der Intensivstation, weil ihr Zustand nicht stabil ist. Auch wenn sie über die Risiken eines Spitalaustritts informiert wurde, will sie raschmöglichst aus der Intensivstation austreten, um zu ihren Kindern nach Hause gehen zu können. Und wenn sie sterben müsse, würde sie das sowieso lieber zu Hause geschehen lassen. Die Ärzte schätzen einen Austritt aus der Intensivstation als hohes Risiko ein.

Wenn man diese zwei hypothetischen Fälle nur unter dem Blickwinkel des Selbstbestimmungsrechts betrachtet, würde das heissen, dass beide Patienten über die Weiterführung der Behandlung bestimmen könnten: Herr Windmann würde die teure Behandlung erhalten und Frau Seefeld würde nach Hause gehen. Unter der Bedingung natürlich, dass beide Patienten urteilsfähig sind. Intuitiv wissen wir, dass die Antworten nicht so simpel sein werden. Deshalb schlagen wir ein paar Gedanken aus juristischer Sicht vor. In diesem Beitrag werden wir uns auf Bestimmungen der Schweiz, gewisser europäischer Länder und auf internationale Regelungen beschränken, mit dem Ziel, leitende Grundsätze daraus abzuleiten.

2. Das Selbstbestimmungsrecht

2.1 Inhalt und Tragweite

Unter Selbstbestimmung versteht man die Fähigkeit jedes Menschen, über sein eigenes Leben, seinen eigenen Körper und sein eigenes Verhalten zu entscheiden. Es handelt sich um ein Kernmerkmal des Menschen, welches durch die meisten westlichen Verfassungen und Zivilgesetzbücher geschützt wird.[1] Auf europäischer Ebene können wir folgende Dokumente erwähnen: das Übereinkommen über Menschenrechte und Biomedizin[2] und die Charta der Grundrechte der Europäischen Union.[3] In der Europäischen Konvention zum Schutze der Menschenrechte und Grundfreiheiten (EMRK) wird das Selbstbestimmungsrecht nicht explizit erwähnt. Trotzdem handelt es sich um ein zentrales Recht, das seine Wurzeln in anderen Menschenrechten (Artikel 3 und 8 EMRK) hat. (Wicks, 2001: 17ff.)

Im Zusammenhang mit medizinischen Behandlungen ist das Selbstbestimmungsrecht das Fundament der *informed consent-*, oder besser, der *informed decision*-Theorie.[4] Diese besagt, dass der Patient, der eine genügende professionelle Information erhalten hat, zu einer Behandlung ja oder nein sagen kann, die Behandlung verzögern oder

---

1　Z.B. Artikel 11 der niederländischen Verfassung (im Zusammenhang mit der körperlichen Unversehrtheit); Artikel 16 Abs. 3 des französischen Zivilgesetzbuches, Artikel 2 des deutschen Grundgesetzes (Recht auf die freie Entfaltung der Persönlichkeit); Artikel 10 Abs. 2 der schweizerischen Bundesverfassung und Artikel 28 des schweizerischen Zivilgesetzbuches. Selbstbestimmung ist ebenfalls ein anerkanntes Prinzip des englischen Rechts, siehe Banakas, 2000: 593.

2　Übereinkommen zum Schutz der Menschenrechte und der Menschenwürde im Hinblick auf die Anwendung von Biologie und Medizin, STE 164, Artikel 5: Schutz des *informed consent.*

3　Charta der Grundrechte der Europäischen Union (2000/C 364/01), Artikel 3 Abs. 2: Recht auf freie Einwilligung nach vorheriger Aufklärung im Rahmen der Medizin und der Biologie, im Zusammenhang mit dem Recht auf Unversehrtheit.

4　Der Begriff „Entscheid" ist breiter. Er enthält drei Elemente: ja-sagen, nein-sagen oder einen eigenen Vorschlag machen: Guillod, 2003a: 33: Steffen/Guillod, 2000: 240.

gar einen eigenen Behandlungsvorschlag machen kann. Was den eigenen Behandlungsvorschlag betrifft, ist die Lage allerdings nicht eindeutig. Das Schweizerische Bundesgericht hat festgehalten, dass aus dem Selbstbestimmungsrecht nicht unbedingt ein Recht auf eine bestimmte Behandlungsform abgeleitet werden kann.[5]

Die Anwendung des Selbstbestimmungsrechts ist bei Personen, die wegen ihres körperlichen oder geistigen Zustandes urteilsunfähig sind, problematisch, weil sie nicht in der Lage sind, einen eigenen Entscheidungsprozess durchzuführen, d.h. die erhaltene Information zu begreifen, die verschiedenen Elemente einzuschätzen und abzuwägen, sich eine eigene Meinung zu bilden und diese auch zum Ausdruck zu bringen. Unter welchen Bedingungen eine Person als entscheidungs- bzw. urteilsfähig betrachtet wird, ist in den nationalen Zivilgesetzbüchern festgelegt.

Personen, die nicht entscheidungsfähig sind, müssen durch jemanden vertreten werden.[6] Wenn der Patient vor dem Verlust der Urteilsfähigkeit eine Patientenverfügung verfasst hat, muss sich der Arzt grundsätzlich danach richten (Baumgarten, 1998: 303ff., 328/Guillod, 2003b: 33), auch wenn daraus Gewissenskonflikte entstehen können.[7] Das Ziel ist, so nahe wie möglich an den Entscheid zu kommen, den der Patient selbst getroffen hätte. Im Notfall, wenn die Zeit fehlt, um den mutmasslichen Patientenwillen zu erforschen, darf der Arzt einen Entscheid treffen, der im Interesse des Patienten liegt. Zwei Bedingungen müssen hervorgehoben werden: Es muss sich um einen Notfall handeln, d.h. um ein zeitlich beschränktes Ereignis, und es geht wirklich um die Interessen des Patienten bzw. seines Gesundheitszustandes.

5   Das Urteil betraf die Wahl zwischen zwei möglichen Behandlungsmethoden, Semaine Judiciaire 1998, S. 269.
6   Diese Frage wird in den verschiedenen Ländern vor allem zivilgesetzlich geregelt. In der Schweiz wurde ein Vorentwurf zum neuen Vormundschaftsrecht erstellt, der bezüglich Entscheidungen zu medizinischen Behandlung ein Schwergewicht auf die Rolle der Vertrauenspersonen legt, s. Vorentwurf für eine Revision des Zivilgesetzbuches und dazugehörender Bericht, Juni 2003, http://ofj.admin.ch. S. auch Übereinkommen zum Schutz der Menschenrechte und der Menschenwürde im Hinblick auf die Anwendung von Biologie und Medizin, STE 164, Artikel 6; Empfehlung des Europarates Nr R (99) 4.
7   Das Oberlandesgericht München hat aber betreffend des in einer Patientenverfügung deutlich ausgedrückten Verzichtes auf eine Bluttransfusion anders entschieden; Urteil und Kritik dazu, s. MedR 2003, S. 174ff.

Auch hier müssen allfällige Gewissenskonflikte des Arztes in den Hintergrund treten.

Artikel 8 des Übereinkommens über Menschenrechte und Biomedizin präzisiert, dass die medizinische Intervention für die Gesundheit des Patienten medizinisch unerlässlich sein muss. Da wir angenommen haben, dass sowohl Herr Windmann als auch Frau Seefeld entscheidungsfähig sind, werden wir dieses Thema nicht tiefer behandeln.

Grundsätzlich ist noch zu betonen, dass der Patient nicht verpflichtet ist, einen „vernünftigen" (Guillod, 2003b: 29; Wicks, 2001: 39) oder einen medizinisch-wissenschaftlich konformen (Kern, 2003: 175) Entscheid zu treffen. Der Entscheid des Patienten kann demzufolge auch von dem abweichen, was der Arzt als Interesse des Patienten betrachtet, und diesen in einen Gewissenskonflikt führen.[8] Es kann natürlich nicht sein, dass in diesen Fällen die Urteilsfähigkeit des Patienten systematisch in Frage gestellt wird.

2.2 Der Patient besteht auf eine maximale Behandlung

Der Patient, der auf eine Behandlung besteht, wie zum Beispiel Herr Windmann, liegt in vollem Einklang mit einem der Hauptanliegen der Intensivbehandlung: das Leben zu retten (s. 5.1). Auf den ersten Blick scheint sein Wunsch „vernünftig". Er möchte alle Möglichkeiten ausschöpfen, die von der modernen Medizin angeboten werden, so dass sein Leben gerettet oder verlängert werden kann. Dies tut er, um seine Lebensziele zu schützen und vielleicht nicht zuletzt, weil er den Tod fürchtet.

Ein Problem stellt sich aber, wenn eine medizinisch grundsätzlich anerkannte Behandlung durch den nationalen Gesundheitsdienst nicht angeboten wird oder deren Kosten durch die Sozialversicherung nicht übernommen werden. Folgende Fragen stellen sich: Hat der Patient ein Recht auf jede medizinisch anerkannte Behandlung? Ist dieses Recht unbeschränkt oder ist es von den staatlichen Geldmitteln abhängig? Diese Fragen werden wir im vierten Kapitel behandeln.

---

8   Dieser Gewissenskonflikt wurde in einem Urteil des Oberlandesgerichtes München im Zusammenhang mit der Verweigerung einer Bluttransfusion besonders stark gewichtet, MedR 2003, S. 174 ff.

2.3 Der Patient lehnt eine lebensrettende Behandlung ab

Der Patient, der eine Behandlung ablehnt, wie zum Beispiel Frau Seefeld, stellt die Ärzte vor ein Dilemma, insbesondere wenn sein Leben dadurch aufs Spiel gesetzt wird. Es gibt viele Gründe für den Entscheid, dass sein eigenes Leben nicht um jeden Preis gerettet werden soll. Der Patient zieht es vielleicht vor zu sterben anstatt lange zu leiden. Er hat das Gefühl, dass sein Leben eigentlich abgerundet ist. Es könnte aber auch sein, dass er vorübergehend in einer depressiven Stimmung ist und ihm deshalb die Lebenskraft und der Kampfwille fehlen. Erinnern wir uns aber daran, dass sein Entscheid auch „unvernünftig" sein darf. Es ist eben sein Entscheid.

Eine lebensrettende Behandlung gar nicht aufzunehmen oder abzubrechen, stellt ein ethisches Dilemma dar. In vielen westlichen Ländern liegen der Schutz der Menschenwürde oder der Schutz des Lebens an oberster Stelle der Wertordnung. Dies könnte dazu führen, dass der Wille des Patienten, sobald sein Leben gefährdet ist, weniger Gewicht hat. Das Spannungsfeld zwischen den drei Grundrechten Recht auf Leben, Recht auf Schutz der Menschenwürde und Selbstbestimmungsrecht ist Gegenstand der nachfolgenden Ausführungen.

3. Gesundheit und Menschenbild im Recht

3.1 Recht auf Leben

Das Recht auf Leben wird durch viele Verfassungen und internationale Bestimmungen geschützt.[9] Diesem Grundrecht wird in den meisten Ländern eine staatliche Pflicht, menschliches Leben zu schützen (positive Schutzpflicht), zugeschrieben, die weit über das Tötungsverbot

---

9   Z.B. Artikel 2 des deutschen Grundgesetzes; Artikel 10 Abs. 1 der schweizerischen Bundesverfassung; Artikel 2 des *Human Rights Act* (UK). Artikel 6 Abs. 1 Internationaler Pakt über bürgerliche und politische Rechte; Artikel 2 EMRK; Artikel 6 Übereinkommen über die Rechte des Kindes; Artikel 2 Charta der Grundrechte der Europäischen Union.

hinausreicht.[10] Das Recht auf Leben hat gewissermassen einen absoluten Charakter[11] und bietet demzufolge keinen Raum für Bewertungen des Lebens. Das Schweizerische Bundesgericht hat dies mit einem Satz zum Ausdruck gebracht: „Es gibt kein lebensunwertes menschliches Leben."[12]

Für den Patienten sind zwei Fragen massgebend:
– Beinhaltet das Recht auf Leben auch das Recht zu sterben?
– Hat das Recht auf Leben zur Folge, dass man auf jeder lebensrettenden Massnahme bestehen kann?

Wenn angenommen wird, dass die betroffene Person auf ihren grundrechtlichen Anspruch auf das eigene Leben verzichten kann – dass mithin das Rechtsgut „Leben" dem Einzelnen zusteht und nicht dem Staat (Baumgarten, 1998: 122) –, stellt das Recht zu sterben die notwendige Kehrseite des Rechtes auf Leben dar. (Auer et al., 2000: 145) Im Urteil *Pretty* hat aber der Europäische Gerichtshof für Menschenrechte (hienach: der Gerichtshof) einen deutlich anderen Standpunkt eingenommen: Artikel 2 EMRK darf nicht so interpretiert werden, dass man ein Recht zu sterben daraus ableiten könnte.[13] Wenn man aber das Recht zu sterben nicht anerkennen würde, hätte dies zur Folge, dass es sozusagen eine Lebenspflicht gäbe[14] und man die Selbsttötung als Straftat betrachten müsste. Wir gehen aber davon aus, dass niemand zum Leben gezwungen werden darf. Die strittige Frage wird diejenige der Entscheidungsfähigkeit des Patienten sein, mit der bereits erwähnten Gefahr, dass ein Patient, der eine medizinisch „unvernünftige" Entscheidung trifft, in Verdacht gerät, urteilsunfähig zu sein. Betont muss

10 Urteile des Europäischen Gerichtshofes für Menschenrechte Powell, Nr. 45305/99, S. 20–21 und Pretty v. UK, Nr. 2346/02, S. 29; Bergmann, 1995: 132; Villiger, 1999: 171.
11 Artikel 2 Übereinkommen zum Schutz der Menschenrechte und der Menschenwürde im Hinblick auf die Anwendung von Biologie und Medizin: „Das Interesse und das Wohl des menschlichen Lebens haben Vorrang gegenüber dem blossen Interesse der Gesellschaft oder der Wissenschaft".
12 BGE 98 Ia 515.
13 Urteil Pretty v. UK, Nr. 2346/02, S. 30. Der Europäische Gerichtshof für Menschenrechte nimmt aber nur auf das Sterben mit Hilfe eines Dritten Bezug und nicht auf den Suizid.
14 Diese wird durch Baumgarten ausführlich verneint: Baumgarten, 1998: 127 ff. Im Zusammenhang mit Artikel 2 EMRK gibt es keine Pflicht zu leben: Wicks, 2001: 21.

aber werden, dass das Recht zu sterben nicht unbedingt ein Recht auf Sterbehilfe, d.h. auf Hilfe Dritter, zur Folge hat.[15]

Die zweite Frage muss im Zusammenhang mit dem Recht auf Gesundheitsversorgung betrachtet werden (s. 4.2). Ein Urteil des Deutschen Bundesverfassungsgerichts sagt klar, dass kein Recht auf eine bestimmte Behandlung, die nicht kassenpflichtig ist, aus dem Recht auf Leben herausgelesen werden kann.[16] Im Entscheid *Nitecki* kommt der Gerichtshof zum gleichen Ergebnis, argumentiert allerdings mit der Gleichheit des Zugangs: Artikel 2 EMRK könne nur angewendet werden, wenn eine Behandlung, die allgemein zugänglich ist, einer Einzelperson verweigert wird.[17] Der Gerichtshof hat sich dafür auf das Urteil *Zypern v. Türkei* gestützt. Dort ging es um die regionale Gesundheitsversorgung in Nord- und Südzypern. Ein erschwerter Zugang zur Gesundheitsversorgung (Verzögerungen, Hindernisse für die freien Bewegung) genügt nicht, um sich auf Artikel 2 EMRK berufen zu können. Ein individuelles Leben muss konkret auf dem Spiel stehen und eine Ungleichbehandlung zwischen den zwei Bevölkerungsgruppen muss bewiesen werden. Der Gerichtshof will sich zur Frage einer von Artikel 2 EMRK angeforderten Minimalqualität der Gesundheitsversorgung nicht aussprechen.[18] Im Entscheid *Powell* sagt der Gerichtshof, dass ein Staat, der das Nötige getan hat, um ein hohes Niveau an Fachwissen anzubieten, nicht wegen eines Behandlungs- oder Organisationsfehlers über Artikel 2 EMRK zur Rechenschaft gezogen werden kann.[19]

Aufgrund dieser Ausführungen kann man annehmen, dass das Recht auf Leben wohl eine positive Schutzpflicht des Staates zur Folge hat, aber kein Recht auf eine bestimmte medizinische Behandlung. (Steffen, 2002: 39)

---

15 Wir werden die Themen Euthanasie und Beihilfe zum Suizid in diesem Beitrag nicht behandeln. Eine komplette Studie über Euthanasie in den Mitgliedstaaten des Europarats ist auf dem Web verfügbar, http://www.coe.int/bioethics. S. auch diverse Autoren in Editions du Conseil de l'Europe: *L'euthanasie*, vol. II, Strasbourg 2004.
16 MedR 1997 S. 318–319.
17 Europäischer Gerichtshof für Menschenrechte Nitecki v. Polen, Nr 65653/01. Es ging um eine Behandlung, die nur zu 70% durch die polnische Krankenkasse übernommen wurde.
18 Europäischer Gerichtshof für Menschenrechte Zypern v. Türkei, Nr 25781/94.
19 Entscheid Powell v. UK, Nr 45305/99, S. 21.

3.2 Recht auf Menschenwürde

Das Recht auf Menschenwürde wird durch gewisse Verfassungen und internationale Bestimmungen[20] explizit geschützt. Der Schutz ist aber nicht überall von gleicher Art: Manchmal stellt die Menschenwürde den höchsten gesellschaftlichen Wert dar,[21] während sie in anderen Dokumenten einfach als Grenze von Handlungen durch Staatsorgane betrachtet wird, wie z. B. im Artikel 3 der EMRK.

Leben und Menschenwürde sind sehr eng miteinander verbunden. Wenn der Begriff „Leben" vor allem in seinem biologischen Ausdruck verstanden wird, könnte man sagen, dass das Leben ein unabdingbarer Teil der Menschenwürde ist. Wenn man unter dem Begriff „Leben" mehr versteht als nur das biologische Dasein des Menschen, nämlich auch das inhaltliche und das gesellschaftliche Dasein, könnte man sagen, dass die Menschenwürde ein unabdingbarer Teil des Lebens ist.

Hinter dem Begriff „Menschenwürde" steht ein Menschenbild, das den Menschen als freie, mündige Person und gleichberechtigtes Mitglied der Gesellschaft zeigt (Mastronardi, 1978: 62). Die Selbstbestimmung ist somit ein wichtiges Element der Menschenwürde.

3.3 Recht auf Gesundheit?

Gibt es ein eigenständiges Grundrecht auf Gesundheit? Wie kann man Gesundheit überhaupt definieren?

Unter den vielen Definitionen der Gesundheit haben wir folgende gewählt: Die Fähigkeit, sein zu können *(capacité de pouvoir être)*. Wir sind davon überzeugt, dass die Gesundheit nicht einfach das Gegenteil von Krankheit ist, und dass sie sich auch nicht in einem statischen

---

20 Z. B. Artikel 1 des deutschen Grundgesetzes; Artikel 7 der schweizerischen Bundesverfassung; Artikel 1 Charta der Grundrechte der Europäischen Union; Artikel 1 Übereinkommen zum Schutz der Menschenrechte und der Menschenwürde im Hinblick auf die Anwendung von Biologie und Medizin, STE 164; Artikel 3 der Konvention zum Schutze der Menschenrechte und Grundfreiheiten schützt die Personen gegen Folter und unmenschliche oder erniedrigende Behandlung, sollte aber breiter interpretiert werden, Bergmann, 1995: 120.

21 Z. B. Artikel 7 der schweizerischen Bundesverfassung: Menschenwürde ist nicht nur ein Grundrecht, sondern auch ein Grundprinzip der Rechtsordnung.

Zustand erschöpft, der mit Hilfe der Medizin um jeden Preis erreicht werden müsste. Gesundheit bedeutet vielmehr die Fähigkeit, sich den verschiedenen Herausforderungen des Lebens anzupassen, eben die Fähigkeit sein zu können, in seiner Würde. (Steffen, 2002: 69 ff.)

Gewisse internationale Rechtsgrundlagen beinhalten ein so genanntes Recht auf Gesundheit.[22] Wenn wir aber den Begriff „Recht" auf das beschränken, was vor Gericht durchgesetzt werden kann (Justiziabilität), kann es kein justiziables Recht auf Gesundheit geben, ohnehin nicht in einer so breiten Definition. Die Gesundheit und demzufolge das Recht auf Gesundheit liegen nicht im Bereich menschlicher Macht, auch nicht staatlicher und sowieso nicht gerichtlicher Macht. Gesundheit hängt von vielen nicht oder nur schwer beeinflussbaren Faktoren ab und kann demzufolge nicht erzwungen werden. (Leenen, 1994: 29)

Das heisst natürlich nicht, dass der Begriff „Recht auf Gesundheit" völlig verbannt werden soll. In erster Linie liegt das Problem darin, dass dieses Recht nur schwierig durchsetzbar ist. Es hat deshalb vor allem symbolischen Wert: ein Ziel, das man überall in der Welt gerne erreichen möchte, wissend dass es nicht erreicht werden kann, und dass es keine Antwort auf die Frage des Rechtes auf eine bestimmte medizinische Behandlung bieten kann.

Die Grundrechte auf Leben und auf Menschenwürde schliessen auch die Gesundheit im oben definierten Sinn ein. Wie erwähnt kann man aber kein Recht auf eine bestimmte Behandlung daraus ableiten.

3.4 Recht auf Menschenwürde, Recht auf Leben und Selbstbestimmungsrecht im Spannungsfeld

Die Antwort auf das Dilemma zwischen Recht auf Leben und Selbstbestimmungsrecht hängt vom kulturellen und religiösen Umfeld ab. Wenn das Gewicht auf das Recht auf Leben gelegt wird, steht die

---

22 Artikel 12 Pakt über wirtschaftliche, soziale und kulturelle Rechte: „Die Vertragsstaaten erkennen das Recht eines jeden auf das für ihn erreichbare Höchstmass an körperlicher und geistiger Gesundheit an"; Artikel 24 des Übereinkommens über die Rechte des Kindes: „Die Vertragsstaaten erkennen das Recht des Kindes auf das erreichbare Höchstmass an Gesundheit ..."; Präambel zur *Constitution of the World Health Organisation*: „ *The enjoyment of the highest attainable standard of health is one of the fundamental rights of every human being...* "

Schutzpflicht des Staates im Vordergrund, was ein Verbot des Unterbruchs von lebenserhaltenden Behandlungen zur Folge haben kann. Wenn das Gewicht auf das Selbstbestimmungsrecht gelegt wird, steht die freie Entscheidung des Patienten im Vordergrund, auch wenn es sich um den Abbruch einer lebensrettenden Behandlung handelt.

Das Spannungsfeld zwischen Recht auf Leben und Selbstbestimmungsrecht wird in einem britischen Urteil *(Airedale NHS Trust v. Bland*[23]*)* besonders deutlich gemacht. Eine der Fragen, die sich die Richter stellten, lautete: Warum glauben wir, dass es eine Tragödie wäre, Anthony Bland zu erlauben zu sterben? Richter Hoffmann beantwortete die Frage folgendermassen: *„This is because we have a strong feeling that there is an intrinsic value in human life... What matters is that, in one form or another, they form part of almost everyone's intuitive values".*[24] Die Antwort zeigt, dass es sich nicht um eine durch Juristen erfundene Diskussion handelt, sondern dass es um die ethische und gesellschaftliche Debatte zu einem bestimmten Zeitpunkt geht. Das wird im *Airedale* Urteil durch Richter Hoffmann auch betont: *„There is no morally correct solution which can be deduced from a single ethical principle like the sanctity of life or the right to self-determination. There must be an accommodation between principles, both of which seem rational and good, but which have come into conflict with each other".*[25]

Im Entscheid *Pretty* gibt der Gerichtshof dem Recht auf Leben (Artikel 2 EMRK) Vorrang gegenüber den anderen Menschenrechten, mit der Begründung, dass ohne Leben die anderen Menschenrechte zu einer Illusion werden.[26] Das Urteil befasst sich aber mit der Sterbe-

---

23   (1993)1 All E.R. 851. Das Urteil betrifft einen 21-jährigen Mann, Anthony Bland, der seit dreieinhalb Jahren im Koma liegt. Das Gericht entschied, dass weder der Entzug künstlicher Nahrung noch der Entscheid, weiterhin Antibiotika zu verabreichen, eine Straftat darstellen.

24   Freie Übersetzung: Es ist, weil wir ein starkes Gefühl haben, dass das Leben einen eigenen besonderen Wert hat... dieser Wert ist praktisch bei jedermann intuitiv vorhanden.

25   Freie Übersetzung: Aus den Grundsätzen der „sanctity of life" (Heiligkeit des Lebens) und des Selbstbestimmungsrechtes einzeln genommen kann keine moralisch korrekte Lösung gefunden werden. Man muss sich mit beiden auseinandersetzen. Beide sind vernünftig und gut, sind aber miteinander in Konflikt geraten.

26   Entscheid des Europäischen Gerichtshofes für Menschenrechte Pretty v. UK, Nr. 2346/02, S. 29.

hilfe, d.h. mit der Einwirkung eines Dritten, und ist dabei durch die ethische Debatte rund um die Euthanasie beeinflusst.

Das Spannungsfeld zwischen Leben, Menschenwürde und Selbstbestimmungsrecht wird auch vom Europarat erwähnt: *„Notwithstanding the physician's ultimate therapeutic responsibility – the expressed wishes of terminally ill or dying person with regard to particular forms of treatment are taken into account, provided they do not violate human dignity".*[27] Die Verlängerung des Lebens sollte nicht das einzige und exklusive Ziel der Ärzte sein. Die Schmerzlinderung, auch ohne Heilungsaussichten, ist eine wichtige Aufgabe.[28]

Wir fürchten, dass wir auf die unter 3.1 gestellten Fragen keine definitive Antwort geben können. Menschenwürde, Leben und Selbstbestimmung stehen zugleich in Spannung und in Verbindung. Das Recht bietet vor allem Wegweiser, die dazu führen, das innerste Menschliche zu schützen. Die Frage muss in Anbetracht der Persönlichkeit des Patienten von Fall zu Fall gestellt werden. Das bedeutet vielleicht, dass man dem ersten spontanen Entscheid des Patienten etwas auf den Grund gehen sollte, um zu erforschen, ob er auch wirklich seiner inneren Überzeugung entspricht.

4. Gesundheit und beschränkte Mittel

4.1 Begrenzte Mittel

Für das Gesundheitswesen stehen ebenso wie für andere Bereiche nur beschränkte finanzielle Mittel zur Verfügung. Was machen wir aber mit dieser Aussage? Soll sie eine Bremse für jeden medizinischen und gesellschaftlichen Fortschritt sein oder eine Einladung zum bestmöglichen Kompromiss zwischen einer effizienten Ressourcenverteilung und der Entwicklung der medizinischen Wissenschaft? Oder anders gesagt: Reicht der BIP-Anteil der Gesundheitsausgaben aus, um die Bedürfnisse der Bevölkerung abzudecken? Wenn nein, müssen Priori-

---

27 Empfehlung des Europarates (1999) 1418, 9, b, v.
28 Empfehlung des Europarates (1976) 779, 6.

täten festgesetzt werden, die den verschiedenen Interessen der Bevölkerung am besten gerecht werden.

Die Antwort ist zunächst eine politische: Das Recht kann nicht Antworten geben, die z.B. wirtschaftlich völlig unbrauchbar wären. Recht muss vielmehr eine bestimmte Realität voraussetzen und innerhalb dieser Realität Grenzen setzen, die den Grundprinzipen der Gerechtigkeit und der Menschenwürde entsprechen. Wir werden deshalb diskutieren müssen, wie umfassend ein Grundrecht auf Gesundheitsversorgung sein kann.

4.2 Recht auf Gesundheitsversorgung?

Recht auf elementare Gesundheitsversorgung

Mit dem Begriff „elementare Gesundheitsversorgung" meinen wir die Versorgung, die zum Erhalt eines menschenwürdigen Daseins unbedingt notwendig ist. Es handelt sich um einen Minimalstandard; eine Versorgung, die diesen Standard nicht erreicht, wäre menschenunwürdig. Beim Versuch, den Begriff der „elementaren Grundversorgung" genauer zu definieren, haben wir festgestellt, dass das Kriterium der Lebenserhaltung um jeden Preis nicht massgebend sein kann. Wir haben statt dessen folgende drei Kriterien hervorgehoben: Notfall, Behandlung durch einen Allgemeinpraktiker und dringende Notwendigkeit zum Schutz der Menschenwürde, wie dies durch den Artikel 12 BV verlangt wird. (Steffen, 2002: 82; Pfiffner Rauber, 2003: 54)

Innerhalb dieser Grenzen gibt es unseres Erachtens ein *Grundrecht auf elementare Gesundheitsversorgung,* das unabhängig von den finanziellen Mitteln des Staates garantiert ist. Dieses Grundrecht ist auf das notwendige Minimum zur Erhaltung eines menschenwürdigen Daseins beschränkt und als solches justiziabel. Es ist Verfassungsbestimmungen anderer Länder zur Seite zu stellen, welche notwendige Elemente zum Überleben garantieren, wie zum Beispiel Nahrung oder Obdach.[29]

---

29 Z.B. Artikel 20 der niederländischen Verfassung; Artikel 12 der schweizerischen Bundesverfassung.

*Recht auf gleichberechtigten Zugang
zur notwendigen Gesundheitsversorgung*

Die notwendige Gesundheitsversorgung geht weit über die elementare hinaus. Der Begriff „notwendig" kann wie folgt umschrieben werden: angemessen, effizient und wirtschaftlich. Luxusbehandlungen sind durch diese Definition eindeutig ausgeschlossen. In den westeuropäischen Ländern entspricht die notwendige Gesundheitsversorgung weitgehend den Leistungen der sozialen Krankenpflegeversicherung oder des nationalen Gesundheitsdienstes. Die Kosten dieser Leistungen werden deshalb zum grössten Teil von der Sozialversicherung übernommen.

Die notwendige Gesundheitsversorgung ist abhängig davon, was die Medizin zu einem bestimmten Zeitpunkt und in einer bestimmten Region überhaupt anbieten kann. Zudem ist sie von den finanziellen Mitteln abhängig. Darin unterscheidet sie sich von der elementaren Gesundheitsversorgung. Diese Voraussetzungen deuten darauf hin, dass wir hier nicht von einem Grundrecht sprechen können. Vielmehr handelt es sich hier, gemäss der Terminologie der schweizerischen Bundesverfassung, um ein Sozialziel. Dieses Sozialziel geht aber sehr viel weiter als ein frommer Wunsch oder eine symbolische Aussage. Es beinhaltet eine Verpflichtung des Staates, mit den gegebenen Mitteln das Bestmögliche zu tun, um die notwendige Gesundheitsversorgung für jede einzelne Person zu gewährleisten.

Das Gleichbehandlungsgebot verlangt, dass staatliche Leistungen, die einer Person erbracht werden, einer anderen Person, welche sie ebenfalls benötigt, nur aus triftigen Gründen verweigert werden dürfen. Im Zusammenhang mit dem Gleichbehandlungsgebot ist auch das Diskriminierungsverbot zu erwähnen. Dieses verlangt, dass niemand wegen seiner Angehörigkeit zu einer gesellschaftlich marginalisierten Gruppe [z. B. ethnische Zugehörigkeit,[30] Alter (Kreymann, 2000: 553 ff.)] erniedrigt oder ausgesondert werden kann.

---

30 In England musste der NHS sich mit einem Fall befassen, bei dem eine Person einer Organentnahme nur zu Gunsten eines weisshäutigen Empfängers zustimmte. Beecham, 2000: 435; Department of Health (2000): 26.

Unseres Erachtens ergibt sich aus dem Grundrecht auf Gleichbehandlung in Verknüpfung mit dem Sozialziel, das den Staat verpflichtet, sein Bestes zu tun, um die notwendige Gesundheitsversorgung für jedermann zu gewährleisten, ein *grundrechtlicher Anspruch auf gleichen Zugang zur vorhandenen notwendigen Gesundheitsversorgung*. Anders gesagt: Wird einer Person eine notwendige Behandlung ohne triftigen Grund verweigert, obwohl diese Behandlung an sich vorhanden wäre und anderen Personen in einer vergleichbaren Situation zugesprochen wird, kann sie einen entsprechenden Leistungsanspruch gerichtlich geltend machen. Dieses Konstrukt hängt natürlich von der nationalen Rechtsordnung ab.

Artikel 3 der Biomedizin-Konvention verlangt den gleichberechtigten Zugang zur notwendigen Gesundheitsversorgung. Die Formulierung dieser Bestimmung deutet aber klar auf ein Sozialziel und nicht auf ein Grundrecht hin.[31] Zudem wird die Abhängigkeit von den finanziellen Mitteln des Staates ausdrücklich genannt. Zu erwähnen sind noch folgende internationale Bestimmungen: Artikel 24 des Übereinkommens über die Rechte des Kindes[32] und Artikel 12 des Internationalen Paktes über wirtschaftliche, soziale und kulturelle Rechte.[33] Auch diese Bestimmungen enthalten jedoch Sozialziele und keine justiziablen Grundrechte.

Alle europäischen und internationalen Bestimmungen deuten also darauf hin, dass es kein absolutes Recht auf die notwendige Gesundheitsversorgung im oben definierten Sinn gibt, aber ein Recht auf gleichberechtigten Zugang dazu.

---

31 „Die Vertragsparteien ergreifen unter Berücksichtigung der Gesundheitsbedürfnisse und der verfügbaren Mittel geeignete Massnahmen, um in ihrem Zuständigkeitsbereich gleichen Zugang zu einer Gesundheitsversorgung von angemessener Qualität zu schaffen." S. auch Steffen/Guillod, 2002: 356 ff.

32 „Die Vertragsstaaten bemühen sich, die volle Verwirklichung dieses Rechts sicherzustellen, und treffen insbesondere geeignete Massnahmen, um ... b) sicherzustellen, dass alle Kinder die notwendige ärztliche Hilfe und Gesundheitsfürsorge erhalten, wobei besonderer Nachdruck auf den Ausbau der gesundheitlichen Grundversorgung gelegt wird."

33 „Die von den Vertragsstaaten zu unternehmenden Schritte zur vollen Verwirklichung dieses Rechts umfassen die erforderlichen Massnahmen ... d) zur Schaffung der Voraussetzungen, die für jedermann im Krankheitsfall den Genuss medizinischer Einrichtungen und ärztlicher Betreuung sicherstellen."

Recht auf eine bestimmte Behandlung?

Die Antwort auf diese Frage ist mit den unter 4.2.1 und 4.2.2 gemachten Ausführungen fast gegeben. Wenn die Behandlung als Teil der elementaren Gesundheitsversorgung betrachtet wird, ist sie unabhängig von den finanziellen Mitteln des Staates durch das entsprechende Grundrecht geschützt. Wenn die Behandlung zur notwendigen Gesundheitsversorgung gezählt werden kann und demzufolge auch die Voraussetzungen für die Notwendigkeit erfüllt und vorhanden sind, hat der Patient ein Recht auf gleichen Zugang zu dieser Behandlung. Anders gesagt darf ihm eine Behandlung, die anderen Personen in einer ähnlichen Situation angeboten wird, nur aus triftigen Gründen verweigert werden. Im Fall von Herrn Windmann bedeutet dies, dass er zu der verlangten Behandlung Zugang haben soll, wenn sie überhaupt vorhanden sowie angemessen, effizient und wirtschaftlich ist. Die Behandlung kann demgegenüber verweigert werden, wenn sie keine angemessenen Wirkungen bezüglich des Gesundheitszustandes von Herrn Windmann verspricht.

In Grossbritanien wurden zum Thema Ressourcenallokation mehrere Urteile gefällt. Zwei davon sind besonders interessant:

- *R. v Secretary of State for Social Services, ex parte Walker*[34]: Ein Baby benötigte eine Herzoperation. Sein Leben war aber noch nicht gefährdet. Mangels Personal auf der Intensivstation der Neonatologie konnte die Operation nicht kurzfristig stattfinden. Im Notfall wäre die Operation aber durchgeführt worden. Das Gericht entschied, dass es nicht Richtersache sei, die Ressourcenallokation vorzunehmen.

- *R. v Central Birmingham Health Authority, ex parte Collier*[35]: Bei einem jungen Knaben sollte eine Herzoperation wegen eines Herzfehlers durchgeführt werden. Sein Arzt setzte ihn an oberster Stelle auf die Warteliste. Die Operation konnte aber mangels Betten auf der Intensivstation nicht erfolgen. Wie im Entscheid *Walker* betonten die Richter, dass die Ressourcenallokation nicht ihre Aufgabe

34   (1987) 3 B.M.L.R. 32.
35   Eng. C.A. Jan 6, 1988 (nicht veröffentlicht), zusammengefasst in Newdick, 1997: 302–303.

sei, auch wenn das Leben des Patienten auf dem Spiel stehe. Auf juristischem Weg konnte also nichts erreicht werden. Dieser Fall brachte aber das Problem der Wartelisten derart in die Medien, dass sich die damalige Premierministerin einschaltete. (Newdick, 1997: 293)

Beide Urteile zeigen, wie zurückhaltend die Gerichte in Fragen der Ressourcenallokation sind, um nicht gegen den Grundsatz der Gewaltentrennung zu verstossen.

5. Besonderheiten und Merkmale der Intensivmedizin

5.1 Oberstes Ziel: Lebensrettung?

Unsere bisherigen Ausführungen haben für sämtliche Bereiche der Gesundheitsversorgung Gültigkeit. Die Intensivmedizin wird von der Schweizerischen Akademie der Medizinischen Wissenschaften (SAMW) wie folgt definiert: Sie dient zur Überbrückung einer akut lebensbedrohlichen Situation infolge Versagens eines vitalen Organsystems. Sie wird deshalb durch zwei Elemente gekennzeichnet: die Lebensgefahr und die Überbrückungsfunktion. Ferner ist sie mit einem intensiven Aufwand an Personal und Material verbunden, der sogar 20% der Gesamtausgaben eines Spitals ausmachen kann. (Chevrolet, 2002: 1906) Lebensrettung auf der Intensivstation und Ressourcenallokation stehen demzufolge in einem besonderen Spannungsverhältnis. Der Hauptunterschied gegenüber der nicht intensiven Versorgung besteht darin, dass der Ressourcenallokation in der Intensivmedizin meistens eine akute Lebensgefahr gegenüber steht.

Es stellen sich also folgende Fragen: Rechtfertigt die Lebensrettung die Durchführung von Behandlungen ohne Rücksicht auf die vorhandenen Mittel? Muss man der Intensivmedizin einen absoluten Vorrang in der Ressourcenallokation gewähren? Rechtfertigt die Lebensrettung die Missachtung des Patientenwillens? Kurz: Muss man der Intensivmedizin wegen ihrer lebensrettenden Funktion einen besonderen Status gewähren?

5.2 Regeln und Richtlinien zur Intensivmedizin

Die spezifischen Probleme der Intensivmedizin sind nicht gesetzlich geregelt, sondern in Richtlinien ärztlicher Berufsorganisationen wie der Deutschen Bundesärztekammer, der British Medical Association (BMA) oder der SAMW. Bei diesen Dokumenten handelt es sich um Standesregeln, deren Adressaten primär die Ärzte sind. Die SAMW hat zum Thema Intensivmedizin ziemlich detaillierte Regeln erlassen.[36] In Deutschland und Grossbritannien wurden Richtlinien und Empfehlungen über die spezifische Problematik der Herz/Lungen-Reanimation herausgegeben.[37] Die Richtlinien der SAMW zu Grenzfragen der Intensivmedizin machen zu verschiedenen Problembereichen Aussagen:

- die Lebensrettung ist der grundsätzliche Auftrag der Intensivmedizin (1 § 1);
- die lebensrettende Aufgabe muss aber im Zusammenhang mit den ethischen Gesichtspunkten und mit den beschränkten Mitteln betrachtet werden (1 § 1);
- die grundlegende Rolle des Selbstbestimmungsrechts wird betont, aber Abweichungen werden in Kauf genommen, z.B. in Ausnahmefällen, wenn sich nicht entscheiden lässt, ob der aktuell geäusserte dem langfristig zu vermutenden Patientenwillen entspricht (1.1.e und Kommentare);
- die Begrenztheit der Mittel darf für eine Unterlassung oder einen Abbruch lebenserhaltender Massnahmen im Einzelfall nicht entscheidend sein. Die allgemeinen Regeln für die Anwendung intensivmedizinischer Massnahmen können aber strikter sein (1.5 und Kommentare).

Der dritte Punkt ist unter dem Aspekt des Selbstbestimmungsrechts problematisch. Wir haben die Problematik einer eventuellen Diskre-

---

[36] SAMW: *Medizinisch-ethische Richtlinien zu Grenzfragen der Intensivmedizin*, htttp://www.samw.ch. Auch zu erwähnen ist die Richtlinie über die Behandlung und Betreuung von zerebral schwerst geschädigten Langzeitpatienten.

[37] Bundesärztekammer: *Reanimation – Empfehlungen für die Wiederbelebung*, http://www.bundesaerztekammer.de; eine gemeinsame Erklärung von der British Medical Association, dem Resuscitation Council und vom Royal College of Nursing: *Decision Relating to Cardiopulmonary resuscitation*, http://www.resus.org.uk.

panz zwischen dem aktuell geäusserten Willen und dem langfristigen Willen bereits erwähnt (s. 3.4). Dieser innere Wille muss „erforscht" werden; es darf nicht sein, dass über den Patienten hinweg entschieden wird.

Auch wenn das Thema Palliativpflege demjenigen der Intensivmedizin diametral entgegengesetzt ist, möchten wir es hier erwähnen, weil auch unter diesem Thema Grundsätze zur Entscheidungsfreiheit des Patienten entwickelt worden sind. In Frankreich wurde dazu ein Gesetz erlassen.[38] Im Artikel 1 lit. C wird ein wichtiger Grundsatz festgehalten: *„La personne malade peut s'opposer à toute investigation ou diagnostic".*[39] Hier handelt es sich um ein Gesetz, dessen Bestimmungen allgemein auf Patienten, die für Palliativpflege in Frage kommen, anwendbar sind, auch wenn sich diese noch auf der Intensivstation befinden. In Deutschland hat die Bundesärztekammer entsprechende Grundsätze erlassen.[40]

5.3 Intensivmedizin und Ressourcenallokation

Wie in 4.2.1 erwähnt, gehört das Kriterium „Lebensrettung" nicht notwendigerweise zur elementaren Gesundheitsversorgung, die unabhängig von den finanziellen Mitteln grundrechtlich geschützt ist. Demzufolge muss auch die Intensivmedizin im Zusammenhang mit den vorhandenen Mitteln betrachtet werden. Daran ändert auch die Überbrückungsfunktion der Intensivmedizin nicht viel. Sobald es sich um mehr als einen Notfall im Sinne der elementaren Gesundheitsversorgung handelt, gelten für die Intensivmedizin die gleichen Grundsätze wie für andere Gebiete der Gesundheitsversorgung.

Das Recht auf den gleichen Zugang zur notwendigen Gesundheitsversorgung bedeutet, dass, wenn zwei Patienten die gleichen medizinischen Bedürfnisse haben, dem einen die Behandlung nicht ohne triftigen Grund verweigert werden darf.

---

38   Loi no 99–477 du 9 juin 1999 visant à garantir l'accès aux soins palliatifs, J.O no 132 du 10 juin 1999 p. 8487.
39   Freie Übersetzung: Die kranke Person kann jegliche diagnostische oder therapeutische Massnahme verweigern.
40   Grundsätze der Bundesärztekammer zur ärztlichen Sterbebegleitung, s. http://www.bundesaerztekammer.de.

Die SAMW nennt in ihren Richtlinien die Notwendigkeit, allgemeine Regeln der Ressourcenverteilung aufzustellen. Die Aussage der Akademie, dass die Begrenztheit der Mittel für eine Unterlassung oder einen Abbruch lebenserhaltender Massnahmen im Einzelfall nicht entscheidend sein darf, könnte aber zu weit gehen. Im konkreten Einzelfall muss auch hier eine gerechte Ressourcenallokation gewährleistet sein; denn sonst würde die Intensivmedizin privilegiert.

6. Fazit

Welche Schlussfolgerungen können nun Herr Windmann und Frau Seefeld aus den bisherigen Ausführungen ziehen? Das Recht auf Selbstbestimmung allein erlaubt keine Antwort auf die Frage: Lebensrettende Behandlung um jeden Preis? Was das individuelle Anliegen betrifft, führen die drei Grundrechte auf Menschenwürde, Leben und auf Selbstbestimmung dazu, dass die Behandlung bzw. die Nichtbehandlung der innersten Überzeugung des Patienten entsprechen sollte, was aber sicher nicht bedeutet, dass der Entscheid „vernünftig" sein muss. Für Frau Seefeld heisst das, dass man ihrem zunächst geäusserten Entscheid auf den Grund gehen sollte, aber ohne Druck, ohne den Versuch, einen „vernünftigen" Entscheid herbeizuführen. Wird das Personal der Intensivstation genug Zeit für diese Gratwanderung haben?

Der Patient lebt aber auch in der Gesellschaft und innerhalb der Schranken, die damit verbunden sind. Für Herrn Windmann bedeutet dies, dass er kein Recht auf die Vergütung jeder denkbaren Behandlung hat. Die Behandlung muss Aussichten auf eine angemessene Wirkung auf seinen Gesundheitszustand bieten. Sie muss effizient, angemessen und wirtschaftlich sein.

Lebensrettung um jeden finanziellen oder persönlichen Preis? Die Lebensrettung steht hoch oben in der Werteordnung unserer Gesellschaft, aber sie kann nicht um jeden Preis geleistet werden. Eigene Entscheide des Patienten und begrenzte Mittel des Staates stellen die Schranken dar, mit denen sich auch die Intensivmedizin abfinden muss.

Literatur

Auer Andreas/Malinverni Giorgio/Hottelier Michel (2000), Droit constitutionnel suisse volume II – Les droits fondamentaux, Stämpfli, Berne.

Banakas E. K. (2000), Country Report England, in: Zivilrechtliche Regelungen zur Absicherung der Patientenautonomie am Ende des Lebens, Springer, Heidelberg: 583–657.

Baumgarten Marc-Olivier (1998), The Right to Die?, Peter Lang, Bern.

Bergmann Jan M. (1995), Das Menschenbild der Europäischen Menschenrechtskonvention, Nomos, Baden-Baden.

Beecham Linda (2000), Donors and relatives must place no conditions on organ use, British Medical Journal 320: 534.

Chevrolet Jean-Claude (2002), Décisions de non-admission en réanimation: une controverse, Médecine & Hygiène, 2409: 1906–12.

Department of Health (2000), An Investigation into Conditional Organ Donation – The Report of the Panel, London. Auch: http://www.doh.gov.uk.

Editions du Conseil de l'Europe (2004), L'euthanasie, vol. II, Strasbourg.

Guillod Olivier (2003a), Le droit médical: quelques (r)évolutions récentes, Médecin et droit médical, Chêne-Bourg: 25–44.

Guillod Olivier (2003b), Die Entscheidungsfreiheit des Patienten – Einige rechtliche Aspekte, in: Die Grenzen der Selbstbestimmung, Verlag Österreich, Wien: 27–34.

Kern Gerson (2003), Vernunft – Gewissen – Heilbehandlung, in: Die Grenzen der Selbstbestimmung, Verlag Österreich, Wien: 169–253.

Kreymann K. G. (2000), Internistische Intensivmedizin im hohen Lebensalter, Der Internist Bd. 41, Nr. 6: 553–62.

Leenen Henk J. J. (1994), Handboek Gezondheidsrecht – Deel I – Rechten van mensen in de gezondheidszorg, Samson H. D. Tjeenk Willink, Alphen aan den Rijn.

Mastronardi Philippe A. (1978), Der Verfassungsgrundsatz der Menschenwürde in der Schweiz, Duncker & Humblot, Berlin.

Newdick Christopher (1997), Resource Allocation in the National Health Service, American Journal of Law & Medicine, vol. XXIII, no 2 & 3: 291–318.

Pfiffner Rauber Brigitte (2003), Das Recht auf Krankheitsbehandlung und Pflege, Schulthess, Zürich.

Steffen Gabrielle/Guillod Olivier (2000), Landesbericht Schweiz, in: Zivilrechtliche Regelungen zur Absicherung der Patientenautonomie am Ende des Lebens, Springer, Heidelberg: 229–72.

Steffen Gabrielle/Guillod Olivier (2002), Landesbericht Schweiz, in: Das Menschenrechtsübereinkommen zur Biomedizin des Europarates, Springer, Heidelberg: 351–94.

Steffen Gabrielle (2002), Droit aux soins et rationnement, Stämpfli, Bern.

Villiger Mark E. (1999), Handbuch der Menschenrechtskonvention (EMRK), Schulthess, Zürich.

Wicks Elizabeth (2001), The Right to Refuse Medical Treatment under the European Convention on Human Rights, Medical Law Review vol. 9 no 1: 17–40.

II Geschichtlicher Hintergrund

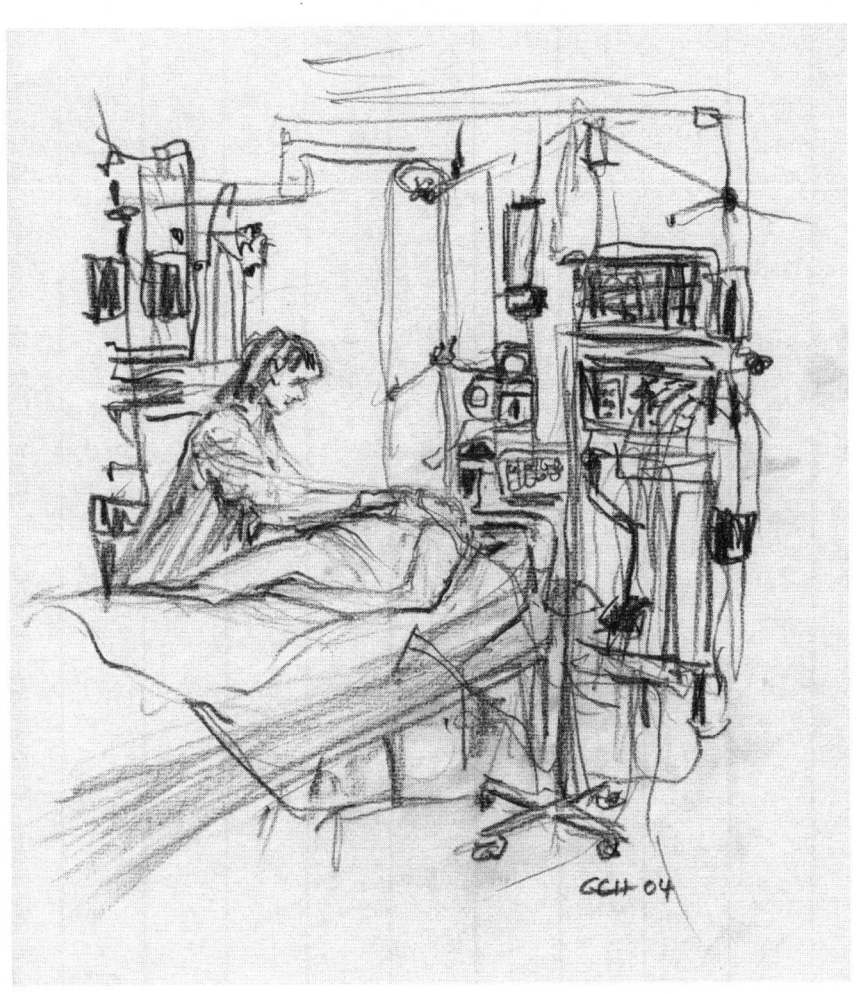

Vom Wachsaal zur modernen Intensivstation: 40 Jahre Entwicklung in der Schweiz

Peter Carl Baumann und Irene Hasler

Intensivstationen sind vor allem in den 1960er-Jahren an zahlreichen Orten und in verschiedenen Fachdisziplinen aus der Erkenntnis heraus entstanden, dass Pflege und Behandlung wirkungsvoller und der Personaleinsatz rationeller werden, wenn schwerst kranke Patientinnen und Patienten an einem geeigneten Ort zusammengeführt werden. Davon haben in der Frühphase vor allem folgende Gruppen profitiert: Patienten mit Herzinfarkt (Myokardinfarkt) in der akuten Phase, Schwerverletzte sowie Patienten nach grossen Operationen. Der Aufbau von Intensivstationen hatte enorme Auswirkungen: Die Spitalmortalität konnte erfreulicherweise drastisch gesenkt werden, doch die Erfahrung lehrte, dass die vorhandenen Mittel sinnvoll eingesetzt werden müssen. Pflegepersonal und Ärzte mussten lernen, mit neuen Formen von Belastung umzugehen, die Unterstützung durch die Technik wurde wichtiger und den stark veränderten Anforderungen musste in der Ausbildung Rechnung getragen werden. Eine besondere Form des Teamworks war nötig und musste erlernt werden. Schliesslich verbesserte sich auch die Mitsprache des Patienten und seiner Angehörigen.

1. Entstehungsgeschichte

Die Intensivmedizin (der Begriff umfasst sowohl die Intensivpflege als auch die Intensivbehandlung) ist fast gleichzeitig in verschiedenen Ländern sowie in mehreren Fachdisziplinen entstanden. Eigentliche Intensivstationen entstanden ab den frühen 1960er-Jahren. Vorläufer gab es allerdings vereinzelt schon viel früher: z.B. Überwachungs- und (primitive) Beatmungsstationen für Patienten mit Kinderlähmung in den 1950er-Jahren; chirurgische Aufwachsäle mit erweiterten Möglichkeiten; Einzelzimmer für die komplexe Behandlung von Tetanuspatienten (z.B. durch Prof. Georg Hossli in Zürich). Entscheidend für die Entwicklung in Richtung Intensivmedizin war die Erkenntnis, dass Überwachung, Pflege und Behandlung sehr viel besser und wirkungsvoller sind, wenn kritisch-kranke, äusserst personalintensive Patienten an einem geeigneten Ort zusammengelegt werden, wo das Personal wesentlich rationeller und effizienter eingesetzt werden kann.

Intensivstationen entstanden also aus einer Notwendigkeit heraus multizentrisch, d.h. auf verschiedenen Abteilungen, zunächst in den grösseren Spitälern. Zu einem eigentlichen Boom kam es Ende der 1960er und anfangs der 1970er-Jahre. Die dezentrale Entstehungsweise war zu Beginn folgerichtig; sie erwies sich aber später teilweise als Nachteil, da solche Intensivstationen in einem Spital unter Umständen weit voneinander entfernt und in wenig geeigneten Räumen untergebracht waren, was die Zusammenarbeit und rationelles Arbeiten erschwerte. Ausgeprägt war dieses Problem im damaligen Kantons- und heutigen Universitätsspital Zürich (USZ); dort gab und gibt es sechs Intensivstationen sowie weitere intensivstations-ähnliche Bereiche, die zum Teil bis zu 15 Gehminuten voneinander entfernt sind. Eine Besserung brachten Neubauten, vor allem die räumliche Nachbarschaft der drei grossen Intensivstationen für Innere Medizin, Viszeralchirurgie und Herzchirurgie im völlig umgebauten Hörsaaltrakt. Dies hatte günstige Auswirkungen auf die Zusammenarbeit und den rationellen Personaleinsatz.

Unter den verschiedenen Patientengruppen, die damals von einer Zusammenfassung in Intensivstationen profitierten, standen die folgenden im Vordergrund:

− Patienten mit Herzinfarkt (Myokardinfarkt) in der akuten Phase
− Schwerverletzte
− Patienten nach grossen Operationen

Peter Carl Baumann: Patienten-Beispiele aus den 1960er-Jahren

1. Beispiel: 1965 nahm ich als Assistenzarzt am Kantonsspital Zürich einen Patienten mit akutem Myokardinfarkt auf. Er lag in einem Zweierzimmer auf der Normalabteilung (die internistische Intensivstation entstand erst ein Jahr später). Zwar hatte er anfänglich Thoraxschmerzen; sein Kreislauf war aber stabil, als ich ihn befragte und untersuchte. Danach verliess ich für kurze Zeit das Patientenzimmer, um der Krankenschwester die Verordnungen zu geben und die Krankengeschichte zu schreiben. Als die Schwester wenige Minuten später das Zimmer betrat, lag der Patient tot im Bett; er war an einer akuten Rhythmusstörung (Kammerflimmern, verbunden mit Kreislaufstillstand) verstorben, wie sie in der Frühphase des Myokardinfarktes relativ häufig vorkommt. In einer Intensivstation wäre diese Rhythmusstörung leicht zu erfassen und zu behandeln gewesen. Auf der Normalabteilung erfolgte die sofort eingeleitete Reanimation trotz der relativ kurzen Verzögerungszeit aber zu spät und war deshalb erfolglos. Aus heutiger Sicht ist dieser Verlauf fast nicht mehr vorstellbar. Damals war es jedoch völlig ausgeschlossen, dass sich solche Patienten dauernd in Sichtweite des Personals befinden konnten, und eine automatisierte Überwachung mit Alarm existierte nicht. Auch einfache Parameter wie Herzfrequenz und Blutdruck mussten von Hand gemessen werden.

2. Beispiel: 1962 war ich als Assistenzarzt an einem Zürcher Landspital wiederholt mit schwer verletzten Patienten nach Verkehrsunfällen konfrontiert. Sie alle würden heute sofort auf einer spezialisierten Intensivstation betreut. Speziell erinnere ich mich an einen Patienten mit Rippenserienfrakturen. Er war bei Bewusstsein, litt aber an sehr starker Atemnot, weil eine effiziente Spontanatmung wegen des instabilen Thorax' nicht möglich war und weil er das Sekret, das sich im Bereich der grösseren Bronchien (Tracheobronchialbaum) ansammelte, nicht aushusten konnte. Auch ein Absaugen des Sekrets war nicht möglich. So erstickte der Patient allmählich auf qualvolle Art und Weise. Eine Verlegung ins Kantonsspital Zürich war trotz Rücksprache damals nicht möglich gewesen. Auf einer Intensivstation wäre die Verletzung mit einer Intubation und einer apparativen Beatmung von einigen Tagen Dauer relativ leicht zu behandeln gewesen. Die Möglichkeit dazu bestand damals aber noch nicht.

Eine wichtige Gruppe waren auch jene Patienten, welche grosse Operationen durchgemacht hatten. Vor allem um die Mitte des 20. Jahrhunderts wurden dank chirurgischen Fortschritten immer umfangreichere Operationen möglich, z. B. durch die Entwicklung der Thoraxchirurgie.

Schon früh wurden in Zürich unter Prof. A. Brunner Lungenoperationen durchgeführt. Nach der 1961 erfolgten Wahl von Prof. Å. Senning nach Zürich kamen dann auch grössere Operationen am offenen Herzen hinzu [zunächst vor allem der Ersatz von Herzklappen, Korrekturen von angeborenen Herzfehlern, dann aber immer häufiger Operationen an den Herzkranzgefässen (Koronar-Arterien) etc.]. Ein nachhaltiger Operationserfolg liess sich aber nur dann erreichen, wenn auch die postoperative Überwachung und Therapie optimal waren. Intensivstationen, welche die Möglichkeiten der schon länger verwendeten postoperativen Aufwachräume übertrafen, entsprachen also einer absoluten Notwendigkeit.

2. Auswirkungen der Intensivstationen

2.1 Drastische Senkung der Mortalität

In erster Linie hatten Intensivstationen äusserst günstige Auswirkungen auf die Behandlungsergebnisse bei kritisch-kranken Patienten. Zwar nahm die Mortalität als Folge der medizinischen Fortschritte auch sonst kontinuierlich ab, aber auf vielen Gebieten war diese Senkung doch am markantesten, nachdem es zur Gründung der Intensivstationen gekommen war. So lag die Spitalmortalität beim akuten Myokardinfarkt in den 1960er-Jahren bei über 30%. Durch die Eröffnung von Intensivstationen sank sie rasch auf 20%. In der Folge konnte sie – in langsamerem Tempo – weiter reduziert werden und liegt im Moment unter 10%. Die Intensivmedizin erhöhte aber im Gegenzug die *Zahl von schwerst kranken Patienten*, denn etliche, die unter den früheren Bedingungen rasch gestorben wären, überlebten nun dank der Intensivbehandlung und befanden sich während längerer Zeit in einem sehr kritischen Zustand. Ihre Pflege war deshalb sehr aufwändig und personalintensiv.

2.2 Die Suche nach sinnvollem Einsatz der Mittel

Die eindrücklichen Erfolge führten zunächst dazu, dass die zur Verfügung stehenden *Mittel* im Enthusiasmus der Frühphase oft etwas *unkritisch angewandt* wurden. So gab es immer wieder einzelne Patienten, die anfänglich zwar am Leben erhalten werden konnten, bei denen der weitere Verlauf aber so von Komplikationen geprägt war, dass die Hoffnungen auf ein gutes Behandlungsergebnis zunehmend schwanden und schliesslich ganz aufgegeben werden mussten. Eine solche Leidenszeit bedeutete nicht nur für die Patienten selbst eine Belastung, sondern auch für die Angehörigen, das durch seine andauernde Präsenz am Krankenbett unmittelbar betroffene Pflegepersonal, sowie die Ärzte.

Irene Hasler: Patientenbeispiel

Wir alle vom Pflegepersonal kennen Patientinnen und Patienten, die wir nie mehr vergessen werden – sei es, weil die Therapie eingestellt wurde und sie trotzdem überlebten, sei es wegen einer besonders eindrücklichen Krankengeschichte, sei es wegen einer stärkeren emotionalen Bindung oder besonderen Erlebnissen mit Angehörigen. So erinnere ich mich an eine junge Studentin, die unter starken Kopfschmerzen litt, deren Ursache ein Hirntumor war. Dieser wurde chirurgisch entfernt, während die Patientin beatmet wurde. Nach dem Eingriff atmete sie wieder spontan, hatte aber leider Mageninhalt in den Bronchialbaum aspiriert. So kam sie auf unsere Intensivstation. In der Folge entwickelten sich ein klassisches ARDS (akutes Lungenversagen), eine Sepsis und ein rezidivierender Spannungspneumothorax (Luftaustritt aus der verletzten Lunge in den Brustraum, wodurch es dort zu einer ungünstigen Druckerhöhung kommt). Mit Hilfe des Hypothermiegerätes wurde sie auf 34° abgekühlt; am Beatmungsgerät war ein Atemminutenvolumen von mehr als 20 Litern eingestellt, von denen aber nur knapp vier Liter die Lunge erreichten; den Rest saugten die sieben Thoraxdrainagen ab, die in der Zwischenzeit installiert worden waren. Der Körper der Patientin war blau-schwarz marmoriert, als sie schliesslich nach Tagen verstarb. Einzig ihr Gesicht war wunderschön, als sich die Angehörigen – und auch ich – von ihr verabschiedeten. Diese Patientin prägt meine berufliche Haltung zu Würde und Sterben bis heute.

Allmählich setzte sich die Erkenntnis durch, dass eine Intensivbehandlung nur dann sinnvoll ist, *wenn die Prognose potenziell gut ist*, d.h., wenn der Patient nicht nur länger lebt und das Spital verlassen kann, sondern wenn mindestens mittelfristig eine vom Patienten als akzeptabel empfundene *Lebensqualität* erreicht wird. Intensivstationen haben also überbrückende Funktion, d.h. sie sollen dem Patienten ermöglichen, eine lebensbedrohliche Situation zu überwinden; sie sollen aber nicht den Sterbeprozess verlängern. Natürlich sind Prognosebeurteilung und Behandlung in schweren, lebensbedrohlichen Situationen auch heute noch eine Gratwanderung – der Erfolg ist trotz optimaler Behandlung nicht garantiert. Wenn er sich nicht einstellt, kann die Situation für alle Beteiligten trotz aller Sorgfalt zu einer grossen Belastung werden.

2.3 Psychische und physische Belastungen

Der Umgang mit Kranken und Sterbenden stellte schon immer hohe Anforderungen, speziell an die Fachleute der Pflege. Auf den Intensivstationen verstärken verschiedene Faktoren diese Belastung: Hier gibt es eine Kumulation schwieriger medizinischer Probleme, und auch mit dem Tod wird das Team häufiger konfrontiert als auf einer Normalabteilung. Zudem ist das Pflegepersonal wegen der aufwändigen Pflege in der Intensivstation wesentlich länger am Bett eines einzelnen Patienten beschäftigt, und es besteht weniger die Gelegenheit zu einem Ausgleich durch die Pflege von weniger schwer kranken, dafür voll kommunikationsfähigen Patienten. Hinzu kommt ein recht enger und emotional gefärbter Kontakt mit den Angehörigen. Nicht zuletzt führen auch die gegenüber der Normalabteilung unregelmässigeren Arbeitszeiten und der häufigere Nachtdienst (Schichtbetrieb) zu einer zusätzlichen Belastung.

2.4 Stark steigender Personalbedarf

Die Einrichtung von Intensivstationen ermöglichte, wie erwähnt, ein rationelleres Arbeiten. Man erhoffte sich daher ursprünglich auch positive Auswirkungen auf einen effizienten Personaleinsatz, da ja wesentlich mehr Personal benötigt würde, wenn die gleiche Leistung bei dezentralisierten Patienten auf der Normalabteilung erbracht werden müsste. Dieser Effizienzgewinn beim Personaleinsatz wurde aber durch die enorme Leistungssteigerung mehr als wettgemacht. Parallel zur Zahl von schwerstkranken Patienten, die früher sehr rasch gestorben wären, stieg auch der Personalbedarf massiv an, vor allem in der Pflege, aber auch bei der Ärzteschaft. Bei letzterer ist mit der Einhaltung der Arbeitsgesetze in den nächsten Jahren noch mit einer zusätzlichen Steigerung des Personalbedarfs zu rechnen.

2.5 Rasante Beschleunigung der technischen Entwicklung

Bald setzte sich die Erkenntnis durch, dass für den Aufbau der Intensivmedizin die Zusammenlegung der Patienten und ein Personalausbau allein nicht genügen, sondern dass Überwachung, Pflege und Behandlung durch leistungsfähige, zuverlässige und z. T. automatisch arbeitende Apparate ergänzt und unterstützt werden müssen (z.B. EKG- und Blutdrucküberwachung; bessere Geräte zur Beatmung und Atmungsüberwachung, Infusionsautomaten). Die Konsequenz waren eine enorme technische Entwicklung und ein entsprechend florierender Markt, was vor allem anfangs der Siebzigerjahre einsetzte und seither andauert.

2.6 Kostensteigerung

Die personelle und technische Entwicklung hatte eine enorme Kostensteigerung zur Folge. Diese wurde damals aber nicht im selben Ausmass wie heutzutage durch die Finanzknappheit gebremst und sie wurde auch seltener thematisiert. Ein Personalausbau, wie er in den frühen Jahren der Intensivpflege notwendigerweise erfolgte, war später nicht mehr möglich, und zu Diskussionen wegen teurer Medikamente und Geräte kam es seltener als heute.

2.7 Anforderungen an die Ausbildung

Mit der technischen Entwicklung veränderte sich auch die Tätigkeit des Pflegepersonals teilweise markant. Den neuen Anforderungen musste auch bei der Ausbildung Rechnung getragen werden. In der Anfangsphase existierte keine formelle Weiterbildung für das Intensiv-Pflegepersonal. Vielerorts war dieses zunächst nicht ausschliesslich der Intensivstation zugeteilt, sondern es war in Rotation auch auf anderen Abteilungen tätig. Zudem waren die Pflegenden in der Frühphase mehrheitlich skeptisch und kritisch eingestellt gegenüber der galoppierenden organisatorischen und technischen Entwicklung. Viele beharrten auf der klassischen Trennung der pflegerischen und ärztlichen Tätigkeiten und Kompetenzen, und sie beobachteten den Einzug der Technik mit einigem Misstrauen. Bald aber setzte ein Umdenken ein und das Pflegepersonal übernahm mit Freude neue Aufgaben, beispielsweise intravenöses Verabreichen von Medikamenten (etwa gegen Herzrhythmusstörungen), oder die korrekte Handhabung von technischen Apparaten (Überwachungsgeräte, Beatmungsapparate, Defibrillator). Auch bei den eigentlichen pflegerischen Massnahmen fand eine Weiterentwicklung statt. Als Beispiel sei hier nur die wichtige Lagerung der Patienten erwähnt, die stark optimiert und flexibel der jeweiligen Situation angepasst wurde.

Die Ausbildung des Pflegepersonals musste deshalb stark erweitert werden. Bereits anfangs der 1970er-Jahre resultierte daraus eine gesamtschweizerisch reglementierte, zweijährige Weiterbildung in Intensivpflege mit Fähigkeitsausweis. Auch im ärztlichen Bereich war eine Anpassung an die gesteigerten Anforderungen nötig. Es wurden auch hier spezielle Ausbildungs-Richtlinien erlassen. 1991 wurde ein neuer FMH-Facharzttitel geschaffen, den die ausgebildeten Intensivmediziner zusätzlich zu ihrem ursprünglichen Facharzttitel (Innere Medizin, Chirurgie, Anästhesie, Paediatrie) führen.

2.8 Neue Art von Teamwork

Die frühere strikte Trennung der Arbeit von Pflegepersonal und Ärzten sowie die alten hierarchischen Strukturen liessen sich im Zug der sich entwickelnden Intensivmedizin nicht mehr im bisherigen Mass aufrecht erhalten: Eine qualitativ hoch stehende Arbeit in der Intensivstation lässt sich nur durch ein gut funktionierendes Teamwork erreichen. Angesichts der engeren Zusammenarbeit war eine von gegenseitigem Respekt und Verständnis geprägte, intensiv geführte Kommunikation zwischen den Berufsgruppen für das Teamwork zentral. Diese anfänglich etwas ungewohnte Kommunikation stellte sich nicht automatisch ein; Pflegepersonal wie Ärzteschaft mussten sie lernen und anwenden. Die neuen Aufgaben vermittelten dem Pflegepersonal fast automatisch eine vermehrte Mitsprache, unabhängig davon, ob diese nun reglementiert war oder nicht. Durch diese neue Form der Zusammenarbeit ergaben sich viele Veränderungen und wertvolle Impulse. Beispielsweise stellten die Pflegenden, die durch die Nähe zu den Schwerstkranken für deren Leiden besonders sensibilisiert waren, wertvolle Fragen zu Sinn und Grenzen von lebenserhaltenden Massnahmen.

2.9 Veränderte Rolle des Patienten und seiner Angehörigen

Parallel zu dieser Entwicklung wurden schliesslich auch die Patientinnen und Patienten durch die medizinischen Fachpersonen allmählich anders wahrgenommen. Zwar war es auch in der Anfangsphase der Intensivstationen eine absolute Selbstverständlichkeit für die Ärzte, dass sie im Interesse der Patienten zu handeln hatten. Im Unterschied zu heute neigten sie aber eher zur Annahme, sie wüssten, was für den Patienten gut sei, und dieser müsse sich nur vertrauensvoll den von den Ärzten angeordneten Massnahmen unterziehen. Der Begriff *„Autonomie des Patienten"* war früher fast unbekannt und unbedeutend. Patientenverfügungen waren damals selten anzutreffen; oft waren sie unbeholfen und missverständlich formuliert, und meist wurden sie dem behandelnden Team recht spät zur Kenntnis gebracht – nämlich erst dann, wenn die initiale, oft entscheidende Weichenstellung schon erfolgt war. Der Patient wurde selten gefragt, was er denn eigentlich möchte, währenddem man heute viel mehr bereit ist, seine Meinung auch dann ernst zu nehmen und als berechtigt anzusehen, wenn sie aus medizinischer Sicht unvernünftig, ja sogar selbstschädigend erscheint. Heute ist es praktisch eine Selbstverständlichkeit, dass die Meinung des Patienten bei allen Entscheidungen, die ihn selbst betreffen, wichtig ist und ernst genommen wird.

Der Kontakt mit den Angehörigen wiederum wurde auch früher bereits intensiv gepflegt und sie wurden als wichtiges Bindeglied zum Patienten erkannt, wenn dieser nicht in der Lage war, sich adäquat zu äussern. Diese Kommunikation diente aber eher der Information und weniger als heute dem Bestreben, den Willen der Patientin/des Patienten möglichst genau zu eruieren und einen Konsens zu erarbeiten.

3. Fazit

40 Jahre nach ihren Anfängen kann die Intensivmedizin sicher als Erfolgsgeschichte betrachtet werden, hat sie doch zahlreichen Schwerstkranken und -verunfallten das Leben gerettet und ihnen oft viele als wertvoll empfundene Lebensjahre geschenkt. Die Intensivmedizin hat aber auch weitgreifende Wandlungen im Verhältnis der beteiligen Partner – Ärzteschaft, Pflegende, Patienten und Angehörige – mit sich gebracht. Sie hat durch die ihr zur Verfügung stehenden medizinischen Möglichkeiten neuartige ethische Fragen über Grenzen der Machbarkeit wie über Autonomieansprüche der Patienten aufgeworfen. Schliesslich sieht sie sich mit der zunehmenden Debatte um ökonomische Aspekte des Gesundheitswesens konfrontiert. Die medizinische, technische und organisatorische Entwicklung in der Intensivmedizin wird aber weitergehen müssen, wenn auch in etwas gedrosseltem Tempo und zweifellos in geordneteren Bahnen als in der Pionierzeit.

Die Entwicklung der Neonatologie: Wie technische Fortschritte zu einem ethischen Dilemma führten

Hans Ulrich Bucher

Die Erfolge der Neonatologie, namentlich die massive Senkung der Säuglingssterblichkeit, sind zu einem wesentlichen Teil dem medizinisch-technischen Fortschritt der vergangenen Jahrzehnte zu verdanken. Gleichzeitig hat aber auch die Zahl der Überlebenden mit schweren Schädigungen zugenommen. Wie mit diesem Dilemma umgegangen werden soll, ist Thema einer anhaltenden, international geführten Debatte.

1. Einführung

Die Neonatologie ist die Medizin des Neugeborenen und hat sich als junge medizinische Fachrichtung zwischen Geburtshilfe und Kinderheilkunde etabliert. Sie umfasst Wissen, Kenntnisse und Fertigkeiten, um Menschen bei den vielfältigen Problemen zu helfen, die ihnen beim Start ins Leben begegnen. Die Erfolge dieser Wissenschaft lassen sich eindrücklich mit dem stetigen Abfall der Säuglingssterblichkeit belegen. Während in der Schweiz um 1870 noch 200 von 1'000 Lebendgeborenen im ersten Lebensjahr verstarben, sind es heute nur noch 5 von 1'000 (Abb. 1). Zu diesem Erfolg haben viele kleine Verbesserungen und Erfindungen maschineller, pharmakologischer und organisatorischer Art beigetragen. Es soll hier versucht werden, einige Meilensteine, u.a. aus den Bereichen Atmung, Ernährung, Hygiene und Medikamentenentwicklung, vorzustellen.

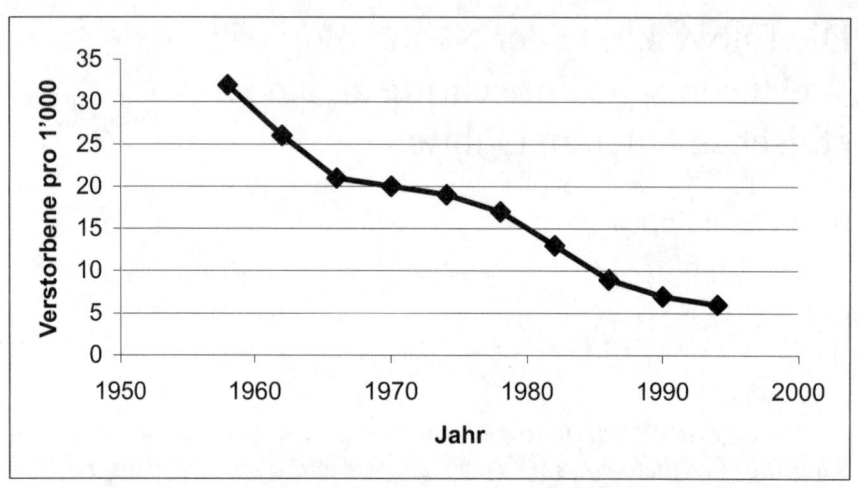

Abb. 1. Mortalität bei Lebendgeborenen. Die Abnahme der Mortalität bei den Lebendgeborenen auf einen Fünftel innerhalb von vierzig Jahren geht in erster Linie auf das Konto der kleinen Frühgeborenen. (Angaben des Schweiz. Bundesamtes für Statistik)

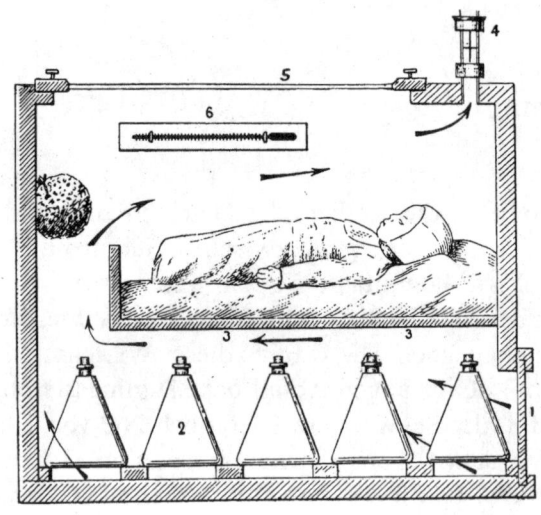

Abb. 2. Brutkasten (Couveuse) von Tarnier 1870 in Paris: 1) Filter für Lufteintritt. 2) Mit heissem Wasser gefüllte Behälter zur Erwärmung der darüber streichenden Luft. 3) Liegefläche mit Matratze. 4) Ventil für Luftaustritt. 5) Glasplatte zur Beobachtung des Kindes. 6) Thermometer zur Kontrolle der Lufttemperatur. 7) Nasser Schwamm zur Luftbefeuchtung.

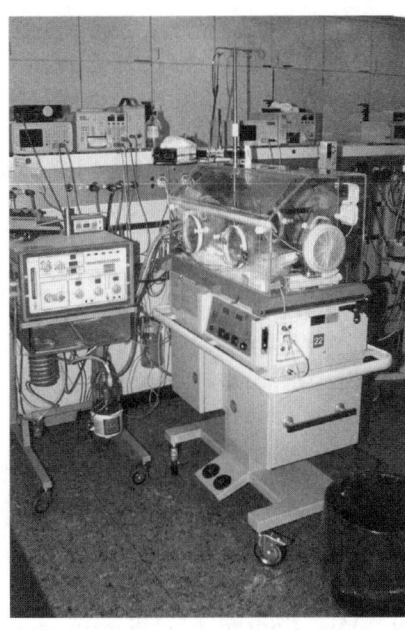

Abb. 3.
Moderner Intensiv-Pflegeplatz: Ein Frühgeborenes wird in einem warmen Brutkasten gepflegt. Seine Vitalfunktionen werden von einem Monitor überwacht. Es wird von einer Maschine beatmet und mittels Infusionen ernährt.

2. Wichtige Erfindungen und Entdeckungen

Brutkasten (Inkubator): Bereits 1870 wurde in Paris erstmals ein Brutkasten für menschliche Frühgeborene gebaut (Abb. 2). In diesem wurde gefilterte Luft über Wärmeelementen aufgeheizt und mit einem Schwamm befeuchtet. Die Temperatur wurde mit einem Thermometer kontrolliert, und das Kind konnte durch eine Glasplatte beobachtet werden. Diese Grundelemente sind auch in heutigen Inkubatoren noch vorhanden. (Abb. 3)

Medikamentöse und maschinelle Atemhilfen: Da ein genügender Gasaustausch unmittelbar nach Durchtrennung der Nabelschnur für das Überleben eines Neugeborenen unabdingbar ist, haben medikamentöse und maschinelle Atemhilfen am stärksten zum Überleben von kleinen Frühgeborenen beigetragen. Wohl der wichtigste Fortschritt in diesem Gebiet war die zufällige Entdeckung, dass bei Schafen Steroidhormone unreife Lungen vorzeitig reifen lassen. So können einer schwangeren Frau, bei der eine Frühgeburt droht, Hormone verabreicht und damit die Lungen des noch ungeborenen Kindes auf eine vorzeitige Funktionsaufnahme vorbereitet werden. Bleibt für diese hormonelle Vorbereitung keine Zeit mehr, so können die Kinder maschinell beatmet und es kann ihnen Surfactant (ein Antiatelektasefaktor, der die Belüftung der Lunge fördert) verabreicht werden. Damit wird das wichtigste Hindernis für eine Entfaltung der Lungen beseitigt.

Die Bedeutung der maschinellen Beatmung inklusive Hochfrequenzbeatmung ist in den letzten Jahren zurückgegangen und wurde durch den Nasen-CPAP ersetzt (CPAP: engl. Abkürzung für kontinuierlicher, positiver Atemwegsdruck). Bei dieser schonenden Atemhilfe atmet ein Kind selber gegen einen Widerstand. Dies ist ein schönes Beispiel, wie zunächst invasive Techniken grosse Erfolge brachten, dann aber allmählich durch sanftere Methoden mit mindestens gleicher Wirksamkeit ersetzt wurden.

Sauerstoff: Dass die Beigabe von Sauerstoff in der Atemluft vor Ersticken schützt, ist schon lange bekannt. Vor allem in den USA wurden nach dem zweiten Weltkrieg Frühgeborene während Wochen in Sauerstoffbetten gepflegt und damit Hirnschäden mit ihren lebenslangen Folgen wie Cerebralparese (durch Hirnschädigung verursachte schwere Bewegungsstörung) vermindert. Leider dauerte es einige Zeit, bis erkannt wurde, dass Sauerstoff in zu hoher Konzentration schädlich sein kann (Silverman, 1985). Er ist die Hauptursache der Frühgeborenen-Retinopathie, einer Netzhauterkrankung, die zu schwerer Sehbehinderung und Blindheit führt. So erblindeten viele Frühgeborene, bis endlich erkannt wurde, dass Sauerstoff, vergleichbar mit einem Medikament, richtig dosiert werden muss. Zwei wichtige Folgerungen wurden aus diesem unbeabsichtigten Experiment gezogen: Erstens wurden Methoden zur Messung des Sauerstoffgehaltes im Blut entwickelt, womit eine feine Regulierung der Sauerstoffzufuhr möglich wurde. Zweitens wurde gefordert, dass neue Behandlungsmethoden nur nach sorgfältiger Erprobung – möglichst in einer randomisierten kontrollierten Studie – eingeführt werden dürfen.

Ernährung: Sowohl die Ernährung auf natürlichem Weg über den Darm als auch die künstliche Ernährung direkt in die Blutbahn haben sich bei den immer kleineren Neugeborenen zu einer eigenen Wissenschaft entwickelt. Dazu gehören einerseits Sonden, über die angereicherte Milch direkt in den Magen gegeben werden kann, andererseits feinste Katheter, über die ein ausgeklügeltes Gemisch an Kohlehydraten, Eiweiss, Fetten, Vitaminen und Spurenelementen direkt in die Venen verabreicht wird. Mit diesen Methoden gelingt es, nach einer kurzen Anlaufzeit nach der Geburt ein annähernd gleich schnelles Wachstum wie im Mutterleib zu ermöglichen.

Hygiene: Neugeborene, und unter ihnen vor allem Frühgeborene, sind besonders anfällig für Infektionen. Zwar haben einfache Massnahmen wie Händewaschen, aber auch Sterilisation und Antibiotika, Infektionen wirksam vermindert, hingegen stieg das Infekt-Risiko mit den vielen invasiven Eingriffen bei immer kleineren Kindern an. So sind auch heute noch Infektionen eine häufige Todesursache.

Medikamente: Viele Medikamente wurden aus der Erwachsenenmedizin übernommen, wobei für Neugeborene eigene Anwendungsformen und Dosierungen entwickelt werden mussten, um den unterschiedlichen Bedingungen gerecht zu werden. Neben den bereits erwähnten Surfactant und Sauerstoff sind Medikamente zur Unterstützung des Kreislaufes, zum Verschluss des Ductus arteriosus (Blutgefäss zwischen Aorta und den Lungenarterien zwecks Umgehung der unreifen Lunge beim Ungeborenen) und zur Bekämpfung von Apnoen (Atemlähmungen) im Einsatz. Allerdings geht der Trend heute dahin, Neugeborene immer seltener und nur für kurze Zeit mit Medikamenten zu belasten. Dies ist durch mehrere Untersuchungen belegt, die zeigten, dass viele Medikamente zwar eine akute Situation verbessern, gleichzeitig aber die Hirnentwicklung negativ beeinflussen, so dass längerfristig die behandelten Kinder schlechter abschneiden als die unbehandelten.

Nicht-invasive Diagnostik: Zur Steuerung von Ernährung, Atmung, Wärmehaushalt und Ausscheidung ist eine häufige Kontrolle unabdingbar. Dies bedeutet Blutverlust und Schmerzen. Um beides zu verringern, sind Methoden entwickelt worden, die Blutgase, Bilirubin (gelbes Abbauprodukte des roten Blutfarbstoffes) und andere wichtige Substanzen durch die intakte Haut, also unblutig und schmerzlos, und erst noch kontinuierlich messen. Dazu hat die Ultraschalltechnik die

Kenntnisse über Funktion und Krankheiten von Hirn, Herz und Nieren erheblich erweitert.

Perinatalzentren für Mutter und Kind: Eine ganz andere, aber nicht weniger wichtige Entwicklung ist die Gründung von Perinatalzentren, an denen Mutter und Kind vor, während und nach der Geburt unter demselben Dach optimal betreut werden können. In der Vergangenheit lagen Frauenspitäler und Kinderspitäler in vielen Städten teils weit auseinander. Kranke Neugeborene mussten also nach der Geburt in das Kinderspital transportiert werden. Dabei wurde lange Zeit eine Auslese getroffen: Schwer kranke Neugeborene wurden gar nicht ins Kinderspital aufgenommen, sondern im Frauenspital gelassen. Mit der Konzentration von Risikoschwangeren, zum Beispiel bei drohender Geburt vor 32 Schwangerschaftswochen, in wenigen Zentren ist die Versorgungsqualität dieser Kinder erheblich gestiegen.

3. Entscheidungsfindung in Grenzfällen

Die technischen Fortschritte in der Neonatologie haben nicht nur zu einer deutlichen Senkung der Mortalität geführt, sondern auch zu einer Zunahme der Überlebenden mit schweren Schädigungen (Abb. 4). Je kleiner und unreifer ein Frühgeborenes ist, desto höher ist das Risiko, dass es schwer behindert sein wird, wenn es überlebt (Abb. 5). Damit befindet sich die Intensivmedizin im Dilemma zwischen „Gutes tun" und „keinen Schaden zufügen". Nachfolgend wird dargelegt, wie Neonatologen in Europa mit diesem Dilemma umgehen und in konkreten Situationen entscheiden, in welchem Mass Pflegende und Eltern in die Entscheidung einbezogen werden und was die Folgen der unterschiedlichen Einstellungen sind.

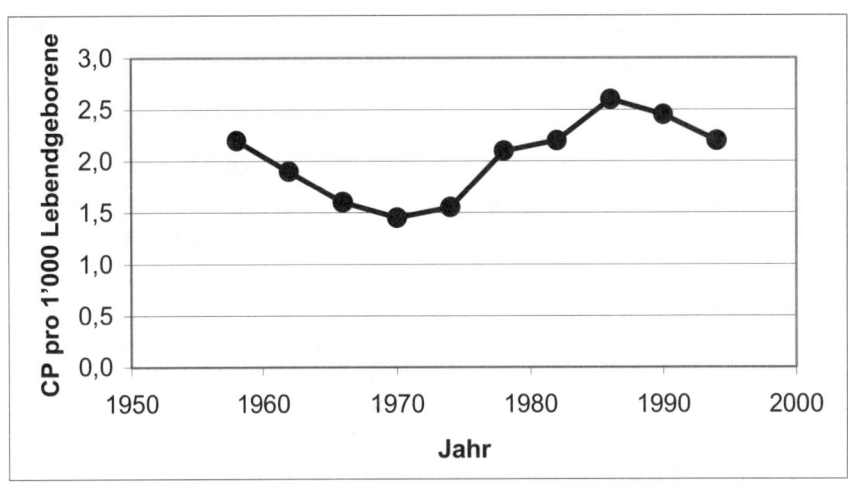

Abb. 4. Cerebralparesen bei Lebendgeborenen: In Schweden sank die Zahl der Kinder mit einer Cerebralparese in den 60er-Jahren dank Fortschritten in der medizinischen Behandlung, stieg dann bedingt durch vermehrt überlebende kleine Frühgeborene wieder an und senkte sich erst zu Beginn der 90er Jahre erneut, um den ursprünglichen Stand zu erreichen. (Hagberg, 2001)

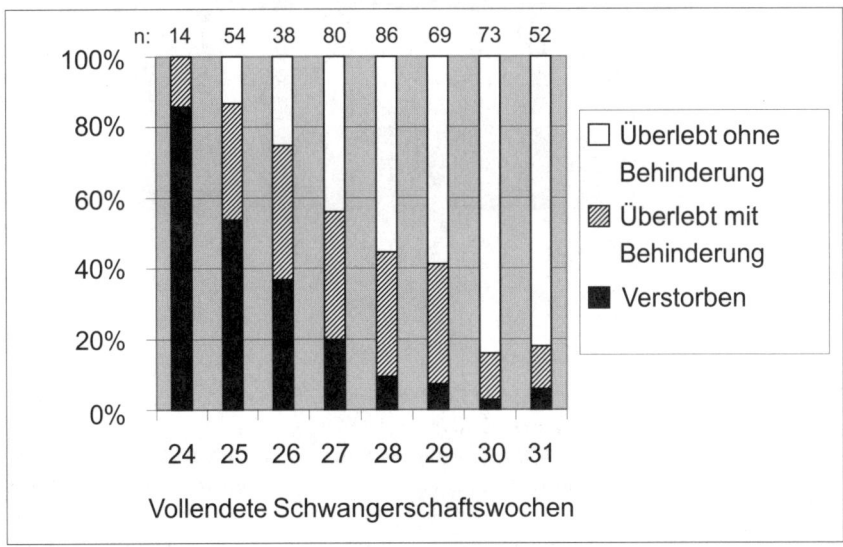

Abb. 5. Wie geht es extrem Frühgeborenen in der Schweiz im Alter von 24 Monaten? Für diese Grafik wurden alle 446 in der Schweiz vor 32 vollendeten Schwangerschaftswochen lebend geborenen Kinder des Jahrganges 1996 erfasst. (Bucher, 2003)

Entscheidungen von Neonatologen in Europa: In einer Umfrage bei 1'391 Ärzten in 142 Intensivstationen in 9 europäischen Ländern ergab sich ein äusserst uneinheitliches Bild. (Rebagliato, 2000) Ärzte in Ost- und Südeuropa tendieren deutlich stärker zu einer Lebenserhaltung mit allen Mitteln, während in England, Frankreich, Schweden, den Niederlanden und auch der Schweiz die zukünftige Lebensqualität bei Entscheidungen viel höher gewichtet wird (Abb. 6). Für den Einbezug der zukünftigen Lebensqualität in die Entscheidungsfindung neigten Frauen stärker als Männer, Protestanten und Atheisten stärker als Katholiken, und Ärzte in Intensivstationen mit vielen extrem unreifen Frühgeborenen stärker als Ärzte in Intensivstationen mit wenigen solchen Kindern.

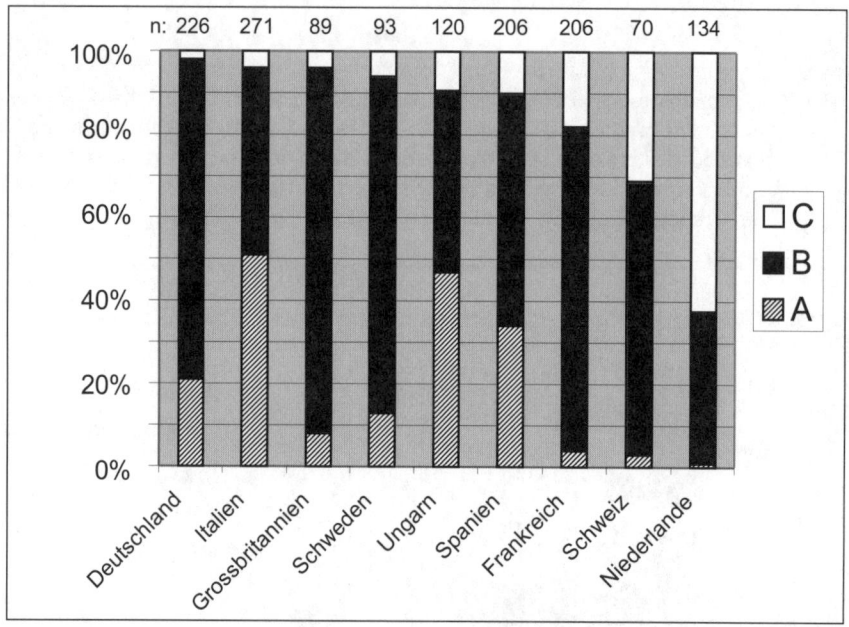

Abb. 6. Haltung der Ärzte bei extrem Frühgeborenen, Ergebnisse einer europäischen Umfrage. Antworten aus 9 Ländern zu einem hypothetischen Fall: Eine schwangere Frau wird mit 24 0/7 Schwangerschaftswochen mit Wehen eingeliefert. Es ist kein fetaler Stress nachweisbar und das Gewicht des Kindes wird auf 560 g geschätzt. Bei der Geburt beträgt der 1-Minuten Apgar-Wert 1, d.h. das Kind zeigt keine Lebenszeichen ausser einer langsamen Herztätigkeit. Würden Sie? A) Das Kind reanimieren und intensiv behandeln, ohne dass ein späterer Therapieabbruch möglich ist. B) Das Kind reanimieren und intensiv behandeln und diese später, wenn Komplikationen auftreten, wieder abbrechen. C) Das Kind nicht reanimieren, sondern palliativ betreuen. (Rebagliato, 2000)

Einbezug von Pflegenden und Eltern: In einer anomymen Umfrage bei rund 1'500 Ärzten und 3'500 Pflegenden in ganz Europa ergab sich ebenfalls ein äussert uneinheitliches Bild. (De Leeuw 2000, Fauchère 2002). In Grossbritannien, den Niederlanden und der Schweiz würde immerhin ein Drittel der Ärzte einem Wunsch der Eltern nach Abbruch einer Intensivbehandlung bei extrem unreifen Frühgeborenen unter Umständen stattgeben, auch wenn sie selber weiterfahren würden (Abb. 7). In Italien, Ungarn und den baltischen Staaten würden sich über 90%, in Frankreich und Deutschland rund 80% der Ärzte über den Wunsch der Eltern hinwegsetzen. Die Unterschiede zwischen Ärzten und Pflegenden treten gegenüber den nationalen Unterschieden deutlich zurück. Pflegende tendieren eher als Ärzte dazu, vom Einsatz von Intensivmassnahmen abzusehen und bei Komplikationen diese abzubrechen. Hingegen würden Pflegende eher den Wunsch der Eltern berücksichtigen als Ärzte.

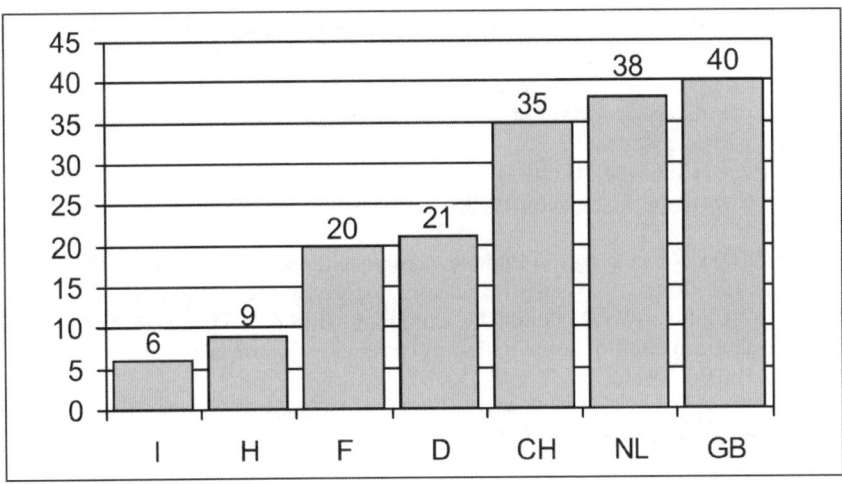

Abb. 7. Berücksichtigung des Wunsches der Eltern: Würden Sie dem Wunsch der Eltern entsprechen, wenn dieser entgegen Ihrer eigenen Absicht ist? Die Säulen geben den Anteil der Ja-Antworten an (De Leeuw 2000, Fauchère 2002).

Folgen einer unterschiedlichen Haltung: In einem eindrücklichen Vergleich zweier gleich grosser Gruppen von extrem unreifen Frühgeborenen wurden die Folgen einer unterschiedlichen Haltung aufgezeigt. (Lorenz, 2001) Während im US-Bundesstaat New Jersey 95% der Kinder beatmet wurden, waren dies in den Niederlanden nur 65%. Die

Mortalität lag in New Jersey bei 10%, in den Niederlanden dagegen bei 46%. Umgekehrt hatten von den Überlebenden in New Jersey 17.2% eine schwere Cerebralparese, in den Niederlanden waren es nur 3.4%. Die Autoren berechnen, dass in New Jersey im Vergleich zu den Niederlanden pro 100 extrem unreifen Frühgeborenen 24 zusätzliche Überlebende und 7 zusätzliche Behinderte zum Preis von 1'372 zusätzlichen Beatmungstagen erzeugt wurden. Diese Zahlen belegen deutlich, wie stark vernünftig denkende Ärzte in industrialisierten Ländern mit ähnlichem Lebensstandard voneinander abweichen, wenn es um den Einsatz von Intensivmassnahmen bei Frühgeborenen an der Grenze der Lebensfähigkeit geht.

Literatur

Avery M.E. (1994), Changes in care of the newborn: personal reflections over forty years, Neonatal Netw, 13(6): 13–4.

Bucher H.U., Ochsner Y., Fauchère J.C.; Swiss Neonatal Network. (2003), Two years outcome of very pre-term and very low birthweight infants in Switzerland, Swiss Med Wkly, 133(5–6): 93–9.

De Leeuw R., Cuttini M., Nadai M., et al. EURONIC study group (2000), Treatment choices for extremely preterm infants: an international perspective, J Pediatr 137(5): 593–5.

Duc G. (2003), Néonatologie et Ethique: chronique d'un conflit annoncé, Paediatrica 14(5): 45–50 (http://www.swiss-paediatrics.org/paediatrica/vol14/n5/pdf/43-50.pdf).

Fauchère J.C., Schnyder S., Pezzoli V., Cuttini M., Bucher H.U. (2002), Approaches regarding initiation of resuscitation in extremely preterm newborns in Switzerland, Pediatric Research 52: 804.

Hagberg B., Hagberg G., Beckung E., Uvebrant P. (2001), Changing panorama of cerebral palsy in Sweden. VIII. Prevalence and origin in the birth year period 1991–94, Acta Paediatr. 90(3): 271–7.

Hentschel J., Arlettaz R., Buhrer C. (2001), Limits of viability: chances of survival and outcome, Der Gynäkologe 34: 697–707.

Lorenz J.M., Paneth N., Jetton J.R., den Ouden L., Tyson J.E. (2001), Comparison of management strategies for extreme prematurity in New Jersey and the Netherlands: outcomes and resource expenditure, Pediatrics 108(6): 1269–74.

Rebagliato M., Cuttini M., Broggin L., et al. EURONIC Study Group (European Project on Parents' Information and Ethical Decision Making in Neonatal Intensive Care Units) (2000), Neonatal end-of-life decision making: Physicians' attitudes and relationship with self-reported practices in 10 European countries, JAMA 284(19): 2451–9.

Robertson A. F. (2003), Reflections on errors in neonatology: I. The "Hands-Off" years, 1920 to 1950. J Perinatol. 23(1): 48–55.

Robertson A. F. (2003), Reflections on errors in neonatology: II. The "Heroic" years, 1950 to 1970. J Perinatol. 23(2): 154–61.

Robertson A. F. (2003), Reflections on errors in neonatology III. The "experienced" years, 1970 to 2000, J Perinatol. 23(3): 240–9.

Silverman W. A. (1985), The story of retrolental fibroplasias, Human Experimentation, Oxford University Press, Oxford, New York, Tokyo: 173–9.

Fortschritte in der Neonatologie aus der Sicht einer Pflegefachfrau

Margrit Maag

Der medizinisch-technische Fortschritt in der Neonatologie hat dazu geführt, dass sehr unreife Kinder am Leben erhalten werden können. Leider können sie aber nicht immer vor bleibenden Schäden bewahrt werden. Diese Entwicklung brachte auch für die Pflege dieser extrem Frühgeborenen, für die Zusammenarbeit des Pflegepersonals mit den Eltern sowie für den Umgang mit ethischen Konflikten markante Veränderungen mit sich. Wir müssen Entscheidungen sorgfältig abwägen, damit der Fortschritt nicht zu einem Rückschritt wird.

1. Einführung

Ich bin seit 1970 in der Neonatologie tätig. Mein Weg führte mich zuerst als Pflegefachfrau und später als Führungsperson durch vier verschiedene Stationen mit Neonatologie-Patienten. Mit grosser Freude arbeitete ich mit diesen kleinen Kindern, freute mich über ihre Fortschritte und natürlich auch darüber, dass dank dem Einsatz von technischen Hilfsmitteln viele Kinder überlebten. Doch schon bald wurde ich auch mit der Schattenseite der Frühgeborenen-Medizin konfrontiert. Ein Erlebnis aus meinem ersten Jahr ist mir in besonderer Erinnerung geblieben: Ich musste einen Tag lang auf einer Station aushelfen, wo ehemalige Frühgeborene betreut wurden. Was ich dort antraf, überstieg meine Vorstellungen. In zwei Zimmern wurden rund zwölf Kinder im Alter zwischen zwei und sechs Jahren betreut. Alle waren tracheotomiert (Luftröhrenschnitt). Kein Kind konnte selbstständig essen; die meisten wurden sondiert. Alle waren geistig und motorisch schwer behindert. Einige Kinder verbrachten den ganzen Tag im Bett; andere wurden auf einem Rollstuhl festgebunden. Und obwohl Sonntag war, hatte keines der Kinder Besuch von seinen Eltern. Dieses Erlebnis machte mich nachhaltig betroffen und prägt meine Arbeit bis heute. Wie ich rückblickend feststellen kann, ermöglicht die immer schnellere Entwicklung in der medizinischen Wissenschaft und Technik zwar, dass sehr unreife Kinder am Leben erhalten, jedoch nicht immer vor bleibenden Schäden bewahrt werden können.

2. Markante Veränderungen für das Pflegepersonal

Parallel zur medizinischen Entwicklung veränderten sich auch andere Aspekte in der Neonatologie, insbesondere bei der Pflege der Frühgeborenen, in der Zusammenarbeit mit den Eltern sowie der Umgang mit ethischen Konflikten.

2.1 Pflege der Frühgeborenen

Die Pflege von sehr kranken Frühgeborenen wurde früher wesentlich von den medizinischen und technischen Möglichkeiten und von den Vorstellungen der Betreuenden bestimmt. Diese technisch orientierte Medizin unterwarf und unterwirft auch heute noch die Kinder ständigem Stress, der von Lärm, Licht und störenden oder schmerzhaften Schläuchen ausgeht. Hinzu kommt wiederkehrender Stress durch Schmerzen bei Blutentnahmen und beim Absaugen. Häufige Prozeduren in der Intensivbehandlung können bei schwer kranken Frühgeborenen Hypoxie (Sauerstoffmangel), Bradykardien (verlangsamte Herztätigkeit) und Schwankungen der cerebralen Durchblutung verursachen, die wiederum zu Leid und schweren Langzeitschäden führen können.

Wir wissen heute, dass die Vermeidung von Stress sich günstig auf die Entwicklung von Frühgeborenen auswirkt. Eine zentrale Aufgabe der Pflegenden ist, den Umgang und die Umgebung auf die Bedürfnisse des Kindes abzustimmen. Echte Zuneigung und emotionale

Kontakte bilden auch in der Intensivmedizin die Basis der Pflegehandlung. Hände, die beruhigen, trösten und Geborgenheit schenken, sind den kleinen Körpern vertraut.

2.2 Zusammenarbeit mit den Eltern

Anfänglich durften die Eltern ihre Kinder nur durch eine trennende Glasscheibe hindurch anschauen. Sie wurden buchstäblich vor der Türe stehen gelassen. Die Besuchszeit war auf einige wenige Stunden pro Woche beschränkt. Je nachdem, wo der Inkubator stand, konnten die Eltern ihre Kinder gut oder weniger gut sehen.

Heute werden die Eltern frühzeitig angehalten, ihr Kind zu berühren und zu streicheln. Die „Känguruh-Methode" (direkter Hautkontakt) hilft, die abrupte Trennung von Mutter und Kind durch das Ereignis der Frühgeburt zu mildern. Die Eltern haben jederzeit ein Besuchsrecht. Die Geschwister sind ebenfalls willkommen und dürfen das neue Familienmitglied begrüssen. Die Eltern werden so bald als möglich mit der Pflege ihres Kindes vertraut gemacht. Auch im Bewusstsein der Eltern hat sich etwas geändert: Sie formulieren ihre Bedürfnisse und Erwartungen heute sehr offen.

2.3 Umgang mit ethischen Konflikten

Lange Zeit wurden ethische Fragen, die sich als Folge der intensivmedizinischen Massnahmen ergeben hatten, nicht diskutiert. Unter dem Erfolgsdruck der neuesten Errungenschaften wurden alle vorhandenen Mittel eingesetzt, um das Leben dieser Kinder zu erhalten. Dem Arzt fiel die Schlüsselrolle der Behandlung und der Entscheidungen zu. Die Pflegende führte die Verordnungen aus. Doch zunehmend drängten sich während der Arbeit Zweifel und Fragen auf: Hat die Weiterbehandlung und das Weiterleben unter diesen Umständen einen Sinn? Ist das, was ich tue, richtig? Doch solche Gedanken und ungute Gefühle wurden selten geäussert. Viele Pflegende mussten gegen sich selbst argumentieren, um ein inneres Gleichgewicht zu erhalten. Ging es dem Kind schlecht, wurden die Eltern gerufen, oder man telefonierte ihnen, wenn das Kind bereits gestorben war.

Die Fortschritte in der Medizin sowie die verbesserte Wirksamkeit der Medikamente haben zunehmend dazu geführt, dass in der Betreuung von kaum lebensfähigen Frühgeborenen erhebliche ethische Bedenken auftreten. Das ethische Prinzip „Gutes tun" hat in der Pflege eine lange Tradition. „Das Gute" in der Pflege kann jedoch nur aus einer gemeinsamen Anstrengung zwischen der pflegerischen und der ärztlichen Disziplin hervorgehen. Das Dilemma in der Praxis zeigt sich häufig zwischen dem Prinzip „Gutes tun" und dem Prinzip „nicht schaden". Bei jedem Eingriff oder bei jeder pflegerischen Massnahme gilt es, den erhofften Nutzen und die möglichen Risiken gegeneinander abzuwägen. Aber auch die „Patientenautonomie" – welcher Lebenswille und welche Wünsche lassen sich aus dem Verhalten des Kindes herauslesen? – muss berücksichtigt werden, ebenso wie das Prinzip der Gerechtigkeit: Geben wir allen Kindern die gleiche Chance?

Die Abwägung von Nutzen und Risiko kann nur erfolgen, wenn alle Betreuenden fachlich und kompetent ihren Standpunkt einbringen. Zwar dürfen wir uns bei der Entscheidungsfindung nicht nur von Gefühl und Intuition leiten lassen – sie gehören aber dazu. Und hier können die Pflegenden den Hauptbeitrag leisten, denn sie sind mit dem Leiden des Kindes stark konfrontiert. Sie beurteilen das Ausmass der Belastungen bei Eingriffen sowie die Vitalität des Kindes. Mitberücksichtigt im Handlungsentscheid wird auch das derzeitige und künftige familiäre, soziale und kulturelle Umfeld. Auch hier spielt das Pflegepersonal, das die Eltern meist sehr gut kennt, eine wichtige Rolle. Es trägt massgeblich zu einer guten Begleitung und Beratung der Eltern bei, damit diese den Entscheid des geplanten Vorgehens bei ihrem Kind verstehen und mittragen können, ohne allein die Verantwortung übernehmen zu müssen.

Auch die Frage nach dem Sterben wird thematisiert. Wird die Therapie abgebrochen oder gar nicht aufgenommen, so wird ein würdiger Abschied gestaltet. Abschiedsrituale stärken die noch neue Eltern-Kind-Beziehung und helfen, die Trauer zu verarbeiten. Unsere Aufgabe ist es, „da zu sein" und den Sterbeprozess mit menschlicher Zuwendung zu begleiten.

3. Fazit

In meinem persönlichen Umfeld werde ich in Bezug auf meine Tätigkeit vorwiegend mit zwei Fragen konfrontiert: Wieviel wiegt denn das kleinste Kind, das ihr durchbringt? Und: Sind diese Kinder denn nicht alle geschädigt? Beide Fragen berühren mich immer wieder unangenehm. Ich höre jeweils sehr euphorische, aber auch sehr pessimistische Zwischentöne heraus. Ich kenne viele Erfolgsgeschichten: Eltern kommen mit ihren Kindern auf Besuch, erzählen erfreuliche Geschichten und wir können uns selber von der guten Entwicklung der Kinder überzeugen. Unzählige Fotos dekorieren unsere Wände mit lachenden Kindern – und wir freuen uns daran. Sie bestätigen uns in unserer Arbeit.

Aber es gibt auch Statistiken behinderter und schwerst behinderter Kinder. Hinter diesen Zahlen stehen menschliche Schicksale; leidende Kinder und Familien. Mir fällt auf, dass Eltern mit geschädigten Kindern den Weg zu uns zurück nicht finden. Wer kümmert sich um diese traurigen Fälle und hilft den Kindern und Familien, ihr Schicksal zu akzeptieren? Wer hört ihren Geschichten zu und setzt sich für ihre Anliegen ein?

Auf die Fragen nach dem „kleinsten Kind, das wir durchbringen" und dem Gesundheitszustand solcher Kinder antworte ich:

> Wir stellen keine Rekorde auf. Unser Ziel ist es nicht, dass die Frühgeborenen um jeden Preis, sondern dass sie möglichst gesund überleben. Das heisst, wir versuchen herauszufinden, was individuell für jedes Kind das Beste ist, indem wir auch die spätere Lebensqualität nicht ausser Acht lassen. Leben und Sterben liegen eng beieinander: Der Tod ist in der Intensivmedizin ebenso gegenwärtig wie das Überleben von existenziellen Krisen. Wichtig ist, dass wir und die Eltern das Kind mit menschlicher Anteilnahme begleiten; sei es nun in das Leben oder in den Tod.

In der Betreuung der Frühgeborenen sind in den letzten Jahren viele Verbesserungen erzielt worden. Zunehmend sind nebst den biologischen auch die emotionalen Bedürfnisse berücksichtigt und erfüllt worden, die Eltern werden besser in die Pflege der Kinder einbezogen, unterschiedliche Wertvorstellungen und Handlungsvorschläge werden offen diskutiert und ein verantwortungsvolles Entscheidungsverfahren führt zu Solidarität im Team. Dennoch geraten die Machbarkeit der Medizin sowie die Verschiebung der Grenzen der Lebensfähigkeit oftmals mit dem Patientenwohl in Konflikt.

Der Fortschritt darf aber nicht zu einem Rückschritt werden. Das Lehrgeld für den medizinischen Erfolg bezahlen die Kinder, die mit schweren Schädigungen überleben. Unsere Pflicht ist die sorgfältige Entscheidungsfindung und verantwortungsvolles Verhalten diesen kleinen und ungeschützten Kindern gegenüber.

III Implementierung und Evaluation von Verfahren zur Entscheidungsfindung

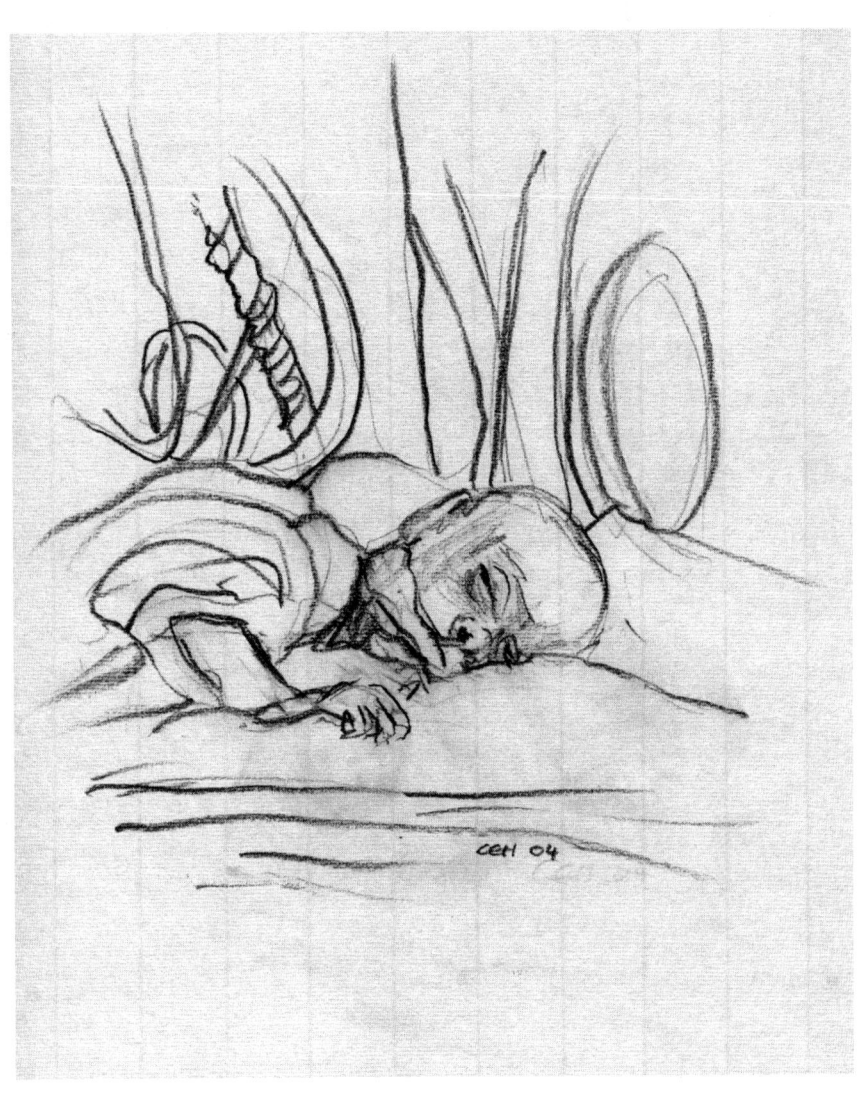

Ethische Entscheidungsfindung in der Intensivmedizin

Ruth Baumann-Hölzle

Ausgehend von der Ambivalenz des medizin-technischen Fortschritts und dem breiten Spektrum an Inhalten und Prozessen bei der Entscheidungsfindung in der Intensivmedizin werden verschiedene Modelle ethischer Entscheidungsfindung diskutiert. Zudem wird das Konzept „Ethik-Forum" vorgestellt. Besonders eingegangen wird dabei auf die Entwicklung, Implementierung, Anwendung und Evaluation ethischer Entscheidungsfindungsverfahren. Die so genannte „integrative Verantwortungsethik", eine Variante des ethischen Kohärentismus, begründet das Konzept „Ethik-Forum" wertethisch. Dieser Entwurf der integrativen Verantwortungsethik wird eingehend erörtert.

1. Ambivalenz des medizin-technischen Fortschrittes

Der medizin-technische Fortschritt ist ambivalent: Einerseits können medizinische und pflegerische Intensivmassnahmen das Leben verlängern, Schaden vermeiden, Leiden lindern, die Lebensqualität verbessern und das Sterben erleichtern. Andererseits können diese Massnahmen auch schädigen, Leiden verlängern, die Lebensqualität verschlechtern und das Sterben erschweren. In der individuellen Patientensituation kann also die verminderte Mortalität einer erhöhten Morbidität gegenüberstehen. Dabei treten das ethische Prinzip der Schadensvermeidung und dasjenige Gutes zu tun zueinander in ein ethisches Dilemma: Dem Tod als endgültigem Schaden für einen Menschen, den es normalerweise zu vermeiden gilt, steht der Einsatz der Intensivmassnahmen gegenüber, die dem Patienten nicht mehr gut tun.

Solange es zum Beispiel nicht die Möglichkeit der künstlichen Ernährung gab, war die Pflicht zur Ernährung unproblematisch. Heute hingegen bedarf die Frage, ob ein sterbender Mensch künstlich ernährt werden soll oder nicht, einer sorgfältigen Güterabwägung im Einzelfall. Das ärztliche Können kann also selbst zum Problem werden. Heutzutage, wo es möglich geworden ist, menschliches Leben massgeblich zu verlängern und zu erhalten, wird die Frage vordringlich, wann, wie lange und mit welchen Mitteln menschliche Körperfunktionen aufrecht erhalten werden sollen und wie lange dem Tod in sinnvoller Weise widerstanden werden soll. Das Patientenwohl und die medizinischen Handlungsmöglichkeiten können miteinander in Konflikt geraten.

Dieses ethische Dilemma, welches der modernen Medizin allgemein inhärent ist, zeigt sich in der Intensivmedizin besonders deutlich. Die Ambivalenz des medizinisch-technischen Fortschritts in der Intensivmedizin ist ein moralisches Dilemma für diejenigen, welche über den Einsatz der medizin-technischen Mittel zu entscheiden haben: Die behandelnden Ärztinnen und Ärzte und die Pflegenden stehen oft vor der Situation, dass ihr Tun so oder so mit Leiden verbunden ist. Nach welchen Kriterien soll über den Einsatz, das Unterlassen oder das Abbrechen von Intensivmassnahmen entschieden werden?

2. Die Antwort der traditionellen Medizinethik

Die traditionelle Medizinethik konnte sich am Prinzip der „Heiligkeit des Lebens" orientieren. Bei dieser Entscheidungsweise werden die technischen Möglichkeiten zum moralisch Geforderten. Diese Handlungsmaxime des technischen Imperativs war so lange unproblematisch, als die Handlungsmöglichkeiten der Medizin beschränkt waren. Moralisches Handeln in der Medizin war deshalb lange Zeit selbstevident und hat kaum irgendwelche Rechtfertigung verlangt. Man hatte davon ausgehen können, dass die Möglichkeiten der Lebenserhaltung und der Leidenslinderung auch allgemein dem Patienten dienten und deshalb sinnvoll seien.

In der Postmoderne hat das medizinische Handeln diese Selbstevidenz verloren. So wird für die Anwendung von lebenserhaltenden Massnahmen zunehmend Rechtfertigung eingefordert, denn die Möglichkeiten der Überlebenshilfe können in schwierigste Leidenssituationen führen. Ausserdem gibt es immer mehr medizinische Handlungsmöglichkeiten, die im Rahmen einer pluralistischen Gesellschaft nicht alle Menschen mit ihrem Lebensentwurf vereinbaren können.

3. Die Antwort der postmodernen Medizinethik

3.1 Vom Paternalismus zum Autonomieanspruch

Das Überleben kann dem ethischen Diskurs nicht mehr einfach als oberste Norm zugrunde gelegt werden, sondern es wird Gegenstand desselben. Diese Entwicklung ist für die medizin-ethische Urteilsbildung folgenschwer. Indem die Zumutbarkeit von Intensivmassnahmen für einen Menschen abgewogen werden muss, erzwingt der medizinische Fortschritt indirekte Güterabwägungen mit menschlichem Leben. Es stellt sich dabei die Frage nach den Gütern, welche bei diesem Prozess in die Waagschale geworfen werden sollen.

Auf diesem Hintergrund der Ambivalenz des medizinischen Fortschritts und des modernen Autonomieethos ist in der westlichen Medizinethik das Paternalismusmodell, bei dem der Arzt für die Patientin entscheidet, vom Autonomiemodell, bei dem die Patientin das Recht auf *informed consent* hat, abgelöst worden. Die Forderung nach „informierter Zustimmung" wurde explizit erstmals 1957 im Gerichtsfall Salgo versus Leland Stanford, Jr., University Board of Trustees in Kalifornien, USA, formuliert. In diesem Gerichtsfall ging es darum, dass der Patient und die Patientin nicht nur Anspruch auf Information haben, sondern Anspruch auf ihnen entsprechende und angemessene Information. In der neueren Medizinethik wird die letzte Entscheidungsverantwortung den Patientinnen zugesprochen. Schliesslich handelt es sich um Leib und Leben der Patientin. Diese Forderung nach „informierter Zustimmung" auf Seiten der Patientinnen hat allgemein Eingang in die moderne Rechtssprechung gefunden. Rechtlich wird deshalb neu die Arzt-Patienten-Beziehung als Behandlungsvertrag zwischen Ärztin und Patientin ausgelegt. Dem traditionellen paternalistischen Handlungsmodell mit alleiniger Entscheidungskompetenz des Arztes wird so ein Autonomiemodell entgegengesetzt, das nicht mehr das menschliche Leben als wertsetzend akzeptiert, sondern neu das Recht des Menschen auf Selbstbestimmung über sein Leben zum Ausgangspunkt ethischer Urteilsbildung macht. Mittel der Lebenserhaltung sind auf ihre Zumutbarkeit hin abzuwägen.

Das Autonomiemodell ist unter anderem wegweisend von Beauchamp und Childress mit ihrem Buch „Principles of Biomedical Ethics" (Beauchamp/Childress, 1994) beschrieben und weiterentwikkelt worden. Dieses Standardwerk der modernen Medizinethik zeigt auch den Wechsel von der einst vorherrschenden Tugend- zur Normenethik in der medizin-ethischen Urteilsbildung an. Denn ihre vier Prinzipien – das Autonomieprinzip, das Nicht-Schadens-Prinzip, das Wohltunprinzip und das Gerechtigkeitsprinzip – sind ein Instrument, um in moralischen Dilemmasituationen verschiedene, sich im Dilemma widerstreitende Normen gegeneinander abwägen zu können. Dieser Wechsel von der Tugend- zur Normenethik ist für die Medizinerinnen insofern von Bedeutung, als sie neu zusätzlich über die Kompetenz der ethischen Güterabwägung verfügen und ihr Handeln aufgrund von bestimmten Normen begründen und rechtfertigen sollen.

3.2 Stellvertretende Entscheidungen in Medizin und Pflege

Fällt es oft schon schwer, den wahren Willen eines so genannt urteilsfähigen Menschen in der Krankheitssituation zu erkennen, so wird im Kontext des Autonomieethos die ethische Entscheidfindung überall dort zum Problem, wo die Patientin nicht selbst entscheiden kann und Lebensentscheide stellvertretend für sie zu treffen sind. In diesen Situationen, in denen Patienten nicht selbst eine informierte Zustimmung geben können, besteht deshalb die moralische Verpflichtung, nach ihrem so genannt „mutmasslichen Willen" zu forschen und diesem gemäss eine Entscheidung zu fällen. Die Angehörigen spielen als primäre Informationsquelle eine wichtige Rolle. Problematisch ist hingegen die an vielen Orten gängige Praxis, den Angehörigen die Verantwortung der stellvertretenden Entscheidung aufzubürden. Angehörige sind oft ungeeignet für die Rolle der Entscheidungsträger (es sei denn, sie sind vom Patienten explizit mit einer Patientenverfügung dazu ermächtigt worden): Entweder können sie einen geliebten Menschen nicht gehen lassen oder sie haben im Gegenteil ein persönliches Interesse am Tod eines Menschen.

Stellvertretende Lebensentscheide sind in einer pluralistischen Gesellschaft ohne gemeinsamen Sinnhorizont äusserst schwierig zu fällen. Einziger gemeinsamer normativer Orientierungspunkt der pluralistischen Gesellschaft ist die Menschenwürde, wonach kein Mensch ungefragt zu einem Mittel für einen Zweck gemacht werden darf.

In diesem Abwehrkonzept des Autonomieethos nicht enthalten ist ein mit Inhalten geprägtes Menschenbild. Jeder hat die Freiheit, seinen Vorstellungen entsprechend ein Bild vom Menschen zu entwerfen. Um die Reichweite der Verfügungsmacht über menschliches Leben gerungen und gekämpft wird sowohl am Anfang des Lebens bei der Frage nach der Legitimität der Embryonenforschung, des Klonens, der Präimplantations- und Pränataldiagnostik, dem Schwangerschaftsabbruch oder der Neonatologie, als auch am Ende des Lebens bei den Fragen nach dem Umgang mit den Sterbenden und den Hirntoten. Die neuen Handlungsmöglichkeiten der Medizin am Anfang und am Ende des Lebens haben viele moralische Selbstverständlichkeiten zerbrechen lassen.

Angesichts der Ambivalenz des medizin-technischen Fortschrittes werden die Entscheide je nach kulturellem Kontext und individuellem Lebensentwurf unterschiedlich getroffen: Je nördlicher man sich in Europa befindet, umso eher wird auf Intensivmassnahmen verzichtet oder werden sie abgebrochen, je südlicher man ist, desto mehr werden alle medizinischen Möglichkeiten ausgeschöpft. Zudem variieren im Rahmen einer pluralistischen Gesellschaft die Lebenseinstellungen stark, und die Entscheide auf der Intensivstation werden je nach Religion und Lebenshaltung des Personals anders gefällt. Hinzu kommt schliesslich, dass auch die Entscheidungsverantwortung unterschiedlich wahrgenommen und zugesprochen wird.

4. Entscheidungsfindung in der Intensivmedizin im Überblick

4.1 Entscheidfindung in der Neonatologie im internationalen Vergleich

In der so genannten „EURONIC"-Studie (Cuttini et al., 1997) wurden verschiedene Aspekte der ethischen Entscheidfindung in der Neonatologie erstmals empirisch untersucht. Die Forscherinnen sammelten Daten über die Entscheidfindung bezüglich dem Einsatz und dem Unterlassen von lebenserhaltenden Massnahmen in Intensivstationen von acht europäischen Ländern: Frankreich, Deutschland, Italien, Luxemburg, Niederlande, Spanien, Schweden und Grossbritannien.

Die Resultate der Studie ergaben, dass die Entscheidfindung in den einzelnen Ländern beträchtlich variiert und das medizinische Personal oft in einer ungeklärten Rechtssituation belässt. Für die Kinder ist die Situation von Land zu Land verschieden: Während etwa in Deutschland Lebenserhaltung um fast jeden Preis betrieben wird, ist in den Niederlanden aktive Sterbehilfe möglich. All diesen in der Studie untersuchten Ländern gemeinsam ist, dass der Entscheidfindungsprozess für das einzelne Kind unstrukturiert verläuft und an beliebigen Örtlichkeiten auf der Intensivstationen stattfindet. Grundsätzlich wurde in allen Ländern die Tendenz festgestellt, dass den Eltern der Entscheid zunehmend vom Klinikchef und nicht mehr einfach vom gerade zur Verfügung stehenden Arzt kommuniziert wird. Auch die Einbindung der Eltern in den Entscheidfindungsprozess ist in den einzelnen Ländern sehr unterschiedlich: Während in Grossbritannien an manchen Orten die Eltern selbst über den Einsatz oder Nichteinsatz von lebenserhaltenden Massnahmen bei ihren Kindern entscheiden, werden sie in Frankreich, Italien und Spanien kaum in den Entscheidungsprozess einbezogen, und wenn überhaupt, dann nur indirekt. (Cuttini et al., 1999)

Es bestehen also grosse Unterschiede in der Art und Weise, wie mit Kindern auf den Neonatologiestationen umgegangen wird. Ohne verbindliche Entscheidungsstandards werden einerseits die Kinder der Entscheidungswillkür der einzelnen Behandlungsteams oder den Eltern überlassen und andererseits werden die Behandlungsteams und die Eltern mit ihrer Entscheidungsnot allein gelassen.

4.2 Entscheidungsfindung in der Intensivmedizin für Erwachsene im internationalen Vergleich

Das gleiche Bild wie in der Neonatologie zeigt sich bei der Entscheidungsfindung in der Intensivmedizin der Erwachsenen. Beispielsweise die Untersuchung von Prendergast (Prendergast, 1998) über die Entscheide am Lebensende bei 5'910 Patientinnen und Patienten in den USA hat grosse Unterschiede aufgezeigt: 26% der Ärztinnen und Ärzte sind für eine volle Behandlung mit CPR (cardio pulmonale Reanimation/Herz-/Lungenwiederbelebung), 22% für eine volle Behandlung ohne CPR, 10% für den Verzicht auf lebenserhaltende Massnahmen und 38% für das Absetzen einer lebensverlängernden Therapie. Die Untersuchung von Vincent (Vincent, 1999) über die Einstellung der Ärzte in Europa hat ein ähnlich grosses Entscheidungsspektrum gezeigt. Es bestehen auch grosse Unterschiede bezüglich der am Entscheidungsprozess beteiligten Personen: z.T. werden die ganze Familie, ein Kirchenvertreter, weitere Ärztinnen und Ärzte oder das ganze Behandlungsteam mit einbezogen (vgl. Abbott et al., 2001). Grundsätzlich lassen sich in diesen Studien verschiedene Entscheidungsmodelle unterscheiden, welche nachfolgend genauer vorgestellt werden.

5. Entscheidungsmodelle in der Intensivmedizin

5.1 Das Autoritätsmodell

Beim Autoritätsmodell fällt ein Arzt, meist der Klinikchef, nach eigenem Gutdünken aufgrund seiner fachlichen Erfahrung und entsprechend seinem eigenen Lebensentwurf stellvertretend für den Patienten oder die Patientin den Entscheid über den Einsatz der Intensivmassnahmen. Je nach Belieben konsultiert er vor seinem Entscheid seine Mitarbeiterinnen.

5.2 Das Richtlinienmodell

Beim Richtlinienmodell wird versucht, der Willkür des Einzelfallentscheids mit Richtlinien zu begegnen. Bekannt sind für die Neonatologie die Einbecker Empfehlungen der Deutschen Gesellschaft für Gynäkologie und Geburtshilfe, der Deutschen Gesellschaft für Kinderheilkunde und Jugendmedizin, der Deutschen Gesellschaft für Perinatale Medizin und der Gesellschaft für Neonatologie und Pädiatrische Intensivmedizin. Diese 1998 publizierten Richtlinien (siehe Literaturverzeichnis) gehen von folgendem Grundsatz aus: Lebenserhaltende Massnahmen sind zu ergreifen, wenn für das Kind auch nur eine kleine Chance zum Leben besteht. Auf den ersten Blick sind damit die Kinder nicht mehr der Entscheidungswillkür einer einzelnen Person ausgeliefert wie beim Autoritätsmodell, sondern dem Wertekonsens einer Fachgesellschaft. Der Inhalt der Richtlinien ist stark vom gesellschaftlichen Kontext geprägt, in dem sie verfasst werden.

Die Komplexität der individuellen Entscheidungssituation beim einzelnen Patienten verunmöglicht jedoch meist die Anwendung solcher Richtlinien. Sobald auf eine ethische Güterabwägung eingetreten und das Abwägen von Interessen im Einzelfall erlaubt wird, werden Richtlinien, im Sinne von inhaltlichen Vorgaben für den Einzelentscheid, nicht mehr bestimmend. Ohne klare Vorgaben für die Güterabwägung im Einzelfall wird das Richtlinienmodell im klinischen Alltag wieder zum Autoritätsmodell. Richtlinien im Sinne von Grundsatzentscheidungen sind nur dort sinnvoll, wo keine Einzelfallentscheidungen vollzogen werden können, weil individuelle Kriterien fehlen.

5.3 Das Delegationsmodell

Beim Delegationsmodell wird die Entscheidungsverantwortung vom Behandlungsteam an die nahen Bezugspersonen oder auch an einen Kirchenvertreter delegiert. Bezugspersonen und auch Kirchenvertreter sind in dieser Rolle aber oft überfordert. Zudem sind nur wenige in der Lage, den mutmasslichen Willen eines Menschen kohärent wiederzugeben.

5.4 Fazit

Grundsätzlich ist festzuhalten, dass das Spektrum der Art und Weise, wie Stellvertreterentscheide durch die Behandlungsteams auf den Intensivstationen getroffen werden, sowohl im Hinblick auf die Entscheidungsinhalte, als auch auf die Entscheidungsfindungsprozesse in der neonatalen und erwachsenen Intensivmedizin sehr breit ist. Aus der Sicht des Patienten und der Patientin ist diese Entscheidungsvielfalt äusserst problematisch und führt aus Patientensicht zu Willkürentscheiden, denn es wird seinem eigenen Lebensentwurf unter Umständen nicht gerecht. „Willkürlich" nicht deshalb, weil sich die Entscheidungsträger nicht Mühe geben, sorgfältig zu entscheiden, sondern weil diese Stellvertreterentscheide je nach Arzt respektive Ärztin und/oder Behandlungsteam und Kontext so stark differieren. Zum individualethischen Dilemma tritt deshalb zusätzlich das sozialethische Dilemma der Gerechtigkeit: Grundsätzlich hat jeder Mensch Anspruch auf einen mit anderen Menschen vergleichbaren Entscheid. Genau dies aber ist heute nicht der Fall.

6. Konzepte zur Unterstützung der Entscheidungsfindung in Medizin und Pflege

Vor diesem Hintergrund werden von der Ethik verschiedene Konzepte zur Unterstützung der Entscheidungsfindung in Medizin und Pflege angeboten: Der Hausethiker, respektive die Hausethikerin, und die klinische Ethikkommission sind verschiedene Konzepte, die Ethikberatung im Sinne einer moralischen Orientierung[1] anbieten.

---

1   Vgl. den Artikel „Kohärentismus" im Handbuch der Ethik, Dürwell, 2002: 202.

6.1 Der Hausethiker und die Hausethikerin

An verschiedenen Kliniken in den USA, in Deutschland, in den Niederlanden und auch in der Schweiz (am Universitätsspital in Lausanne) sind Ethiker und Ethikerinnen angestellt. Sie werden bei schwierigen Entscheidungsssituationen beigezogen, um den behandelnden Arzt oder das Behandlungsteam im aktuellen Entscheidungsfindungsprozess zu beraten. Dieses Konzept birgt die Gefahr, dass es zu einer Trennung von Handlung und Entscheidungsverantwortung kommt, indem schwierige Entscheide an den Ethiker oder die Ethikerin delegiert werden und die Ärzteschaft oder das Behandlungsteam zunehmend Handlungen ausführen, ohne sich dafür moralisch verantwortlich zu fühlen. Hinzu kommt, dass auch der Ethiker und die Ethikerin in vergleichbarer Art und Weise vom jeweiligen kulturellen Kontext abhängen und ihren persönlichen Lebensentwurf mitbringen. Der Paternalismus des Arztes respektive der Maternalismus der Ärztin wird in diesem Konzept durch denjenigen des Ethikers oder der Ethikerin ersetzt. Bei dieser Art der Ethikberatung wird die Entscheidungskompetenz des medizinischen und pflegerischen Personals in einer Institution des Gesundheitswesens kaum geschult. Angesichts der vielen zu treffenden Entscheide reicht zudem eine Ethikerin an jeweils einer Institution des Gesundheitswesens nicht aus.

6.2 Klinische Ethikkommission

Klinische Ethikkommissionen sind abteilungsexterne, interdisziplinär zusammengesetzte Arbeitsgruppen, die ebenfalls in akut auftretenden Dilemmasituationen Ethikberatung anbieten. Wie schon beim Hausethiker besteht auch bei der klinischen Ethikkommission die Gefahr der Trennung von Handlung und Entscheidungsverantwortung sowie diejenige des geringen Ausbildungseffektes beim medizinischen und pflegerischen Personal. Im Gegensatz zum Hausethiker oder der Hausethikerin besteht bei der klinischen Ethikkommission ein Zeitproblem: In akuten Entscheidungssituationen sind Entscheide rasch zu fällen. Es ist schwierig, eine interdisziplinäre Gruppe von Leuten in der notwendigen Zeit zusammenzurufen.

Ein alternatives Modell zu diesen beiden Konzepten ist das „Ethik-Forum", das im Folgenden dargestellt wird.

7. Das Konzept „Ethik-Forum"

7.1 Struktur und Aufgaben

Der Kern des Konzeptes des Ethik-Forums ist die Einheit von Handlung und Verantwortung: Wer in einer Institution des Gesundheitswesens handelt, soll für sein Handeln auch die Entscheidungsverantwortung tragen. Beim Konzept des Ethik-Forums ist deshalb nicht der Entscheid in der einzelnen Patientensituation im Fokus, sondern es geht darum, in einer Institution des Gesundheitswesens eine Kultur bewusster ethischer Entscheidungsfindung zu etablieren. Eine solche Kultur zeichnet sich erstens durch erhöhte moralische Kompetenz der Entscheidungsträger im Sinne der Fähigkeit bewusster moralischer Selbstorientierung aus und zweitens durch verbindliche und transparente Entscheidungsfindungsstrukturen. Es ist jedoch nicht das Ziel einer solchen Kultur, die Eckdaten für moralisch richtiges Verhalten zu liefern (vgl. Badura, 2003, S. 203), sondern die für den Entscheidungsfindungsprozess notwendigen Kompetenzen zu schulen und die dafür verbindlichen Strukturen zu schaffen, damit angemessene Entscheide gefällt werden können. Das Ethik-Forum hat deshalb folgende Aufgaben:

- Schulung und Förderung der Entscheidungskompetenz des Personals
- Fall*nach*besprechungen
- Entwicklung von Entscheidungsverfahren
- Ethikberatung nur in Ausnahmesituationen und eingebunden in die jeweilige Struktur von interdisziplinären Entscheidungsfindungsverfahren
- Erarbeitung von Stellungnahmen zuhanden der Spitalleitung
- Organisation und Durchführung von Veranstaltungen für die Öffentlichkeit

Diese Aufgaben werden beim Konzept des Ethik-Forums strukturell durch interdisziplinär zusammengesetzte Arbeitsgruppen, Schulungsseminare und Veranstaltungen wahrgenommen. Die interdisziplinären Arbeitsgruppen sind möglichst paritätisch mit Vertretern aus der Ärzteschaft und der Pflege zusammengesetzt. Hinzu kommen Leute von anderen Berufsgruppen, wie z.B. der Sozialarbeit, der Jurisprudenz, der Psychologie oder der Spitalseelsorge. Je nach Grösse einer Institution gibt es unterschiedlich viele Arbeitsgruppen: Es gibt Institutionen mit nur einer Kerngruppe und solche, die zusätzlich zur Kerngruppe themenspezifische Arbeitsgruppen – so genannte medizin-ethische Arbeitskreise – betreiben, oder sogar themenspezifische Kerngruppen haben, die ihrerseits wieder mit Untergruppen zu ihrem Thema arbeiten. Die Kerngruppen treffen sich alle sechs Wochen, die themenspezifischen Arbeitsgruppen alle drei bis vier Wochen.

7.2 Das Ethik-Forum am Universitätsspital Zürich

Das Ethik-Forum am Universitätsspital Zürich war das erste Ethik-Forum überhaupt schweizweit. Es wurde 1989 von der Pflegenden Dr. Dr. Silvia Käppeli als interdisziplinäre Arbeitsgruppe gegründet, um Fallbesprechungen im Sinne der Ethikberatung durchzuführen. Als Ethikerin wurde mir die Leitung des Ethik-Forums übertragen. Dabei habe ich sehr schnell die Gefahr der Trennung von Handlung und Verantwortung erkannt, denn sie war mir bereits bei meinem Auslandaufenthalt in den USA von 1984 bis 1987 beim Beobachten der Arbeit der hausinternen Ethiker an verschiedenen Kliniken in Boston, MA, aufgefallen. Die gleiche Entwicklung begann sich bei der Arbeit des ersten Ethik-Forums USZ abzuzeichnen. Bei der Konzeptentwicklung des Ethik-Forums legte ich deshalb sehr viel Wert auf den Grundsatz, dass Handlung und Verantwortung nicht getrennt werden dürfen. Verschiedene Behandlungsteams erhöhten mit ihren Anfragen zunehmend den Druck auf die Mitglieder des Ethik-Forums USZ, in schwierigen aktuellen Patientensituationen Ethikberatung anzubieten. Ich habe deshalb nach neuen Lösungen zur Unterstützung des medizinischen und pflegerischen Personals gesucht. Auf diesem Hintergrund habe ich die Idee der Entscheidungsverfahren entwickelt: Das Personal soll die Anwendung von Entscheidungsverfahren erlernen, sodass sie selbst in der aktuellen Entscheidungssituation ein Entscheidungsinstrument zur Hand haben, das ihnen die Entscheidungsfindung erleichtert, ihnen jedoch nicht die Entscheidungsverantwortung abnimmt. Ich entwarf das Modell der „7 – Schritte ethischer Urteilsbildung", welches in Zusammenarbeit mit interdisziplinären Arbeitsgruppen für spezifische Fragestellungen und Kontexte zu weiteren Entscheidungsfindungsverfahren modifiziert worden ist. Für die Umarbeitung des „7-Schritte-

Modells" zu themenspezifischen Entscheidungsverfahren kam es zur Gründung von neuen Arbeitsgruppen. Heute besteht das Ethik-Forum USZ strukturell aus einer Kerngruppe und verschiedenen themenspezifischen „medizin-ethischen Arbeitskreisen" zur Intensivmedizin und Stammzelltransplantation. Zu den ethischen Fragen des Transplantationsprozesses existiert ein „Ethik-Konsilium", das seinerseits wiederum aus einer Kerngruppe und vier Arbeitsgruppen besteht. Derzeit sind im Ethik-Forum USZ insgesamt 120 Personen engagiert, die sich in regelmässigen Zeitintervallen von drei bis sechs Wochen treffen. Mittlerweile gibt es 13 Ethik-Foren in Institutionen des Gesundheitswesens in der Ostschweiz und im Kanton Zürich.

8. Entwicklung, Implementierung, Anwendung und Evaluation von interdisziplinären ethischen Entscheidungsfindungsverfahren im Rahmen eines Ethik-Forums

In den verschiedenen Arbeitsgruppen werden interdisziplinäre, ethische Entscheidungsfindungsverfahren entwickelt. Diese durchlaufen bis zu ihrer endgültigen Einführung in einer Institution des Gesundheitswesens vier Phasen: Entwicklung, Implementierung, Anwendung und Evaluation.

8.1 Entwicklung

Gruppengründung: Die Entwicklung eines interdisziplinären ethischen Entscheidungsfindungsverfahrens beginnt mit der Gründung einer interdisziplinären Gruppe, deren Mitglieder bereit sind, sich den ethischen Dilemmata ihrer Tätigkeit zu stellen, sich mit anderen Lebensentwürfen auseinander zu setzen und hierfür ausreichend Zeit einzusetzen. Die Gruppe sollte sowohl im Hinblick auf die einzelnen Lebensentwürfe, als auch auf die verschiedenen Berufsgruppen und Hierarchiestufen möglichst heterogen zusammengesetzt sein. Um die Heterogenität der Gruppen zu erreichen, werden Leute angefragt, deren Lebensentwürfe man kennt. Die Pflegenden und die Ärzteschaft sind paritätisch darin vertreten. Hinzu kommen Vertreter und Vertreterinnen von anderen Berufsgruppen, wie z.B. Spitalseelsorger, Psychologen oder Sozialarbeiterinnen. Insgesamt haben diese problemspezifischen Arbeitskreise sieben bis fünfzehn Mitglieder.

Der erste medizin-ethische Arbeitskreis Neonatologie wurde am Universitätsspital in Zürich 1994 im Anschluss an eine Tagung zu den ethischen Fragen von Frühgeborenen in St. Gallen gegründet (Baumann-Hölzle, 1994). Dem Arbeitskreis gehörten an: Prof. Dr. med. Gabriel Duc, Chefarzt, Emanuela Erzinger Manea, Gruppenleiterin, Pfr. Katharina Hübner, Dr. med. Dieter Mieth, Leitender Arzt, Dr. med. Kurt von Siebenthal, Oberarzt, Silvia Rauch, stv. Stationsleitung Pflege und Priska Weber, Gruppenleiterin. Geleitet wurde der Arbeitskreis von mir als Ethikerin. Der Kreis traf sich alle drei Wochen zu einer eineinhalbstündigen Sitzung. Die Motivation der Mitglieder war enorm hoch, gab es in den ersten fünf Jahren doch nur gerade fünf Absenzen. Der medizin-ethische Arbeitskreis der Intensivstation für Unfallchirurgie und derjenigen für Innere Medizin waren in vergleichbarer Art und Weise zusammengesetzt.

Ist-Analyse: Die Arbeit dieser Gruppen beginnt jeweils mit einer Ist-Analyse, welche die Stärken und Schwächen der bisherigen Praxis der Entscheidungsfindung auf ihrer Station analysieren soll. Hierzu können Tonband- oder Videoaufnahmen gemacht werden. Vereinfacht kann auch mit Fallbesprechungen gearbeitet werden, wobei anhand der analysierten Fälle die Praxis der Entscheidungsfindung herausgearbeitet wird. Für Forschungsprojekte wird die Art und Weise, wie Entscheide auf einer Abteilung getroffen werden durch externe Experten erhoben. In der psychologischen Forschung werden solche Erhebungen „Stand-Null-Erhebungen" genannt.

Ethische Grundschulung: Nach der Ist-Analyse wird eine ethische Grundschulung durchgeführt mit dem Ziel, normative und empirische Fragestellungen und verschiedene ethische und moralische Argumentationsmodelle voneinander unterscheiden zu können und sich des eigenen Wertprofils bewusst zu werden. Im Anschluss an die Grundschulung werden, falls vorhanden, verschiedene ethische Entscheidungsfindungsmodelle und Begründungsfiguren für das eigene Praxisfeld kennen gelernt und auf ihre Anwendungstauglichkeit für die eigene Abteilung hin evaluiert.

Verfahrensentwicklung: Im Anschluss an die Modellsichtung entwirft die Gruppe ein eigenes Entscheidungsverfahren oder modifiziert ein bestehendes.

8.2 Implementierung

Vorstellung: Das Entscheidungsfindungsverfahren wird implementiert, indem es zuerst auf der jeweiligen Abteilung dem übrigen Personal vorgestellt und dessen Feedback eingeholt wird. Dabei kann es zu Modifikationen am Entscheidungsfindungsverfahren kommen. Dieser erste Schritt ist von grösster Bedeutung, denn nur so besteht Aussicht darauf, dass das Verfahren auf einer Abteilung akzeptiert wird.

Schulungen: Nach der Vorstellung des Entscheidungsfindungsverfahrens werden die hierfür notwendigen Kompetenzen der Anwender der Entscheidungsfindungsverfahren geschult. Dabei geht es wiederum um eine ethische Grundschulung mit dem Ziel, normative und empirische Fragestellungen auseinander halten zu können, sowie um Kommunikations- und Moderationsschulungen. Es werden auch beispielhaft Fallbesprechungen durchgeführt.

8.3 Einführung

Nach den Schulungen wird das Entscheidungsfindungsverfahren auf einer Abteilung in konkreten Patientensituationen angewendet. Diese Anwendung erfolgt noch unter der Supervision der Ethikerin und der Kommunikationstrainerin. Wiederum werden die Erfahrungen ausgewertet und das Verfahren unter Umständen nochmals modifiziert.

8.4 Anwendung

Nach der Einführungsphase wird das Entscheidungsfindungsverfahren auf der Abteilung generell angewendet. Die Entscheidungsfindungsprozesse und die getroffenen Entscheide werden protokolliert. Zur Qualitätssicherung finden Intervisionen statt.

8.5 Evaluation

Die Anwendung des Entscheidungsfindungsverfahrens wird in regelmässigen Abständen auf seine Prozess- und Outcomequalität hin einerseits und auf seine Modellkohärenz hin andererseits evaluiert. Damit sollen auch Entscheidungsautomatismen erkannt und vermieden werden. So soll z.B. auf keinen Fall ein bestimmtes Krankheitsbild automatisch zum Unterlassen von Intensivmassnahmen führen. Die Evaluation geschieht vor dem Hintergrund der vorhandenen Protokolle, kann aber auch andere Fragestellungen aufnehmen. Diese Evaluationen können wiederum zu Modellmodifikationen führen. Zusätzlich zur Evaluation der einzelnen Entscheide ist es sinnvoll, wenn die Entscheidungsfindungsverfahren von externen Experten mit Forschungsprojekten evaluiert werden, wie dies beim Neomodell geschehen ist: Nach seiner endgültigen Einführung auf der neonatalen Intensivstation wurde das Modell zwischen 1999 und 2001 in einem Nationalfondsprojekt auf seine Praxistauglichkeit hin ausgewertet.

9. Integrative Verantwortungsethik

9.1 Ethischer Kohärentismus

Die integrative Verantwortungsethik[2] bildet den theoretischen Hintergrund des Konzeptes „Ethik-Forum" und ist eine Variante des ethischen Kohärentismus. Danach hat ethisches Nachdenken nicht mehr die Aufgabe, letztgültige normative Fundamente herauszuarbeiten und von ihnen moralische Normen herzuleiten, sondern zwischen verschiedenen moralischen Argumentationsfiguren Kohärenz herzustellen,

---

2   Den Ethikentwurf der integrativen Verantwortungsethik haben wir im Rahmen des „Nachdiplomkurses für ethische Entscheidungsfindung im Gesundheitswesen" entwickelt, welcher von der Fachhochschule Aargau Nordwestschweiz zusammen mit dem Institut Dialog Ethik durchgeführt wird. Die „integrative Verantwortungsethik" ist aus meinen Arbeiten zum Würde- und Autonomieverständnis der Moderne hervorgegangen (vgl. hierzu Ruth Baumann-Hölzle, 1999).

welche den Akteuren aufgeklärte Selbstorientierung ermöglicht.[3] Unterschiedliche Moralsysteme und Ethikentwürfe werden dabei als sich ergänzende normative Systeme gesehen, die es zusammen mit den unterschiedlichen Wahrnehmungen der Wirklichkeit möglichst kohärent miteinander zu integrieren gilt. Im ethischen Entscheidungsfindungsprozess werden deshalb nicht nur normative Überlegungen angestellt; einbezogen wird auch das Fachwissen des jeweiligen Praxisfeldes einerseits und psychologisches, soziologisches und psychosoziales Fachwissen andererseits. Dadurch

> können diese Grundorientierungen bzw. Prinzipien fruchtbar gemacht werden, indem etwa (Klugheits-)Regelsysteme formuliert werden, welche die in einem solchen Netzwerk prinzipiierten moralischen Grundorientierungen für konkrete Handlungsfelder konkret repräsentieren. Allerdings sind solche regelförmigen Orientierungshilfen immer nur (provisorische) Anhaltspunkte zum Zweck einer Katalyse moralischer Selbstorientierung, nicht aber handlungsanleitende Rezepte, die in konkreten Situationen vorschreiben, was nun ‚im Namen der Moral' zu tun wäre. (Badura, 2002, S. 205)

9.2 Wertvoraussetzungen der modernen Gesellschaft

Problematisch beim ethischen Kohärentismus ist jedoch, dass Wertvoraussetzungen der Kultur der Moderne kaum reflektiert werden. Die Kultur der Moderne hat die nichtmenschliche Welt und mit ihr die Natur enttabuisiert, säkularisiert, materialisiert und ökonomisiert. Die Welt wird auch in der westlichen Welt nicht mehr als Schöpfung Gottes angesehen, deren Erhaltung gegenüber die Menschen Verantwortung tragen. Die Welt ist Mittel zum Zweck der menschlichen Bedürfnisbefriedigung.

Diese Entwicklung greift zunehmend auch auf das menschliche Leben und den Menschen über: Menschliches Leben wird Mittel zum Zweck und in neuer Art und Weise für Menschen verfügbar. Das menschliche Leben läuft dabei Gefahr, ebenfalls nach ökonomischen Aspekten beurteilt und ökonomischen Zwängen ausgesetzt zu werden. Diesen Entwicklungen können Entscheidungsverfahren nicht Einhalt

---

3 Vgl. den Artikel „Kohärentismus" im Handbuch der Ethik. (Dürwell, 2002, S. 194)

gebieten, denn sie basieren zwar auf dem grundsätzlichen Würdeanspruch jedes Menschen, können diese Haltung jedoch nicht einfordern. Es bedarf eines Paradigmenwechsels in der Gesellschaft, welcher den Würdeanspruch des menschlichen Lebens respektiert. Nur eine Kultur der Menschenwürde ist eine humane Kultur. Die integrative Verantwortungsethik setzt die Kultur der Menschenwürde in die verschiedenen Handlungsfelder um.

9.3 Würde- und Autonomieanspruch als ethischer Orientierungspunkt

Während der ethische Kohärentismus auf jegliches normative Axiom verzichtet, geht deshalb die integrative Verantwortungsethik vom Axiom der Menschenwürde als unhinterfragbare Vorgegebenheit aus, welche sich als Autonomieanspruch im Sinne eines Rechts auf Selbstbestimmung einerseits und als Pflicht zur Verantwortung gegenüber den existenziell gegebenen Abhängigkeiten im Handeln konkretisiert. So führt z.B. die existenzielle Abhängigkeit des Menschen von sauberer Luft und Wasser zur Pflicht, Luft und Wasser sauber zu halten.

Begrenzt durch die Gesetze und bestimmt durch die Richtlinien der jeweiligen Fachgesellschaften des Gesundheitswesens ist der ethische Orientierungspunkt bei der Anwendung der integrativen Verantwortungsethik für die Entscheide im Einzelfall der Würde- und Autonomieanspruch des Patienten und der Patientin, der als Axiom selbstevident ist und als solches die Menschenrechte begründet.

9.4 Spannungsverhältnis zwischen Autonomieanspruch und Autonomiefähigkeiten

Dieser grundsätzliche Anspruch auf Würde und Autonomie steht in Spannung zu den tatsächlichen Autonomiefähigkeiten und Abhängigkeiten des Patienten und der Patientin. Aber auch bei eingeschränkter Autonomiefähigkeit eines Menschen bleibt sein Anspruch auf Würde und Autonomie bestehen. Jeder urteilsfähige Patient und jede Patientin haben Anspruch auf informierte Zustimmung und es besteht die Pflicht des medizinischen und pflegerischen Personals zum Patientenempowerment, d.h. den Patienten und Patientinnen Rahmenbedingungen zur

Verfügung zu stellen, die ihnen einen informierten Entscheid ermöglichen. Es sind grundsätzlich alle Möglichkeiten auszuschöpfen, um bei einem zu treffenden Entscheid die Urteilsfähigkeit des Betroffenen wiederherzustellen. Urteilsfähigkeit bemisst sich dabei an dem zu entscheidenden Gegenstand. Deshalb haben auch bevormundete Menschen das Recht auf informierte Zustimmung in Medizin und Pflege in den Bereichen, die sie verstehen und deren Folgen sie abschätzen können. Auch averbale Äusserungen eines Menschen sind ernst zu nehmen.

Beim nicht urteilsfähigen Patienten besteht die Pflicht, nach seinem so genannt „mutmasslichen Willen" zu handeln. Auch der komatöse Patient hat Anspruch auf Würde und Autonomie. Beim nicht-urteilsfähigen Neugeborenen kann nicht nach seinem mutmasslichen Willen gefragt werden. In dieser Situation ist ein ihm und seinem mutmasslichen Lebenskontext angemessener Entscheid zu fällen.

9.5 Normatives und empirisches Würdeverständnis

Im Entscheidungsfindungsverfahren für Entscheide auf der neonatalen Intensivstation hat das Neugeborene Anspruch auf Menschenwürde. Diese Voraussetzung, das Neugeborene als mit eigener Würde versehen zu verstehen, ist nicht unumstritten, denn im Gegensatz dazu erkennen utilitaristische Ethikansätze menschlichem Leben nur unter bestimmten Bedingungen Menschenwürde zu (vgl. Kuhse/Singer, 1993). Bei diesen Ansätzen wird das formale Würdeverständnis zu einem inhaltlichen Begriff der Lebensqualität: Nur menschlichem Leben, welches bestimmte Qualitäten aufweist, wird dann noch Würde zuerkannt. Damit findet ein tief greifender Paradigmenwechsel in der medizinethischen Entscheidfindung statt: Die Menschenwürde verliert ihre Voraussetzungslosigkeit und wird der Handlungsmacht des Menschen untergeordnet. Das Menschsein wird nach äusseren Kriterien definierbar und in ganz neuer Art und Weise verfügbar. Damit einher geht eine Trennung des Willens des Menschen von seiner Leiblichkeit als natürliches menschliches Leben. Das menschliche Leben wird zum verfügbaren Material des menschlichen Willens. Der Eigenwert menschlichen Lebens wird dabei zugunsten der Materialisierung des menschlichen Lebens aufgegeben und menschliches Leben der Instrumentalisierung zugänglich gemacht. Hinter diesem Denken steht die Illusion menschlicher Allmacht. Das soll sein, was der Mensch will. Ein Mensch ist im Rahmen dieses Denkens nur liebeswürdig, wenn er von Menschen gewollt ist und deren Bedingungen entspricht. In einem solchen Kontext wird nicht die Zumutbarkeit der eingesetzten medizinischen und pflegerischen Leistungen und Mittel, sondern die Zumutbarkeit des Menschen für seine Umgebung abgewogen.

Das Modell der integrativen Verantwortungsethik, welche in Form von Entscheidungsverfahren angewendet wird, schützt menschliches Leben noch nicht gegen solche Materialisierung. Genauso, wie die Demokratie demokratisch abgewählt werden kann, kann auch verfahrensmässig entschieden werden, Menschen den moralischen Status einer Person nicht zuzuerkennen. Es bedarf deshalb zusätzlicher Wertentscheide, wie der genannte, jedes Neugeborene als eigenständige Person zu würdigen. Solche Wertentscheide werden im Kontext einer bestimmten Kultur gefällt, die eine bestimmte Haltung gegenüber Leben und Sterben einnimmt.

Obwohl die integrative Verantwortungsethik auf einem bedingungslosen und formalen Würdeverständnis basiert, orientiert es sich nicht am Ansatz der „Heiligkeit des Lebens", sondern lässt die Güterabwägung der Zumutbarkeit der Mittel und damit indirekte Güterabwägungen mit menschlichem Leben zu. Bei diesen Güterabwägungen steht ein Mensch als Person im Zentrum, für den ein angemessener Lebensentscheid gefunden werden muss. Dass jeder Mensch als bedingungslos mit einer Würde versehene Person geachtet werden soll, ist eine normative Voraussetzung und lässt sich zwar erfahren und rational begründen, nicht aber naturwissenschaftlich beweisen. Jeder Versuch, mittels naturwissenschaftlicher Fakten den moralischen Status eines Menschen feststellen zu wollen, ist ein naturalistischer Fehlschluss. Von etwas, das ist, kann nicht auf sein Sollen geschlossen werden.

9.6 Das Geheimnis der Person

Für die Entfaltung des Menschseins eines Neugeborenen genügt die ausreichende Versorgung seines Organismus mit Nährstoffen nicht, sondern es bedarf zusätzlich vertrauensvoller Beziehungen, welche es ermutigen, sein Menschsein zu leben und dabei lebendig zu werden. Auf diese „Ermutigung zum Sein", wie sie von Paul Tillich genannt wird (Tillich, 1952), ist nicht nur das Neugeborene, sondern sind alle Menschen angewiesen. Subjekt-Subjekt-Beziehungen ermutigen die Menschen zu ihrem Sein, wenn sie sich um ihrer selbst gegenseitig zuwenden und nicht als Objekt instrumentalisieren. In solchen Begegnungen erfährt sich der Mensch als Person. Diese Begegnungen bleiben dem Zugriff menschlicher Bestimmbarkeit geheimnishaft entzogen, denn die Subjekt-Subjekt-Beziehung, in der der Mensch sein Sein als Person erfährt, lässt sich nicht objektivieren, sondern entschwindet mit dem gelungenen Augenblick. Martin Buber nennt diese Art der Wahrnehmung der Menschen voneinander das „Innewerden". (Buber, 1979, S. 153) Erst dank solcher Beziehungen wird sich der Mensch seiner selbst als Person bewusst und begegnet ihm auch der andere Mensch als Person. In diesen Erfahrungen ist der Respekt vor dem anderem Menschen als Subjekt begründet. Diese Beziehungskraft, welche die Menschen miteinander verbindet und welche sie in Begegnungen miteinander erfahren, ist für mich für die ethische Entscheidfindung von grösster Bedeutung.

Ich vertrete deshalb die These, dass die Erkenntnis der Würde des Menschen, wonach es nicht zulässig ist, einen andern Menschen zu instrumentalisieren, dem Menschen aus der Erfahrung von solchen Subjekt-Subjekt-Begegnungen erwachsen ist. Die Menschenwürde lässt sich vom Menschen nicht fassen und objektivieren, sie lässt sich auch nicht mit äusseren Kriterien bestimmen und muss klar vor jedem Versuch geschützt werden, sie mit bestimmten Qualitäten und Eigenschaften von menschlichem Leben gleich zu setzen. Das Personsein des Menschen bleibt dem menschlichen Zugriff geheimnishaft im Wunder gelungener menschlicher Beziehungen verborgen. Die Person eines Menschen geht nicht auf in den Beziehungen zu anderen Menschen, denn ein Mensch hat darüber hinaus eine Beziehung zu sich selbst und zu Gott als der Kraft, die ihm seinen Lebenshauch und seine Beziehungskraft schenkt. Dank seiner Willensfreiheit kann sich der Mensch zu diesen Beziehungen verhalten und zu einer Persönlichkeit werden. Mit seiner Persönlichkeit soll er sein Personsein zur Entfaltung bringen. Menschliches Leben findet seinen Sinn deshalb darin, das eigene Personsein möglichst zu entfalten und im Verlaufe des Lebens zu einer Persönlichkeit zu werden.

Zwischen dem Personsein des Menschen und seiner Persönlichkeit besteht eine Spannung; die Person eines Menschen ist immer mehr, als von anderen Menschen und auch von ihm selbst erfasst werden kann. Das Menschsein menschlichen Lebens als Person offenbart sich zwar in Subjekt-Begegnungen, trotzdem bleibt es menschlicher Bestimmbarkeit entzogen. Karl Rahner spricht in diesem Zusammenhang vom Menschen als Subjekt und Person: „Ebendas, was wir mit Personhaftigkeit und Subjekthaftigkeit meinen, entzieht sich immer – gerade wegen der Transzendentalität dieser Erfahrung – einem unmittelbaren, isolierenden, regional eingrenzenden Zugriff." (Rahner, 1976, S. 42) Die befreiende Wirkung des Zuspruchs der Menschenwürde liegt darin, dass sie den Menschen unverfügbar ist und so jedem Menschen mit den Menschenrechten Schutz garantiert.

10. Ethische Zumutbarkeitsabwägungen

10.1 Menschliches Leben als Schaden?

Das ethische Kernproblem bei Entscheiden in der Intensivmedizin liegt in der Bestimmung dessen, was bei einem Patienten oder einer Patientin als „Schaden" zu qualifizieren ist. Bei Gerichtsurteilen im Ausland werden behinderte Kinder oft als Schaden qualifiziert. Dies stellt eine schwerwiegende Verletzung der Menschenwürde dar. Demgegenüber sollen aber die Schädigungen, welche der Einsatz der Intensivmedizin bei einem Patienten oder einer Patientin verursachen kann, verantwortet werden.

Das Schadenspotenzial der Technik ist einem Patienten oder einer Patientin gegenüber zu rechtfertigen. Bei dieser Sichtweise erzeugt die Technik den *Schaden an einem Menschen*, was klar vom Verständnis des *Menschen als Schaden* zu trennen ist, was eine grundsätzlich andere Haltung dem Patienten oder der Patientin gegenüber darstellt: Die Zumutbarkeit der verfügbaren medizinischen und pflegerischen Handlungsmöglichkeiten und nicht die Zumutbarkeit eines Patienten oder einer Patientin gegenüber ihrem Umfeld wird in Erwägung gezogen.

Trotzdem kommt man bei der Qualifikation einer Handlung als schädigend nicht um einen Bezugsrahmen und Kriterien herum. Was also wird in Bezug auf ein Kind als „schädigend" angesehen?

10.2 Das Recht auf ein eigenes Leben

Es wird als Pflicht angesehen, dass einem Menschen, dessen eigenes Leben auf dem Spiel steht, auch zu einem „eigenen" Leben verholfen wird. Dahinter steht die Überzeugung, dass jeder Mensch ein Recht darauf hat, ein „eigenes" Leben führen zu dürfen, indem er seine Abhängigkeiten frei gestalten kann. Bei dieser Sichtweise wird also bewusst nicht von der Illusion eines völlig unabhängigen Lebens ausgegangen, sondern von einem menschlichen Freiheitsverständnis, bei dem Abhängigkeit genauso zum Menschsein gehört wie Unabhängigkeit. Die Schwelle der Zumutbarkeit des Schädigungspotenzials der Medizintechnik wird dort überschritten, wo für Menschen keine Aussicht darauf besteht, dass sie je dahin kommen können, ein „eigenes" Leben in Abhängigkeit führen zu können. Wann dies der Fall ist, lässt sich aber nicht nach objektiven Kriterien festlegen, sondern ist in der einzelnen Patientensituation herauszuarbeiten, wie dies mittels der genannten Entscheidungsfindungsverfahren geschieht.

10.3 Begrenzte Verantwortungsfähigkeiten

Im Zentrum dieser Abwägungen über die Zumutbarkeit der angewendeten Mittel steht die Frage, inwieweit die Möglichkeiten der Intensivmedizin dem Patienten oder der Patientin dazu verhelfen, dass sie ihr Personsein in Beziehungen als ein ihnen „eigenes Leben" entfalten können, und zwar die Beziehung zu Gott, zu sich selbst und zu ihren Mitmenschen. Dabei geht es nicht um das Abwägen der Beziehungsfähigkeit des Patienten oder der Patientin selbst, sondern um das Abwägen der Möglichkeiten, mit dem Patienten oder der Patientin in Beziehung zu treten. Erst wenn alle diese Möglichkeiten ausgeschöpft worden sind und es irreversibel keine solche Möglichkeiten mehr gibt, zur Entfaltung des Personseins des Patienten oder der Patientin beitragen zu können, darf auf lebenserhaltende Massnahmen verzichtet werden. Nicht nur die Autonomiefähigkeiten der Menschen, sondern auch ihre Verantwortungsfähigkeiten sind begrenzt!

Weil sich das Personsein des Patienten oder der Patientin in Beziehungen entfaltet, sind all diejenigen Menschen in den Entscheidungsprozess mit einbezogen, welche eine Beziehung zu ihnen haben. Die berufliche Kompetenz und Erfahrung spielen für die Zukunftsprognosen des Patienten oder der Patientin in Bezug auf seine Entfaltungsmöglichkeiten eine grosse Rolle. Sie haben deshalb grosses Gewicht im Entscheidungsprozess.

In den Entscheidungsfindungsverfahren für die Intensivmedizin wird davon ausgegangen, dass das Risiko für einen Patienten oder eine Patientin umso grösser wird, je mehr verschiedene schädigende Wirkungen mit dem Einsatz der Medizintechnik verbunden sind. Es ist deshalb im Rahmen des Modells von zentraler Bedeutung, dass kein einzelner Faktor für den Entscheid allein bestimmend sein darf, sondern verschiedene Faktoren miteinander abgewogen werden. Eine einzelne schädigende Wirkung der Medizintechnik reicht nicht aus, um lebenserhaltende Massnahmen unterlassen zu dürfen.

10.4 Umkehr der Beweislast

In Entscheidungssituationen, in denen das Schadenspotenzial der Intensivmedizin als grösser einzustufen ist, als deren Potenzial, Patienten gesund überleben zu lassen, ist nicht der Verzicht auf den Einsatz von Intensivmassnahmen zu rechtfertigen, sondern deren Einsatz. Dies stellt wertmässig eine wichtige Umkehrung der Beweislast dar. Für ein gelungenes Sterben und möglichst geringes Leiden der Menschen auf den Intensivstationen ist genauso Verantwortung zu übernehmen wie für ihr Überleben. Im Rahmen dieses Denkens wird der Tod nicht als Feind angesehen, sondern als Gegenpol zur Geburt, mit dem stets zu rechnen ist (vgl. dazu Hess/Hess-Gabalzar, 2001, S. 69–71). Solche Abwägungen bezüglich der Zumutbarkeit von Intensivmassnahmen haben sich durch eine hohe Entscheidungsqualität auszuzeichnen.

10.5 Entscheidungsqualität

Bei jedem ethischen Entscheidungsfindungsprozess in Medizin und Pflege besteht die grundsätzliche ethische Herausforderung darin, den normativen Würde- und Autonomieanspruch des Patienten und der Patientin in der konkreten Situation umzusetzen und dabei ihre tatsächlichen Autonomiefähigkeiten und Abhängigkeiten zu berücksichtigen und in den Entscheidungsfindungsprozess einzubeziehen. Der Vollzug dieses ethischen Entscheidungsfindungsprozesses erfolgt nicht beliebig, sondern soll eine hohe ethische Prozessqualität aufweisen. Dies ist nur dann der Fall,

- wenn inhaltlich die Aspekte
  - der Charakterethik (Tugend und Gesinnung) und
  - der Prinzipienethik (deontologischer und teleologischer Ausprägung) und
- wenn formal die Aspekte der Verfahrensethik

berücksichtigt werden. Eine hohe Prozessqualität ist die Voraussetzung für ethisch fundierte und dem Patienten und der Patientin angemessene Therapieentscheide im Sinne einer hohen Outcomequalität. Dieses Vorgehen wird „integrative Verantwortungsethik" genannt.[4]

10.6 Ethische Entscheidungsfindungsverfahren

Die Methodik der integrativen Verantwortungsethik sind interdisziplinäre ethische Entscheidungsfindungsverfahren im Sinne der im Rahmen des Kohärentismus genannten regelförmigen Orientierungshilfen. Die Entscheidungsverfahren strukturieren den Entscheidungsfindungsprozess, ohne den Entscheid vorwegzunehmen. Für sie bestimmend als begrenzende Rahmenbedingungen sind primär die Gesetze und sekundär die Richtlinien der Fachgesellschaften. So ist zum Beispiel der Grundsatzentscheid für oder gegen aktive Sterbehilfe ein gesellschaftspolitischer Entscheid. Nur wenn aktive Sterbehilfe vom Gesetz zugelassen ist, steht sie als eine Handlungsoption für das Entscheidungsfindungsverfahren in der einzelnen Patientensituation zur Verfügung. Genauso wird der Entscheid über die Gestationsgrenze für den Einsatz von Intensivmassnahmen in der Neonatologie auf der Ebene der Fachgesellschaft getroffen. Ein ethisches Entscheidungsfindungsverfahren kommt nur dann zur Anwendung, wenn das Handeln für das Behandlungsteam seine Selbstverständlichkeit verloren hat und die Frage auftritt: „Was sollen wir tun?"

4 Vgl. Basistext 1 des Nachdiplomkurses interdisziplinäre Entscheidungsfindung im Gesundheitswesen des Instituts Dialog Ethik zusammen mit der Fachhochschule Aargau Nordwestschweiz, 2003.

Ein Entscheidungsfindungsverfahren stellt im Entscheidungsfindungsprozess Transparenz und Verbindlichkeit sicher, indem es eine auch im Nachhinein noch nachvollziehbare Struktur hat. Ethische Entscheidungsfindungsverfahren haben drei Strukturelemente, welche beim jeweiligen Entscheid protokolliert werden:

– Eine institutionelle Struktur,
– eine inhaltliche Ablaufstruktur und
– eine Evaluationsstruktur.

Die *institutionelle Struktur* hat sicherzustellen, dass alle von einem Entscheid betroffenen Personen in den Entscheidungsfindungsprozess einbezogen werden. Die Patientenautonomie ist dabei prioritär. Die institutionelle Struktur legt fest:

– wer ein ethisches Gespräch einberufen darf,
– welche Gruppenstruktur das Gespräch hat und
– wie die Gesprächsgruppe zusammengesetzt ist.

Die *inhaltliche Ablaufstruktur* gliedert den Entscheidungsfindungsprozess, ohne den Entscheid im Einzelfall vorwegzunehmen und hat Vergleichbarkeit, Verallgemeinerbarkeit, Kohärenz und Kausalität der Argumente im Entscheidungsprozess sicherzustellen. Sie hat folgende Anforderungen zu erfüllen:

– Perspektivenvarianz (Einbezug aller Wahrnehmungsperspektiven),
– Ansatzvarianz (Reflexion des Problems im Rahmen verschiedener Ethikansätze) und
– Dimensionenvarianz (Persönlichkeitsethik/Beziehungsethik/Gesellschaftsethik/Umweltethik).

Die *Evaluationsstruktur* hat eine doppelte Funktion: Zum einen soll sie garantieren, dass ein getroffener Entscheid immer wieder neu evaluiert wird und zum anderen, dass die Gesamtheit der getroffenen Entscheide auf Entscheidungsautomatismen hinterfragt und die moralische Haltung einer Abteilung immer wieder neu reflektiert wird.

Die Anforderungen der integrativen Verantwortungsethik lassen sich bei stellvertretenden Therapieentscheiden nur interdisziplinär erfüllen, denn nur durch das Zusammenspiel der verschiedenen Sichtweisen der an einem Entscheidungsfindungsprozess beteiligten Personen kann eine Gesamtperspektive sowohl des ethischen Dilemmas als auch der Problemlösung erreicht werden. Im Rahmen der integrativen Verantwortungsethik wird Autonomie als ein Prozess verstanden, in dessen Vollzug Verantwortung für das eigene Handeln übernommen wird. Dies gilt für die Patienten und Patientinnen, als auch für die Mitglieder des Behandlungsteams.

10.7 Entscheidungsverantwortung

Analog zum Anspruch des Patienten und der Patientin auf informierte Zustimmung respektive auf Berücksichtigung ihres mutmasslichen Willens tragen die Ärztin und der Arzt die Verantwortung der informierten Entscheidung. Der Entscheid als Ergebnis des integrativen Verantwortungsprozesses ist von der für eine Abteilung juristisch zuständigen Person zu verantworten. Diese Person hat deshalb ein Einspruchsrecht, wenn sie den Entscheid nicht mit ihrem Gewissen vereinbaren kann. Sie kann auch nach einem Gruppenkonsens nochmals eine ethische Gesprächsrunde einberufen. Verbindliche interdisziplinäre Entscheidungsfindungsverfahren schützen im Gegenzug die juristisch verantwortliche Person vor Haftpflichtansprüchen besser als dies bei einsamen Entscheiden der Fall ist. Zudem tragen alle am Entscheidungsfindungsprozess beteiligten Personen für den getroffenen Entscheid auch juristisch Mitverantwortung – gegenüber der Person, welche die Gesamtverantwortung trägt, jedoch nur in abgeschwächter Form.

10.8 Kompetenzen

Integrative Verantwortungsethik verlangt von den Entscheidungsverantwortlichen mehrere Kompetenzen: medizinische und pflegerische Fachkompetenz, interdisziplinäre Kommunikationskompetenz und Entscheidungskompetenz. Die letztere zeichnet sich aus durch Kritikfähigkeit gegenüber dem eigenen Lebensentwurf sowie durch die Fähigkeit, im Entscheidungsprozess verschiedene ethische Argumentationsmodelle zu erkennen und einen Entscheidungsprozess strukturiert zu leiten.

11. Grenzen menschlicher Entscheidungsfähigkeit

Bei der Anwendung von ethischen Entscheidungsfindungsverfahren ist das Bewusstsein wach zu halten, dass niemand zu wissen in Anspruch nehmen kann, der getroffene Entscheid sei dem Patienten oder der Patientin letztgültig angemessen. Auch bei diesen Entscheiden sind die Grenzen menschlicher Entscheidungsfähigkeit anzuerkennen, denn die wahre Zumutbarkeit der Möglichkeiten der Intensivmedizin bleibt menschlicher Entscheidungsfähigkeit letztlich verborgen. Trotzdem zwingt das enorme Können der modernen Intensivmedizin zur Wahl zwischen verschiedenen Handlungsoptionen. Aber auch wenn an einem Patienten oder einer Patientin nichts mehr „gemacht" werden kann, kann noch sehr viel für sie getan werden! Menschliche Freiheit ereignet sich manchmal gerade im Verzicht auf Handlungsmacht beim geduldigen Anwesendsein im gemeinsamen Warten auf den Tod.

Dem Tod mit allen Mitteln zu widerstehen und ihn als Feind zu bekämpfen, und ihn dann als Freund willkommen zu heissen, wenn es Zeit ist – in diesem Spannungsfeld bewegt sich die Entscheidungsfindung in der Intensivmedizin. Welch ethische Herausforderung!

Danksagung

Den Mitgliedern des ersten medizin-ethischen Arbeitskreises Neonatologie möchte ich an dieser Stelle ganz herzlich danken. Sie haben wesentlich zur Entwicklung der Idee der interdisziplinären, ethischen Entscheidungsfindungsverfahren beigetragen: Prof. Dr. Gabriel Duc, Emanuela Erzinger Manea, Dr. Diego Mieth, Silvia Rauch, Dr. Kurt von Siebenthal und Prisca Weber Zinnert.

Ebenfalls danken möchte ich den Mitgliedern des medizin-ethischen Arbeitskreises IPS Unfallchirurgie: Barbara Boxberger, Nadine Constantin, Dr. Tomislav Gaspert, Daniela Giaccometti, Irene Hasler, Dr. Urs Hepp, Daniela Lang, Dr. Véronique Müller, Prof. Dr. Reto Stocker und Pfr. Alexander Wunderli.

Danken möchte ich auch den Mitgliedern des medizin-ethischen Arbeitskreises IPS Innere Medizin: Trudi Bättig-Zogg, Gabi Claus, Barbara Epping, Dr. Manuel Fischler, Alexandra Just, Beatrice Koch und PD Dr. Marco Maggiorini.

Dr. Christof Arn danke ich besonders für seine Hinweise zum ethischen Kohärentismus. Er hat damit einen entscheidenden Beitrag zur Situierung der integrativen Verantwortungsethik in den gegenwärtigen ethischen Diskurs geleistet.

Markus Christen und Boris Bögli danke ich sehr für ihr ausserordentlich sorgfältig durchgeführtes Lektorat und die Durchsicht meines Textes.

Literatur

Abbott K. H. et al. (2001), CCM 29: 197–201.
Badura J. (2002), Die Suche nach Angemessenheit, in: „Ethik in der Praxis/Practical Ethics" hrsg. von Hans-Martin Sass Band 7, LIT Verlag Münster/Hamburg/London.
Baumann-Hölzle R. (1994), Lebensfähig um welchen Preis? Ethische Probleme der neonatalen Intensivmedizin. In: Sammelseparatum Schweiz. Rundschau Medizin (PRAXIS) 83: 529–62.
Baumann-Hölzle R. (1999), Autonomie und Freiheit in der Medizinethik, Immanuel Kant und Karl Barth, Alber Verlag, Freiburg im Br.
Baumann-Hölzle R. (2002), Medizin- und pflegeethische Entscheidfindung in der neonatalen Intensivmedizin – das „Zürcher Modell" und seine wertethischen Voraussetzungen, in: Theologie und biomedizinische Ethik, hrsg. Holderegger/Müller/Sitter-Liver/Zimmermann-Acklin, Universitätsverlag Freiburg im Br./Herder Verlag Freiburg im Br.: 297–315.
Beauchamp T. L. und Childress J. F. (1994, 4. Aufl.), Principles of Biomedical Ethics, Oxford University Press, New York/Oxford.
Buber M. (1979, 4. Aufl.), Die Zwiesprache, in: Das dialogische Prinzip, Verlag Lambert Schneider: 139–96, hier 153.
Brunner E. (1963, 2. Aufl.), Wahrheit als Begegnung. Theologischer Verlag Zürich, Zürich.
Cuttini M., Kaminski M., Saracci R., de Vonderweid U. (1997), The EURONIC project: A European concerted action on information to parents and ethical decision-making in neonatal intensive care, in: Paediatr Perinat Epidemical; 11: 461–74.
Cuttini M., Rebagliato M., Bortoloi P., Hanseln G., de Leeuw R., Lemoir S., Persson J., Reid M., Schroell, de Vonderweid U., Kaminsiki M., Lenhard H., Orzalesi M., Saracci R. (1999), Parental visiting, communication, and participation in ethical decisions: a comparison of neonatal unit policies in Europe, in: Arch Dis Child Fetal Neonatal Ed. 81: F84–F91.
Cuttini M., Nadai M., Kaminski M., Handen G., De Leuuw R. et al. (2000), End-of-life decisions in neonatal intensive care: physicians' self-reported practices in seven European countries, Lancet 355: 2112–18.
Deutsche Gesellschaft für Gynäkologie und Geburtshilfe, Deutsche Gesellschaft für Kinderheilkunde und Jugendmedizin, Deutsche Gesellschaft für Perinatale Medizin und Gesellschaft für Neonatologie und Pädiatrische Intensivmedizin: Frühgeburt an der Grenze der Lebensfähigkeit des Kindes, in: Zeitschrift für Geburtshilfe und Neonatologie 1998 (202) 261–63.
Dürwell M. (Hg.), (2002), Handbuch der Ethik, Metzlersche Verlagsbuchhandlung und Carl Ernst Poeschel Verlag, Stuttgart.
Hess Chr. und Hess-Gabalzar A. (2001), Menschenmedizin. Von der Vernunft der Vernetzung, R&R Sachbuchverlag, Zürich.
Hoerster N. (1995), Neugeborene und das Recht auf Leben, Suhrkamp Taschenbuch Wissenschaft, Frankfurt am Main.
Kuhse H., Singer P. (1993), Muss dieses Kind am Leben bleiben? Das Problem schwergeschädigter Neugeborener, Harald Fischer Verlag, Erlangen.

Prendergast T.J. et al. (1998), AJRCCM 158: 1163.
Rahner K. (1976, 9. Aufl.), Grundkurs des Glaubens. Einführung in den Begriff des Christentums, Herder Verlag, Freiburg/Basel/Wien.
Ringeling H. (1988), Leben im Anspruch der Schöpfung. Beiträge zur Fundamental- und Lebensethik, Universitätsverlag Freiburg i.Ue., Verlag Herder Freiburg im Br., Freiburg/Wien.
Von Siebenthal H., Baumann-Hölzle R. (1999), Ein interdisziplinäres Modell zur Urteilsbildung für medizin-ethische Fragestellungen in der neonatalen Intensivmedizin, Ethik in der Medizin, Ethik Med. 11: 233–45.
Thielicke H. (1976), Mensch sein – Mensch werden. Entwurf einer christlichen Anthropologie, R. Pieper & Co. Verlag, München/Zürich.
Tillich P. (1952), The courage to be. Yale University Press, New Haven/London.
Vincent J.L. (1999), CCM 27: 1626–33.

Entwicklung eines Entscheidungsfindungsmodells aus Sicht des Intensivstation-Betreuungsteams

Irene Hasler und Marco Maggiorini

Die Fortschritte der Intensivmedizin haben in den letzten Jahrzehnten dazu geführt, dass viele Patienten mit schweren lebensbedrohlichen Erkrankungen am Leben erhalten werden können. Nicht immer gelingt es, rasch eine Heilung zu erzielen; es wird immer schwer kranke Patienten geben, die für längere Zeit von intensivmedizinischen Therapien abhängig bleiben werden. Intensivmedizinische Therapien können das Sterben verlängern. Im Umkehrschluss bedeutet dies, dass heute bei rund 50% der verstorbenen Intensiv-Patienten die lebenserhaltenden Therapien eingestellt wurden – in einigen Weltregionen sogar mehr. Meistens ist es der Arzt als juristisch Verantwortlicher, der diesen Entscheid alleine treffen muss. Ziel unserer Arbeit ist, ein vom Individuum unabhängiges ethisches Entscheidungsmodell zu entwickeln. Unser Modell ist strukturiert, fügt sich in den Ablauf der Behandlung des Patienten auf der Intensivstation ein und basiert auf dem mutmasslichen Willen des Patienten. Kernstück unseres Entscheidungsmodells ist eine in zwei Gruppen aufgeteilte ethische Gesprächsrunde. Fixe Bestandteile des Gespräches sind die Erhebung des mutmasslichen Willens des Patienten, die Darstellung des medizinischen, pflegerischen und sozialen Sachverhaltes und die Formulierung des ethischen Dilemmas. Abhängig vom Schweregrad des Leidens des Patienten, seiner Kurz- und Langzeitperspektive, erarbeiten die Teilnehmer der ethischen Gesprächsrunde die für den Patienten sinnvollste intensivmedizinische Behandlung. Ziel dieses Entscheidungsprozesses ist, eine intensivmedizinische Behandlung zu wählen mit der Absicht, Gutes zu tun, nicht zu schaden, den mutmasslichen Patientenwillen zu respektieren und sozial gerecht zu sein. Das Gespräch wird protokolliert und ist Bestandteil der Krankengeschichte. Mit der Implementierung dieses Modells erhoffen wir uns, einen weiteren Impuls zur Legitimation und

Erforschung des Themas End-of-life care *zu geben und die Kultur der Behandlung des schwer kranken Intensivpatienten zu verbessern.*

1. Einführung

1.1 Die Einschränkung von lebensverlängernden therapeutischen Massnahmen

Fortschritte im Verständnis der pathophysiologischen Mechanismen des akut kranken Patienten sowie die technische Entwicklung haben in den letzten Jahren dazu geführt, dass viele Patienten ihre lebensbedrohliche Erkrankung innert weniger Tage überstehen. Bei anderen hingegen ist der Weg zur Überwindung der Lebenskrise sehr lang und oft sind sie „zu gesund" um zu sterben, dennoch „zu krank", um den Gesundheitszustand vor der Lebenskrise wieder zu erreichen. Die Sterblichkeit auf den Intensivstationen liegt weltweit zwischen 10 und 20%. (Cook et al., 2004; Sprung et al., 2003) Bei sterbenden Patienten wird jedoch nicht selten durch die intensivmedizinischen Massnahmen der Sterbeprozess und somit der Leidensweg verlängert. In den letzten 20 Jahren hat damit auch der Anteil der Intensiv-Patienten, denen in ihren letzten Lebensstunden intensivmedizinische lebensverlängernde Massnahmen vorenthalten oder entzogen wurden, stets zugenommen. Aus den USA wird berichtet, dass bei 90% der Patienten, die auf der Intensivstation versterben, die intensivmedizinische Unterstützung limitiert wurde. In der ersten Hälfte der 80er-Jahre waren es erst 50%. (Prendergast and Luce, 1997) In Frankreich sind es gemäss Ferrand und Mitarbeiter (Ferrand et al., 2001) 53% der verstorbenen Intensiv-Patienten, bei denen der Entscheid getroffen wurde, lebenserhaltende Therapien zu limitieren. Gründe für die Einschränkung der therapeutischen Massnahmen waren eine aussichtslose Situation oder eine hohe Wahrscheinlichkeit, dass der Patient nur mit einer stark eingeschränkten Lebensqualität überlebt. Cook berichtete kürzlich in einer prospektiven Evaluation von 851 beatmeten Patienten aus 15 universitären Intensivstationen (11 Kanada, 2 USA, 1 Schweden und 1 Australien), dass bei 166 der 312 verstorbenen Patienten der Tod eintrat, nachdem die mechanische Beatmung bewusst beendet worden war. (Cook et al., 2003) In einer Multivarianzanalyse untersuchte Cook auch die möglichen Faktoren, die mit dem Abbruch der mechanischen Beatmung assoziiert waren und somit zum Ableben des Patienten führten. Den Entscheid, die Therapie zu beenden, beeinflussten in absteigender Reihenfolge:

1) der mutmassliche Wunsch des Patienten (eruiert durch das Gespräch mit dem Patienten oder den Angehörigen), intensivmedizinische Massnahmen zu limitieren;
2) die ärztliche Einschätzung, dass der Patient weniger als 10% Chancen hat, die Intensivstation zu überleben;
3) die ärztliche Einschätzung, dass der Patient das Spital noch einen Monat nicht verlassen kann, weil kognitiv schwer eingeschränkt; und
4) der Bedarf an kreislaufunterstützenden Medikamenten (Vasoaktiva).

Für die Schweiz gibt es keine ähnliche Erhebungen, es ist aber sehr wahrscheinlich, dass die geschilderten Zahlen und das beschriebene Verhalten auch unsere Realität widerspiegeln.

1.2 Kultur der Einschränkung lebensverlängernder Massnahmen

Wann lebensverlängernde Massnahmen bei Patienten eingeschränkt werden sollen und wie dies geschehen soll, wird in Europa ganz unterschiedlich beurteilt. In Holland wird in 90% der Fälle im Voraus festgelegt, ob im Fall eines plötzlichen Herz-Kreislaufstillstands eine Reanimation erfolgen soll oder nicht, in Italien hingegen nur bei 8% der Patienten. (Vincent, 1999) Eine Umfrage bei allen Intensivmedizinern in Portugal (Rücklaufquote 66%) ergab, dass alle das Reanimationsverhalten in ihren Krankengeschichten festhalten. 95% der Befragten schränken lebensverlängernde Therapien ein und leiten in den meisten Fällen dann eine palliative Behandlung ein. (Cardoso et al., 2003) Ganz andere Resultate brachte eine Umfrage bei den Ärzten aller 20 Intensivstation der Stadt Mailand (Rücklaufquote 87%). 22% der Befragten schätzten dort, dass weniger als 10% ihrer Todesfälle auf das Vorenthalten einer lebensverlängernden Massnahme zurückzuführen sind. Nur 6% der Befragten glaubten, dass dies in mehr als 25% der verstorbenen Patienten auf ihrer Intensivstation zutrifft. (Giannini et al., 2003) Aus dieser Umfrage ging auch hervor, dass 89% der Befragten ein ethisches Konsilium für *End-of-life care*-Entscheidungen nie in Betracht zogen, 58% nicht bereit sind, den autonomen Patientenwillen zu respektieren, und 48% nie einen Eintrag über eine eingeschränkte therapeutische Massnahme in der Krankengeschichte machen würden. Die beiden Akte, entweder auf eine Therapie zu verzichten oder sie zu entziehen, wird von 47% der Befragten als Handlungen unterschiedlicher ethisch-moralischer Gewichtung bezeichnet, währenddem 53% keinen Unterschied sehen. (Giannini et al., 2003)

1.3 Die Entscheidungsverantwortung

Aus den Ergebnissen der in den letzten Jahren publizierten Studien geht deutlich hervor, dass es in der Mehrheit der Länder und Institutionen meistens der behandelnde Arzt alleine ist, der den Entscheid zu fällen hat, lebensverlängernde Massnahmen einzuschränken oder einzustellen. Pflegepersonen und Patienten werden selten in diesen Entscheidungsprozess einbezogen. (Ferrand et al., 2001; Cardoso et al., 2003) Dieser Zustand scheint, wenigstens in Frankreich, gemäss einer Umfrage bei 3'156 Pflegenden und 521 Ärzten (133 Intensivstationen) besonders für die Pflegenden unbefriedigend zu sein. (Ferrand et al., 2003) In dieser Umfrage wurde der Entscheidungsprozess für die Einschränkung oder den Entzug lebensverlängernden Massnahmen von 73% der Ärzte, aber nur von 33% der Pflegenden als zufriedenstellend beurteilt. 50% der Ärzte, aber nur 27% der Pflegenden glaubten, dass das Pflegeteam in den Entscheidungsprozess genügend involviert wurde. Im Gegensatz dazu waren aber über 90% der Befragten der Meinung, dass der Entscheid gemeinsam durch Ärzte und Pflegende gefällt werden sollte. 42% der Pflegenden und 30% der Ärzte beanspruchen, dass das betreuende Pflege-Ärzteteam auch für die Unterlassung oder Einstellung der therapeutischen Massnahmen vor dem Gesetzgeber die Verantwortung tragen sollte. (Ferrand et al., 2003) Aus dieser Umfrage zieht Ferrand den Schluss, dass Pflegende vermehrt in den Entscheidungsprozess einbezogen werden sollten, weil dies die Qualität des Entscheidungsprozesses steigert. Ein ausgewogenes Gleichgewicht zwischen der eher pessimistischen Sicht der Pflegenden und der optimistischen Sicht der Ärzte-Teams (Frick et al., 2003) ist höchstwahrscheinlich eine gute Mischung. Eine solche möchten wir mit unserem ethischen Entscheidungsmodell realisieren.

1.4 Kommunikation im Entscheidungsprozess

Ein wichtiger Schritt im Entscheidungsprozess beim sterbenden Patienten auf der Intensivstation ist die Kommunikation mit den Angehörigen. Vincent stellte in seiner Umfrage fest, dass in Europa nur in ca. 10% der Fälle die Angehörigen vollständig über den Zustand des Patienten informiert oder in den Entscheidungsprozess über eine Limitierung des therapeutischen Vorgehens einbezogen werden. (Vincent, 1990) Heute sind sich in Frankreich je 75% der Ärzte und der Pflegenden einig, dass die Familie immer über den Entscheid informiert werden sollte, therapeutische Massnahmen einzuschränken oder zu unterlassen. (Ferrand et al., 2003) 35% der Pflegenden und 59% der Ärzte sind aber der Meinung, dass eine vollständige Information bei den Angehörigen noch mehr Stress in dieser schwierigen Situation verursacht. Einen Hinweis darauf, was die Öffentlichkeit denkt, gibt die Arbeit von Sjokvist und Mitarbeiter aus Schweden. (Sjokvist et al., 1999) 48% der befragten Laien waren der Meinung, dass ein einwilligungsfähiger Patient den Entscheid über das Sistieren lebensverlängernder therapeutischer Massnahmen alleine, ohne den Arzt, treffen muss. Beim nicht-einwilligungsfähigen Patienten waren hingegen 73% der Befragten der Ansicht, dass der Entscheid gemeinsam von der Familie und dem Arzt des Patienten gefällt werden muss. Es ist Aufgabe zukünftiger Forschungsprojekte zum Entscheidungsprozess bei sterbenden Patienten auf der Intensivstation zu zeigen, was die realen Bedürfnisse der Patienten und deren Angehörigen sind. (Cook et al., 2004)

1.5 Der Entscheidungsprozess

Der Prozess, den der verantwortliche Arzt oder die verantwortlichen Ärzte, die Pflegenden und die Familie des Patienten durchlaufen müssen, bis sie die Frage „Ist es angebracht, die lebensverlängernde Therapie weiterzuführen?" beantworten können, ist für alle Beteiligten emotional belastend und oft Quelle für Kommunikationspannen, die zu Missverständnissen und sachfremden Meinungsverschiedenheiten führen. Diese wiederum gefährden die Qualität der Behandlung des Patienten und lösen Schuldgefühle und Unzufriedenheit bei den behandelnden Ärzten und Pflegenden sowie den Familienangehörigen aus. (Abbott et al., 2001) Diese Kettenreaktion kann vermieden werden, wenn der Intensivmediziner rechtzeitig klinische und prognostische Informationen weitergibt, eine adäquate Sedation und Schmerztherapie gewährleistet und einen angenehmen, aber bestimmten situativen Umgang mit den Angehörigen, Pflegenden und mitbetreuenden Ärzten pflegt. Eine gute Kommunikationskultur vermag möglicherweise die Last der individuellen Verantwortung für den gefassten Entscheid zu mindern. Ein auf den Patienten fokussierter Konsens unter allen Beteiligten entlastet den Entscheidungsträger und fördert die Qualität des Sterbeprozesses. (Prendergast and Puntillo, 2002, Chaitin et al., 2003) Ziel unseres Entscheidungsfindungsmodells ist es, eine qualitativ hoch stehende Betreuung des schwer kranken Intensivpatienten zu garantieren und eine Änderung in der Kultur des Entscheidungsprozesses zu bewirken, der Ausgangspunkt ist für eine palliative intensivmedizinische Behandlung oder für eine Sterbebegleittherapie.

2. Elemente zum Verständnis des ethischen Entscheidungsprozesses auf der Intensivstation

2.1 Der Patient

Ein Patient wird auf der Intensivstation angemeldet. Ob er aufgenommen oder abgelehnt wird, stellt bereits den Beginn des ethischen Entscheidungsprozesses dar. Ressourcenknappheit oder die aussichtslose Situation des Patienten sind Kriterien für die Verweigerung der Aufnahme eines Patienten auf die Intensivstation. Untersuchungen haben gezeigt, dass weniger als 10% der angemeldeten Patienten abgewiesen werden. (Vincent, 1990; McNarry and Goldhill, 2004) Aus ethischer Sicht wichtige Fragestellungen für den Aufnahmeentscheid in die Intensivstation sind:

1) Wünscht der Patient dies?
2) Wenn ja, ist er unmittelbar lebensgefährdet und/oder ist die Sicherheit des Patienten auf der Abteilung nicht mehr gewährleistet?

3) Was kann die Intensivstation dem Patienten mehr bieten als die Normalabteilung, falls es sich um einen Patienten mit eingeschränkter Lebenserwartung oder mit der Verordnung handelt, keine Reanimation durchzuführen?

Dabei ist es wichtig, im Voraus zu definieren, welche Art der intensivmedizinischen Behandlung der Patient haben soll. Beim nicht urteilsfähigen Patienten mit ungenügenden anamnestischen Angaben gilt der Grundsatz „im Zweifel fürs Leben".

Nach der Aufnahme auf der Intensivstation durchläuft der Patient 4 Phasen:

Phase 1: Die erste Phase dauert in den meisten Fällen 24 Stunden. Diese Zeitspanne ist in der Regel notwendig, um eine erste Bilanz des akut lebensgefährdeten Patienten ziehen zu können. Anamnese, Untersuchung des Patienten (Status), Laboruntersuchungen und bildgebende Verfahren erlauben innert weniger Stunden, eine grobe medizinische Prognose des Patienten abzugeben, das Ziel des Intensivstationsaufenthaltes zu formulieren und ein erstes Konzept für den Einsatz von lebensverlängernden Massnahmen zu erstellen.

Phase 2: In der Regel erstreckt sich die zweite Phase von Tag 2 bis Tag 3. Diese Zeit wird genutzt, um die definitive Beurteilung des Patienten vorzunehmen und die Perspektive auf Heilung oder Wiederherstellung des Gesundheitszustandes vor der jetzigen Krise zu formulieren. In dieser Zeit ist es ebenfalls möglich abzuschätzen, ob der Patient auf die eingeleitete Therapie anspricht. Falls neue Ereignisse den Verlauf des Patienten prägen, ist eine neue Beurteilung und Einschätzung der Perspektive des Patienten vorzunehmen. Ein neues Ereignis leitet die nächste Phase ein.

Phase 3: Verbessert sich der Zustand des Patienten nicht deutlich, so beginnt in der Regel mit dem 4. Tag auf der Intensivstation die Phase 3. In dieser Phase machen sich auch zum ersten Mal allfällige Komplikationen der eingeleiteten intensivmedizinischen Massnahmen, z.B. Katheterinfekte, bemerkbar. Diese können den Verlauf des Patienten massgeblich beeinflussen. Somit ist eine erneute globale Beurteilung der Situation des Patienten in dieser Phase unabdingbar. Spätestens jetzt soll sich auch das behandelnde Team erstmals seit Eintritt des Patienten auf die Intensivstation die Frage stellen: „Wie sinnvoll ist die Fortsetzung der eingeleiteten intensivmedizinischen Massnahmen?" In einem Gespräch informiert der Arzt die Angehörigen über die Situation und die Perspektive für den Patienten. Wenn die Perspektive des Patienten es erfordert, ist eine Einschränkung der lebensverlängernden Massnahmen zu diskutieren.

Phase 4: Der Patient kommt in die Phase 4, falls er länger als 6 bis 7 Tage auf der Intensivstation liegt. Beim Ausbleiben eines Therapieerfolges sollte sich zu diesem Zeitpunkt das gesamte Betreuungsteam fragen, wie sinnvoll die Weiterführung der intensivmedizinischen Massnahmen noch ist. Aus einer erneuten Beurteilung der Situation des Patienten wird sich möglicherweise ergeben, dass das Einleiten neuer intensivmedizinischer lebensverlängernder Massnahmen nicht mehr sinnvoll ist oder sogar laufende therapeutische Massnahmen abgebaut werden sollten. Das Einberufen einer informativen Sitzung mit den betreuenden Ärzten und den Angehörigen des Patienten ist unabdingbar.

2.2 Ethische Entscheidungsfindung beim nicht-einwilligungsfähigen Patienten

Das Vorgehen beim Patienten richtet sich nach dessen mutmasslichem Willen (Autonomie des Patienten) sowie nach den Prinzipien, dem Patienten Gutes zu tun (Wohltätigkeit), ihm durch die eingeleiteten therapeutischen Massnahmen nicht zu schaden und die soziale Gerechtigkeit zu berücksichtigen (Ressourcenverteilung).

Um den mutmasslichen Willen des Patienten zu erheben, wird nach einer Patientenverfügung gefragt. Ist eine Patientenverfügung vorhanden, gewinnt sie umso mehr an Bedeutung, je stärker sie mit dem jetzigen Leidenszustand in Verbindung gebracht werden kann und jüngeren Datums ist. Werden Personen explizit in der Patientenverfügung genannt, so werden deren Angaben gegenüber anderen Bezugspersonen vorrangig behandelt. Falls keine Patientenverfügung vorhanden ist, wird nach Bezugspersonen gesucht, die über den Willen des Patienten Auskunft geben können. Dabei können Gespräche mit Lebenspartner, Kindern, Freunden, Hausarzt, Seelsorger/-in und – bei alleinstehenden Personen – ev. Nachbarn nützlich sein. Eine hilfreiche Frage ist: „Wie hat sich der Patient zu vergleichbaren Situationen bei anderen Personen geäussert"?

Bei der Überprüfung der ethischen Prinzipien, dem Patienten
Gutes zu tun und nicht zu schaden, müssen die Überlebenschancen
des Patienten bei einer Fortsetzung und umgekehrt bei einem Abbruch
der therapeutischen Massnahmen abgeschätzt werden. Zu berücksichtigen sind dabei die Punkte, wie belastend die eingeleiteten lebenserhaltenden Massnahmen für den Patienten sind und ob sie dem Patienten zugemutet werden können. Folgende Fragen sind in diesem Kontext
von Bedeutung:

− Wird durch die therapeutischen Massnahmen das Sterben des Patienten verlängert?
− Verursacht die Behandlung Leiden?
− Besteht Hoffnung auf selbstständige Vitalfunktionen nach dem Spitalaufenthalt?

Ausserdem ist zu eruieren, über welche Ressourcen die Familie des
Patienten und die Gesellschaft verfügen, um die Folgeschäden der
Krankheit zu tragen und weiter zu reduzieren. Voraussetzungen für die
Beantwortung dieser Fragen sind gute medizinische Fachkenntnisse
und breite Kenntnisse über das soziale Umfeld des Patienten. Erst mit
der Integration dieser Informationen gelingt es dem Intensivteam, die
Kurzzeitperspektive (Wochen) und Langzeitperspektive (Monate) des
Patienten einzuschätzen. Erst am Ende dieses langen Evaluationsprozesses wird es dem Intensivteam möglich sein, die Umsetzung der Prinzipien, Gutes zu tun, nicht zu schaden und sozial gerecht zu sein zu
formulieren und somit auch das ethische Dilemma zu äussern (vgl.
Tab. 1). Erst diese Analyse ermöglicht dem Intensivteam eine sorgfältige
Güterabwägung und eine Konsenslösung für das ethische Dilemma.

*2.3 Therapeutische Optionen für die Behandlung
des schwer kranken Intensivpatienten*

Das therapeutische Vorgehen bei schwer kranken Patienten lässt sich
in vier Grundtendenzen unterteilen (vgl. auch Tab. 2, Seite 167).
− *Fortsetzung der Maximaltherapie.*
− *Festlegung einer differenzierten Therapie.* Hier wird festgehalten,
auf welche therapeutische Massnahmen im Kontext der Patientenperspektive verzichtet wird *(withhold).*

Therapeutischer Eingriff	Absicht „Gutes zu tun"	Potenzielle Nebenwirkung, „Schaden"
Maschinelle Atemunterstützung (Beatmung)	Linderung der Atemnot, Ersticken verhindern	Komplikationen der Langzeitbeatmung (Infektionen, Schädigung der Lunge durch das Atemgerät)
Diagnostische Röntgenuntersuchung mit Kontrastmittel	Vermeiden, dass eine Diagnose verpasst und damit eine potenzielle Therapie vorenthalten wird.	Das Kontrastmittel könnte die Niere derart schädigen, dass ihre Funktion nur mit einem Nierenersatzverfahren überbrückt werden kann.
Implantation eines Herzdefibrillators bei lebensbedrohlichen Herzrhythmusstörungen (Kammertachikardie, Kammerflimmern)	Ein elektrischer Stoss verhindert das Eintreten eines plötzlichen Herzstillstandes.	Jeder elektrische Stoss löst Schmerzen, Stress und Angst aus.
Einleiten eines Nierenersatzverfahrens 48 Stunden nach einem Oesophagusvarizen-Blutungsrezidiv bei fortgeschrittener Leberzirrhose	Einsetzen eines Nierenersatzverfahrens bis zur Erholung der Niere, wenn die Behandlung der akuten Blutung erfolgreich ist.	Das Nierenersatzverfahren verlängert das Leben des Patienten um einige Wochen/Monate, ohne ihm eine gute Chance zu geben, das Spital während dieser Zeit verlassen zu können (die 30-Tage-Mortalität der Leberzirrhose in diesem Stadium ist 60%)

Tab: 1. Gegenüberstellung der Auswirkungen therapeutischer Handlungen hinsichtlich der Prinzipien „Gutes tun" und „Schaden vermeiden".

– *Verzicht auf eine lebensverlängernde Therapie.* Damit wird festgelegt, dass eine bereits eingeleitete lebenserhaltende Therapie entzogen wird *(withdrawal).* Dieser therapeutische Entscheid leitet die palliative intensivmedizinische Behandlung des Patienten ein.
– *Sterbebegleittherapie.* Bei diesem therapeutischen Vorgehen nehmen die behandelnden Ärzte in Kauf, dass die eingeleitete sedative und schmerzlindernde Therapie den Sterbeprozess beschleunigen kann.

Als *palliative Therapie* versteht man eine Therapie, die das Wohlbefinden des Patienten erhöht, indem Symptome und Schmerzen aggressiv mit Sedativa und Schmerzmitteln behandelt werden, ohne dass sie auf den

Grundverlauf der Erkrankung einen Einfluss haben. Ernährung und Flüssigkeitsersatz werden im Normalfall in dieser Situation weitergeführt. Eine *Sterbebegleittherapie* ist keinesfalls der Euthanasie gleich zu setzen. Die Euthanasie, das aktive Einleiten des Todes durch eine Überdosis von Medikamenten, ist vom Gesetz verboten.

Zwischen der differenzierten Therapie und einem Therapieabbau anzusiedeln ist das Einfrieren der bestehenden Therapie: Sie wird für einen befristeten Zeitraum (maximal 72 Stunden) beschlossen, um mehr Zeit zu gewinnen, bevor dem Patienten eine therapeutische Massnahme entzogen wird, die zu einem raschen Ableben führen würde. Ein Einfrieren der Therapie bedeutet, dass bei einer zusätzlichen Verschlechterung neue therapeutische Optionen nicht mehr in Betracht gezogen werden und dass bestehende Behandlungen nicht weiter ausgebaut werden.

2.4 Das Familiengespräch

Bevor der Entscheid vollzogen wird, muss er im Rahmen eines Gespräches den Angehörigen mitgeteilt werden. Dieses Gespräch wird in der Literatur auch Familiengespräch genannt. Im Vorfeld dieses Gespräches empfiehlt es sich, die Angehörigen über die bestehenden therapeutischen Massnahmen (Apparate, Medikamente) zu informieren und über die Bedeutung der Konferenz aufzuklären. Falls zusätzliche Informationen für die Erhebung des mutmasslichen Patientenwillens notwendig sein sollten, müssen die Angehörigen aufgefordert werden, diese einzuholen. Kulturelle und religiöse Bedürfnisse des Patienten und der Angehörigen sollten erfragt und berücksichtigt werden. Wenn immer möglich sollte die Zusammensetzung der Gesprächsrunde gemeinsam mit den Angehörigen im Vorfeld festgelegt werden. Dabei ist es wünschenswert, dass sowohl Ärzte als auch Pflegende am Familiengespräch teilnehmen. Auf Wunsch der Angehörigen können zusätzlich Seelsorger, Sozialarbeiter oder andere Personen als psychische Unterstützung beigezogen werden. Eröffnet wird das Gespräch dadurch, dass den Angehörigen das Ziel der Konferenz, nämlich die Empfehlung des Behandlungsteams zu besprechen und in diese einzuwilligen, erläutert wird. Anschliessend werden die Ereignisse zusammengefasst, die Patientenperspektive formuliert und der Entscheid des Betreuungsteams mitgeteilt. Bei einem Verzicht auf weitere therapeutische Massnahmen ist es wichtig, den Angehörigen zu vermitteln, dass das Einstellen der lebensverlängernden Massnahmen kein Abbruch der Sedation und Schmerztherapie bedeutet. Im Gespräch ist dabei zu beachten, dass den Angehörigen nicht das Gefühl vermittelt wird, sie müssten den Entscheid über Fortsetzung oder Abbruch der therapeutischen Massnahmen treffen. Schliesslich werden Wille und Wünsche der Angehörigen angehört. Zeitdruck und Hektik sollten vermieden werden, und stille Minuten müssen akzeptiert werden.

3. Ein strukturiertes ethisches Entscheidungsfindungsmodell

3.1 Ablauf

Die ethische Evaluation unseres Vorgehens auf der Intensivstation beginnt mit der Aufnahme des Patienten und endet mit dessen Entlassung. Dies ist ein dynamischer Prozess, der nebst dem medizinischen und pflegerischen Sachverhalt parallel geführt werden muss. Ausgelöst wird der strukturierte Entscheidungsprozess in dem Moment, wenn sich eine Betreuungsperson erstmals fragt, ob die intensivmedizinische Behandlung noch sinnvoll ist. Unser Entscheidungsfindungsmodell soll ein Algorithmus für die Entscheidungsfindung bei nicht-einwilligungsfähigen Patienten sein und stützt sich auf die vier Phasen, die der Patient durchläuft, wenn er mehr als drei Tage auf der Intensivstation liegt (Abb. 1).

Abbildung 1
Integration des strukturierten ethischen Entscheidungsfindungs-Modells im Ablauf der Behandlung des Patienten auf der Intensivstation. Für die Beschreibung der Phasen I–IV siehe Text. Eine ethische Gesprächsrunde wird einberufen, wenn es einen Dissens gibt zwischen den für die Betreuung des Patienten zuständigen Personen in der Beantwortung der Frage „ist die intensivmedizinische (IM) Behandlung sinnvoll?" Grundsätzlich richtet sich der Ablauf der ethischen Entscheidungsfindung nach dem mutmasslichen Willen des Patienten mit einem Entscheid für das Leben, wenn es Zweifel darüber gibt. Nach einer siebentägigen Behandlung auf der Intensivstation ohne oder nur mit geringem Erfolg, sollte sich das Intensivbehandlungs-Team grundsätzlich die Frage stellen „ist die intensivmedizinische Behandlung noch sinnvoll?" (7-Tage-Bremse).

Abbildung 1

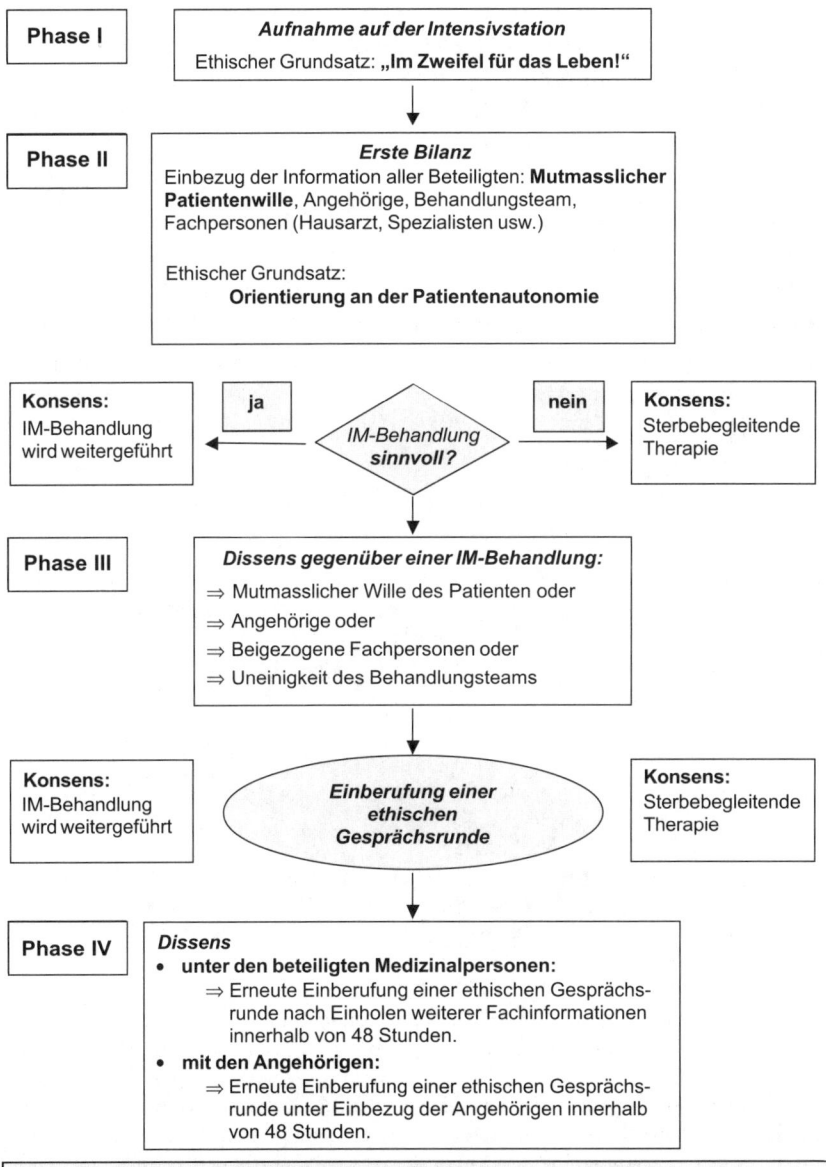

Kernstück dieses Algorithmus ist die ethische Gesprächsrunde. Diese wird jeweils einberufen, wenn etwa zwischen den betreuenden Pflegepersonen und den Ärzten ein Dissens über den Sinn der lebensverlängernden Massnahmen (therapeutisches Vorgehen) besteht oder Unsicherheiten bestehen in Bezug auf das Einleiten neuer lebensverlängernder Therapien, ohne dass es dazu breite Erfahrungen gibt (experimentelle Therapie). In unserem Modell wird die ethische Gesprächsrunde von einem Gesprächsleiter moderiert und besteht aus zwei Gruppen von Teilnehmern. Diese bilden einen so genannten „inneren" und einen „äusseren" Kreis. Mitglieder der ethischen Gesprächsrunde sind Pflegende und Ärzte der Intensivstation sowie Drittpersonen (nicht zum Intensivstations-Team gehörend), die in der Betreuung des Patienten involviert waren (Abb. 2).

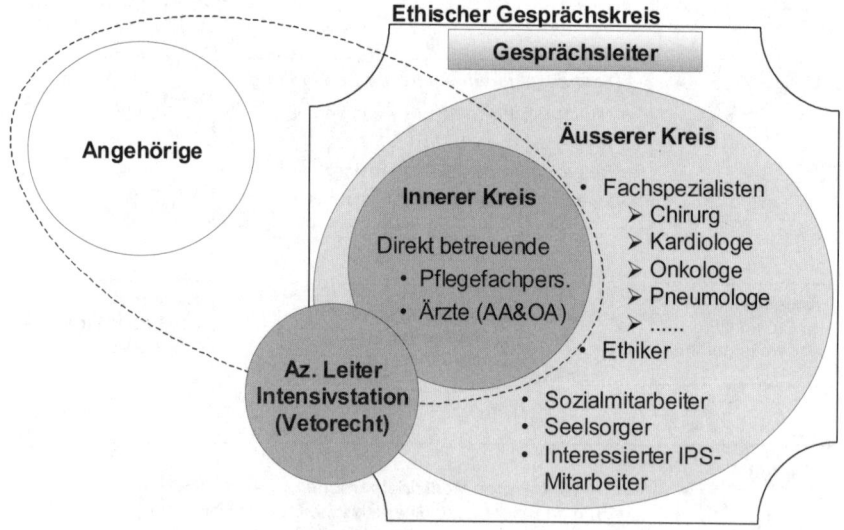

Abbildung 2
Graphische Darstellung der ethischen Gesprächsrunde. Unter der Moderation des Gesprächsleiters bespricht und entscheidet der „Innere Kreis" unter Berücksichtigung der Stimmen aus dem „Äusseren Kreis" über die weitere intensivmedizinische Therapie. Der ärztliche Leiter der Intensivstation kann Mitglied des inneren wie äusseren Kreises sein und hat ein Vetorecht, weil er die juristische Verantwortung trägt. Die Mitglieder des inneren Kreises sind für die Kommunikation mit den Angehörigen verantwortlich. Die Angehörigen nehmen im Normalfall nicht am ethischen Gespräch teil.

Das ethische Gespräch stützt sich auf die folgenden sieben Schritte:
1. Bekanntgabe des mutmasslichen Willens des Patienten.
2. Beschreibung des medizinischen, pflegerischen und sozialen Sachverhaltes.
3. Formulierung des ethischen Dilemmas.
4. Güterabwägung (Langzeit- und Kurzzeitperspektive).
5. Auflistung der therapeutischen Optionen (Maximaltherapie, differenzierte Therapie, Therapieverzicht, Sterbebegleittherapie).
6. Entscheidung.
7. Plan für die Betreuung der Angehörigen.

Die Schritte 1 bis 3 dienen dazu, eine Bestandesaufnahme der aktuellen Situation zu machen und das ethische Dilemma zu formulieren. Das Vorgehen richtet sich nach den üblich geltenden Richtlinien für die Erhebung des mutmasslichen Patientenwillens und des medizinischen, pflegerischen und sozialen Sachverhaltes (siehe Kapitel 2). Vom ethischen Gesichtspunkt her relevant sind in dieser ersten Phase die globale Beurteilung des Patienten unter Einbezug seines Willens und die Formulierung des ethischen Dilemmas. Die zweite Phase des ethischen Gespräches wird eingeleitet durch die eigentliche ethische Güterabwägung (Schritt 4) und wird beendet, indem ein Entschluss über das weitere Vorgehen gefasst und den Angehörigen kommuniziert wird (Schritte 6 und 7). Kernpunkt dieser zweiten Phase ist die ethische Güterabwägung, die sich einerseits nach dem aktuellen Leidenszustand und andererseits nach der Kurz- und Langzeitperspektive des Patienten richtet. Unter Kurzzeitperspektive wird die Aussicht auf eine Rückkehr in die gewohnte Umgebung verstanden, unter Langzeitperspektive hingegen verstehen wir die Aussicht auf mehrere Lebensjahre von guter Qualität. Die Perspektive eines Patienten beschränkt sich nicht nur auf die medizinische (krankheitsbezogene) Prognose, sondern umfasst auch den pflegerischen und sozialen Sachverhalt. Erst das Netz dieser drei Aspekte ergibt letztlich das vollständige Bild des nichteinwilligungsfähigen Patienten, das notwendig ist, um über Fortsetzung oder Abbruch einer lebensverlängernden Therapie zu entscheiden.

Das ethische Gespräch wird protokolliert und das Protokoll ist Bestandteil der Krankengeschichte des Patienten. Die ethische Gesprächsrunde ist zeitlich limitiert (Maximum 60 min.). Falls kein Konsens zwischen den Mitgliedern des inneren Kreises erreicht werden kann, werden die eingeleiteten therapeutischen Massnahmen vorerst unverändert fortgeführt. Die ethische Gesprächsrunde wird spätestens nach 48 Stunden nochmals wiederholt. Falls erwünscht, können in der zweiten ethischen Gesprächsrunde auch Angehörige miteinbezogen werden. Ziel ist, spätestens 48 Stunden nach Einberufung der ersten Gesprächsrunde einen Entscheid über das weitere therapeutische Vorgehen zu fällen. Wir erachten es als unethisch, einen Entscheid länger als 48 Stunden hinauszuzögern. Die Kunst der Medizin liegt darin, auf der Basis der vorhandenen Informationen den richtigen Entschluss zu fassen und das beste Gleichgewicht zwischen den widersprüchlichen Prinzipien zu finden, die das medizinische Handeln begleiten.

3.2 Die strukturierte ethische Gesprächsrunde

Zwei Kreise, ein „innerer" und ein „äusserer", mit unterschiedlichen Aufgaben und Kompetenzen sind das Kernstück der strukturierten ethischen Gesprächsrunde (Abb. 2). Der innere Kreis hat die Entscheidungskompetenz und besteht aus denjenigen Pflegenden und Ärzten, die direkt für die Betreuung des Patienten verantwortlich sind. Die Teilnehmer des inneren Kreises sind zwei bis drei Pflegende (je ein Vertreter der Spät-, Abend- und Nachtschicht) sowie zwei Intensivmediziner (ein Assistenzarzt und ein Oberarzt), die direkt für die Betreuung des Patienten zuständig sind. Die ärztliche Leitung der Intensivstation, welche die juristische Verantwortung für die getroffenen Massnahmen trägt, sitzt im inneren Kreis, wenn sie bei der Betreuung des Patienten direkt betroffen ist, andernfalls im äusseren Kreis. Der äussere Kreis hat eine beratende Funktion, ist aber nicht entscheidungsbefugt. Die Teilnahme ist freiwillig. Hier sitzen Personen aus den Pflege- und Ärzteteams, die den Patienten vor oder während des Intensivstations-Aufenthalts mitbetreut haben sowie medizinische Fachspezialisten (Chirurgen, Kardiologen, Onkologen, Pneumologen etc.), Sozialarbeiter, Seelsorger, Ethiker und weitere Personen, die zur Beratung des inneren Kreises beitragen können. Angehörige werden bewusst nicht direkt in die ethischen Gesprächsrunden miteinbezogen. Grund dafür ist die Erfahrung, dass Angehörige häufig nicht die Fachkenntnisse haben, um der Diskussion zu folgen, und das Gespräch für sie psychisch sehr belastend sein kann. Die Angehörigen werden vom inneren Kreis vertreten, der im Voraus versucht hat, sich über den mutmasslichen Willen des Patienten und das soziale Umfeld zu informieren. Der innere Kreis wird nach Abschluss der ethischen Gesprächsrunde den gefällten Entscheid gegenüber den Angehörigen zu vertreten haben. Eine Gesprächsrunde zwischen dem inneren Kreis und den Angehörigen (Familienkonferenz) wird in der Regel innert weniger Stunden nach Abschluss der ethischen Gesprächsrunde einberufen. Wie bereits in Kapitel 2 erwähnt, können auf Wunsch der Angehörigen Seelsorger, Sozialarbeiter und Freunde miteinbezogen werden. Bei schwierigen sozialen Situationen kann der innere Kreis einen Sozialarbeiter in die Familienkonferenz miteinbeziehen.

Der Leiter der ethischen Gesprächsrunde hat die Funktion eines Moderators und verfügt nicht über Entscheidungskompetenz. Er darf nicht aus demjenigen Pflege-/Ärzteteam rekrutiert werden, der mit der Betreuung des Patienten in Berührung gekommen ist. Die Mediation einer ethischen Gesprächsrunde, in welcher Meinungsverschiedenheiten und Emotionen an die Oberfläche treten, kann schwierig und belastend sein. Aus diesem Grund müssen Gesprächsleiter in dieser Funktion geübt sein. Gesprächsleiter müssen die Gelegenheit haben, Schulungskurse zu besuchen.

Der Ärztliche Leiter der Intensivstation trägt die juristische Verantwortung für das Handeln auf seiner Station. Bei juristischen Klagen vertritt er die Station nach aussen. Das Protokoll des Gespräches ist auch juristisches Dokument, das den Konsens mehrerer Personen belegt. Ein Entscheid, der im Konsens durch eine „Expertengruppe" getroffen wurde, ist aus juristischer Sicht schlechter angreifbar als einer, der nur von einer Einzelperson getroffen wurde. Wenn der Ärztliche Leiter der Intensivstation der Meinung ist, dass er den Entscheid juristisch nicht vertreten kann, hat er das Vetorecht. Im Fall eines Vetos muss innerhalb von 48 Stunden eine zweite ethische Gesprächsrunde einberufen werden.

3.3 Von der ethischen Güterabwägung zum Therapieentscheid

Die ethische Güterabwägung, welche auf dem mutmasslichen Willen des Patienten sowie dem medizinischen, pflegerischen und sozialen Sachverhalt basiert, ist beim nicht-einwilligungsfähigen Patienten die

Schlüsselstelle des ethischen Entscheidungsprozesses. Erfolgt die ethische Güterabwägung durch eine Einzelperson, ist sie sehr subjektiv und durch die moralische, religiöse und ethische Grundeinstellung dieser Person geprägt. Kulturelles Umfeld, Beruf, Ort der Berufsausübung und im Land geltende Gesetze sind Faktoren, die bei der ethischen Güterabwägung den Entscheid massgeblich beeinflussen können. (Vincent, 1999; Ferrand et al., 2003; Sprung et al., 2003) Die Wahrscheinlichkeit, dass externe und subjektive Faktoren den Entscheid prägen, ist geringer, wenn dieser im Konsens durch die Mitglieder des inneren Kreises getroffen wird. Für diesen wichtigen Entscheidungsprozess, der von der Güterabwägung bis zum Therapieentscheid reicht, bietet unser Entscheidungsmodell einen Leitfaden (Algorithmus) an (Abb. 3). Im ersten Schritt des Algorithmus werden die Mitglieder aufgefordert, den Leidenszustand des Patienten zu definieren. Unser Leitfaden unterscheidet zwischen geringem und schwerem Leidenszustand. Im zweiten Schritt verlangt er die Erhebung der Kurzzeit- und Langzeitperspektive des Patienten. Entsprechend der Einschätzung, ob die Kurzzeit- und/oder Langzeitperspektive gut oder schlecht ist, lässt sich aus dem Algorithmus die Grundtendenz für den Therapieentscheid ableiten. Die Grundtendenz Maximaltherapie wird immer suggeriert, wenn die Langzeitperspektive gut ist – unabhängig vom jetzigen Leidenszustand des Patienten. Denn wir gehen davon aus, dass heute auch ein schweres Leiden mit adäquater Schmerztherapie (Analgesie und Sedation) erträglich gemacht werden kann. Der Algorithmus suggeriert eine differenzierte Therapie, die auch eine palliative Therapie sein kann, wenn die Kurzzeitperspektive gut, die Langzeitperspektive aber schlecht ist, auch hier unabhängig davon, ob der Patient stark oder schwach leidet. Die Nuancen einer differenzierten Therapie sind viel-

Abbildung 3
Leitfaden (Algorithmus) für den Therapieentscheid nach der Formulierung des ethischen Dilemmas unter Einbezug des Leidenszustandes und der Perspektiven des Patienten (Güterabwägung). Die Perspektive eines Patienten beschränkt sich nicht nur auf die medizinische (krankheitsbezogene) Prognose, sondern umfasst auch den pflegerischen und sozialen Sachverhalt. Der Grundsatz „Maximal-Therapie" besteht immer, wenn die Langzeitperspektive des Patienten gut ist, dies unabhängig vom Schweregrad des Leidens und dessen Kurzzeitperspektive. Eine differenzierte Therapie ist gerechtfertigt, wenn bei eingeschränkter Langzeitperspektive die Kurzzeitperspektive gut ist. Eine Sterbebegleit-Therapie ist angebracht, wenn die Kurzzeit- und die Langzeitperspektiven schlecht sind.

Abbildung 3

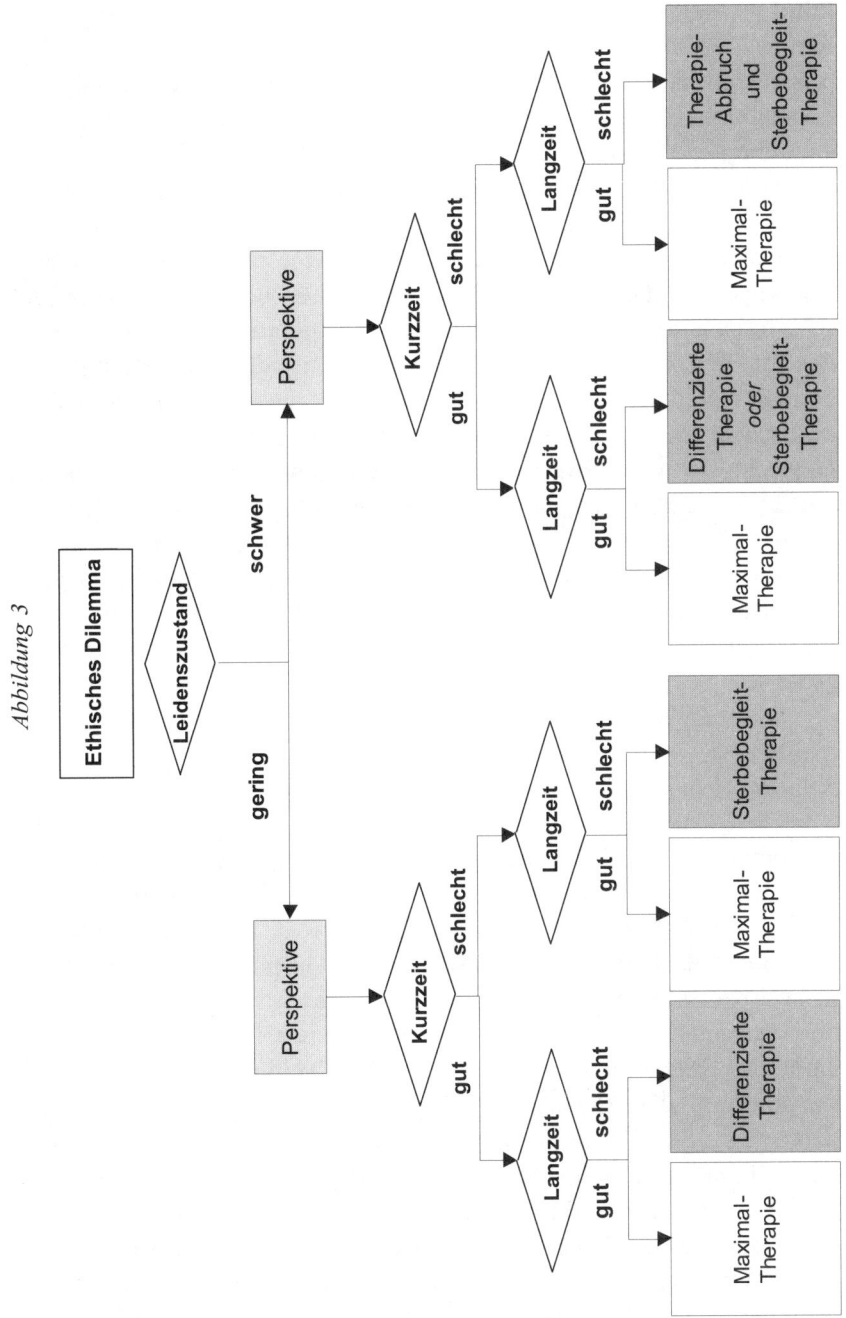

165

fältig und lassen auch die Möglichkeit einer Sterbebegleittherapie offen; es liegt im Ermessen des „inneren" Kreises, dies im Protokoll zu präzisieren. Bei schlechter Kurz- und Langzeitperspektive schlägt der Algorithmus vor, unabhängig vom Leidenszustand des Patienten eine sterbebegleitende Therapie einzuleiten. Bei schwerem Leidenszustand ist es ethisch vertretbar, bei adäquater Analgesie und Sedation lebensverlängernde Therapien wie Beatmung und Kreislaufunterstützung (mechanisch, medikamentös) einzustellen. Es ist uns sehr bewusst, dass die Klassierung der Patienten in den Spalten des Algorithmus sehr schwierig sein kann und möglicherweise Kompromisse getroffen werden müssen. Ziel dieses Algorithmus ist lediglich, eine Anleitung für den Entscheidungsprozess zu sein. Während der ethischen Gesprächsrunde steht dieser Algorithmus nur dem Gesprächsleiter zur Verfügung. Dieser soll Abweichungen von den Grundtendenzen rechtzeitig erkennen und diesen Aspekt in das Gespräch einfliessen lassen. Der Entschluss des inneren Kreises muss sich nicht an die Grundtendenz des Algorithmus halten. Bei einer Abweichung von der vorgeschlagenen Grundtendenz muss dies im Protokoll begründet werden. Die therapeutischen Verhaltensoptionen sind in Tabelle 2 (s. Seite 167) zusammengefasst.

3.4 Das Protokoll der ethischen Gesprächsrunde

Die ethische Gesprächsrunde muss aus informativen und juristischen Gründen protokolliert werden. Das Protokoll ist Bestandteil der Krankengeschichte des Patienten. Aus dem Protokoll muss ersichtlich sein, wann das Gespräch geführt wurde, wer die Gesprächsleitung inne hatte, wer die Mitglieder des inneren sowie des äusseren Kreises waren und wer zum Zeitpunkt des Gespräches die juristische Verantwortung hatte. Die Erkenntnisse zum mutmasslichen Willen des Patienten müssen im Protokoll festgehalten werden. Die Kopie einer allfälligen Patientenverfügung soll dem Protokoll beigelegt werden. Liegt keine Patientenverfügung vor, ist die Meinung der Angehörigen zum mutmasslichen Willen des Patienten festzuhalten. Dabei sollte auch vermerkt werden, ob sich die Angehörigen für eine Maximal-, eine differenzierte oder eine Sterbebegleittherapie ausgesprochen haben. Das ethische Dilemma muss im Protokoll klar formuliert werden. Ebenso sollte die Grund-

Option	Erläuterung	Beispiele
Maximaltherapie	Jedes Organversagen mit allen uns zur Verfügung stehenden Mitteln behandeln.	*Herzversagen:* Herzmassage, Defibrillation, Assist device, Transplantation *Kreislaufversagen:* Uneingeschränkte Katecholamine *Nierenversagen:* Hämofiltration, Katecholamine *Lungenversagen:* Intubation, mechanische Beatmung, NO, Bauchlage, ECMO (Extrakosporale Membran Oxygenation = Kunstlunge) *Hirnversagen:* tiefe Sedation, Barbiturate, Dekompressionschirurgie, Hypothermie
Experimentelle Therapie	Nicht etablierte Therapien, welche noch nicht zur Routine gehören und zu denen deshalb nur sehr limitierte Ergebnisse vorliegen. Experimentelle Therapien, die die bioethischen Prinzipien des „Nicht-Schadens" und „Gutes-Tuns" in hohem Masse gefährden, sollten von einer Ethikkommission bewilligt werden.	
Differenzierte Therapie	Eingetretene und drohende Organdysfunktionen und Organversagen werden im Kontext der Gesamtperspektive therapiert. Auf Therapiemassnahmen kann verzichtet werden.	*Nierenversagen* wird mit Volumensubstitution, Katecholaminen, aber nicht mit Hämofiltration therapiert. *Lungenversagen* wird mit nicht-invasiver Beatmungstechnik und Medikamenten therapiert, es wird aber nicht intubiert. *Herzversagen* wird mit Katecholaminen therapiert, aber auf Defibrillation, Herzmassage und extrakorporelle Unterstützung verzichtet.
Therapie einfrieren (Status quo wird zeitlich begrenzt beibehalten)	Alle eingeleiteten Massnahmen werden fortgeführt. Neue Organversagen werden nicht mehr behandelt. Diese Verhaltensoption sollte zeitlich limitiert sein (24 bis max. 72 h). Sie soll angewendet werden, wenn mehr Zeit benötigt wird (Verlaufsbeurteilung), um den Entscheid „Verzicht" zu fällen.	
Verzicht	Es wird auf die Behandlung jeglicher Pathologie, Organdysfunktion und Organversagen verzichtet.	
Sterbebegleitende Therapie („comfort therapy")	Die Therapie beschränkt sich auf Leidenslinderung. Dabei wird die lebensverkürzende Wirkung von einzelnen schmerzlindernden Massnahmen in Kauf genommen.	

Tab: 2. Therapieoptionen

tendenz der Güterabwägung festgehalten werden, welche auf dem medizinischen, pflegerischen und sozialen Sachverhalt beruht. Im Weiteren muss ersichtlich sein, ob der Leidenszustand des Patienten gering oder schwer ist und ob die Kurzzeit- und die Langzeitperspektive als gut oder schlecht eingeschätzt werden. Der Therapiebeschluss des inneren Kreises muss unmissverständlich sein. Das Protokoll wird vom Gesprächsleiter unterschrieben und muss vom juristisch Verantwortlichen der Intensivstation genehmigt werden. Schliesslich sollte ersichtlich sein, wer aus dem inneren Kreis für das Gespräch mit den Angehörigen zuständig ist. Das Resultat des Gespräches mit den Angehörigen wird nachträglich dem Protokoll beigefügt.

4. Schlussfolgerung

Vor zehn Jahren konnte in der SUPPORT-Studie (1995) in den USA gezeigt werden, dass im ethischen Entscheidungsprozess bei schwer kranken Patienten substanzielle Mängel (Schmerztherapie, Kommunikation und Verhalten des Arztes) bestehen, die trotz Bemühungen einer speziell trainierten Pflegeperson nicht behoben werden konnten. Im Gegensatz dazu konnten Cook und Mitarbeiter in einer Analyse von mehreren publizierten prospektiven Studien zum Thema *End-of-life care* zeigen, dass durch eine verbesserte Ausbildung Richtlinien besser befolgt werden und bei den Angehörigen ein besseres Verständnis für das Vorgehen erreicht werden konnte. (Cook et al., 2004) Daraus haben Cook und Mitarbeiter acht Grundsätze für die Verbesserung der Behandlungsqualität des potenziell sterbenden Patienten auf den Intensivstationen abgeleitet.

1) Soziales Umdenken (Einstellung des Intensivstations-Team zur *End-of-life*-Betreuung) durch professionelle Initiative fördern;
2) Die Forschung in *End-of-life*-Betreuung intensivieren bzw. legitimieren
3) Die Bedürfnisse sterbender Patienten untersuchen;
4) Die Bedürfnisse der Familienangehörigen sterbender Patienten eruieren;

5) Die Behandlungsqualität auf lokaler Ebene fördern;
6) Die Qualität der Behandlung mit geeigneten Methoden erfassen;
7) Die Ausbildung in Ethik zukünftiger Intensivmediziner verbessern;
8) Persönliches Engagement in der *End-of-life*-Betreuung zeigen.

Das hier vorgestellte Entscheidungsfindungsmodell für nicht-einwilligungsfähige Patienten erfüllt viele dieser acht Kriterien. Das persönliche Engagement der Initianten dieses Modells war gross und die gewonnenen neuen Erkenntnisse für die beteiligten Pflegepersonen und Ärzten bereichernd. Wir haben die Bedürfnisse der Patienten und deren Angehörigen erforscht. Mit der Implementierung unseres Modells hoffen wir, einen weiteren Impuls zur Legitimation und Erforschung des Themas *End-of-life*-Betreuung zu geben, und die Kultur der Behandlung des schwerst kranken Intensivpatienten zu verbessern.

Literaturverzeichnis

(1995), A controlled trial to improve care for seriously ill hospitalized patients. The study to understand prognoses and preferences for outcomes and risks of treatments (SUPPORT). The SUPPORT Principal Investigators. Jama, 274, 1591–98.

Abbott, K.H., Sago, J.G., Breen, C.M., et al. (2001), Families looking back: one year after discussion of withdrawal or withholding of life-sustaining support. Crit Care Med, 29, 197–201.

Cardoso, T., Fonseca, T., Pereira, S. et al. (2003), Life-sustaining treatment decisions in Portuguese intensive care units: a national survey of intensive care physicians. Crit Care, 7, R167–175. Epub 2003 Oct 2006.

Chaitin, E., Stiller, R., Jacobs, S. et al. (2003), Physician-patient relationship in the intensive care unit: erosion of the sacred trust? Crit Care Med, 31, 367–72.

Cook, D., Rocker, G. and Heyland, D. (2004), Dying in the ICU: strategies that may improve end-of-life care. Can J Anaesth, 51, 266–72.

Cook, D., Rocker, G., Marshall, J. et al. (2003), Withdrawal of mechanical ventilation in anticipation of death in the intensive care unit. N Engl J Med, 349, 1123–32.

Ferrand, E., Lemaire, F., Regnier, B. et al. (2003), Discrepancies between perceptions by physicians and nursing staff of intensive care unit end-of-life decisions. Am J Respir Crit Care Med, 167, 1310–15. Epub 2003 Jan 1324.

Ferrand, E., Robert, R., Ingrand, P. et al. (2001), Withholding and withdrawal of life support in intensive-care units in France: a prospective survey. French LATAREA Group. Lancet, 357, 9–14.

Frick, S., Uehlinger, D.E. and Zuercher Zenklusen, R.M. (2003) Medical futility: predicting outcome of intensive care unit patients by nurses and doctors – a prospective comparative study. Crit Care Med, 31, 456–61.

Giannini, A., Pessina, A. and Tacchi, E.M. (2003), End-of-life decisions in intensive care units: attitudes of physicians in an Italian urban setting. Intensive Care Med, 29, 1902–10. Epub 2003 Sep 1911.

McNarry, A.F. and Goldhill, D.R. (2004), Intensive care admission decisions for a patient with limited survival prospects: a questionnaire and database analysis. Intensive Care Med, 30, 325–30. Epub 2003 Nov 2026.

Prendergast, T.J. and Luce, J.M. (1997), Increasing incidence of withholding and withdrawal of life support from the critically ill. Am J Respir Crit Care Med, 155, 15–20.

Prendergast, T.J. and Puntillo, K.A. (2002), Withdrawal of life support: intensive caring at the end of life. Jama, 288, 2732–40.

Sjokvist, P., Nilstun, T., Svantesson, M. et al. (1999), Withdrawal of life support – who should decide? Differences in attitudes among the general public, nurses and physicians. Intensive Care Med, 25, 949–54.

Sprung, C.L., Cohen, S.L., Sjokvist, P. et al. (2003), End-of-life practices in European intensive care units: the Ethicus Study. Jama, 290, 790–97.

Vincent, J.L. (1990), European attitudes towards ethical problems in intensive care medicine: results of an ethical questionnaire. Intensive Care Med, 16, 256–64.

Vincent, J.L. (1999), Forgoing life support in western European intensive care units: the results of an ethical questionnaire. Crit Care Med, 27, 1626–33.

Leitfaden zur Entscheidungsfindung bei nicht-einwilligungsfähigen Patienten auf der Erwachsenen-Intensivstation anhand eines Fallbeispiels

Manuel Fischler und Barbara Epping

Nach der Neonatologie ist am Universitätsspital Zürich (USZ) auch für die Erwachsenenmedizin ein Leitfaden entwickelt worden, um in heiklen oder unklaren Situationen ethisch gut fundierte Entscheidungen treffen zu können. Dieser Leitfaden wird in dem Beitrag vorgestellt. Anhand des Beispiels einer Leukämiepatientin wird gezeigt, wie er konkret angewandt wird. Im Anhang sind die Protokollraster zu finden, die zur Dokumentation der ethischen Gesprächsrunden verwendet werden.

1. Einleitung

In der Intensivmedizin sind im Grenzbereich zwischen Leben und Tod immer wieder schwierige Entscheidungen zu treffen. Dieser Beitrag soll Hilfe leisten und einen möglichen Ansatz aufzeigen, diese Situationen zu evaluieren und Verhaltensoptionen zu definieren, um eine möglichst breit abgestützte Entscheidung treffen zu können. Weil Leitfaden respektive Modelle von Personen mit einer eigenen ethischen Haltung erarbeitet wurden, unterliegen sie immer einer gewissen Wertung und sind stets verbesserungsfähig. Sie sollten deshalb primär als Idee aufgefasst und je nach Umgebung adaptiert werden.

In diesem Beitrag soll der Entscheidfindungsprozess von nicht-einwilligungsfähigen erwachsenen Patientinnen[1] und Patienten auf der

Intensivstation anhand eines Fallbeispiels diskutiert und erläutert werden. Erarbeitet und eingeführt wurde dieser Leitfaden über einen Zeitraum von zwei Jahren gemeinsam von Mitarbeitern der Intensivstation Innere Medizin, der Intensivstation für Unfallchirurgie und dem Institut Dialog Ethik, welches das Ethik-Forum am Universitätsspital Zürich betreibt. Als Basis dienten die Erfahrungen mit dem bereits bestehenden Entscheidungsfindungsmodell der neonatologischen Intensivstation am Universitätsspital Zürich.

In Notfallsituationen kann und soll dieser Leitfaden nicht beigezogen werden; vielmehr muss der betreuende Arzt aufgrund der eigenen Erfahrung und auf der Basis von hausinternen Richtlinien über die Therapie entscheiden. In diesen Situationen wie auch im Zweifel gilt klar der Grundsatz „für das Leben", d.h. Reanimationsmassnahmen einzuleiten und lebenserhaltende Behandlungen durchzuführen. Erst in einer ruhigeren Phase sind die weiteren Massnahmen mit dem Betreuungsteam zu besprechen, ein ethisches Gespräch zu führen und letzteres auch zu protokollieren.

2. Das ethische Gespräch

Grundlage des Urteilsbildungsmodells ist ein ethisches Gespräch, das von den Mitgliedern des Pflege- oder Ärzteteams der Intensivstation bei schwierigen Entscheidungen einberufen wird. Schon während der täglichen Visiten diskutieren die zuständigen Pflegenden und Ärzte nicht nur die medizinischen, sondern auch die anstehenden ethischen Probleme und entscheiden, ob eine strukturierte ethische Diskussionsrunde einberufen werden soll.

Diese Runde besteht aus einem „inneren" und einem „äusseren" Kreis. Zum inneren Kreis gehören die Intensivpflegenden sowie Ärzte, die den Patienten direkt betreuen. Dieser innere Kreis fällt nach vollzogener Güterabwägung den anstehenden Entscheid. Diesem inneren Kreis

---

[1] Nachfolgend wird die männliche Form verwendet; gemeint sind immer Männer und Frauen.

steht ein äusserer Kreis beratend zur Seite. Im äusseren Kreis sitzen Pflegende und Ärzte anderer Fachbereiche, die entweder vor oder nach der Aufnahme des Patienten auf die Intensivstation in dessen Betreuung involviert waren oder sind. Je nach Fragestellung werden zusätzlich Fachpersonen beigezogen (zum Beispiel Ethiker, Seelsorger, Psychotherapeuten etc.). Assistenzärzte und Intensivpflegende der Station, die den Patienten nicht betreuen, können ebenfalls im äusseren Kreis am Gespräch teilnehmen (vgl. Abb. S. 160).

Die ärztliche Leitung der Intensivstation oder deren Stellvertretung sowie falls möglich der Arzt, der den Patienten zugewiesen hat, muss an den Gesprächen teilnehmen. Ist die ärztliche Leitung in die Betreuung des Patienten direkt involviert, gehört sie zum inneren, anderenfalls zum äusseren Kreis. Der ärztliche Leiter vertritt die Station nach aussen und muss auch rechtlich für die gefällten Entscheide die Verantwortung übernehmen. Durch die Teilnahme an solchen Gesprächen, die immer protokolliert werden, ist die ärztliche Leitung juristisch besser geschützt, denn sie kann ausweisen, dass der Entscheid nach bestem Wissen und Gewissen und nach Anhörung der Angehörigen und den Intensivpflegenden getroffen wurde. Kann der klinische Leiter einen Entscheid des inneren Kreises nicht mittragen, hat er ein Vetorecht, das heisst, er kann eine erneute Diskussionsrunde verlangen.

3. Fallbeispiel

3.1 Einführende Fallbeschreibung

Vorbemerkung: Das Beispiel wird jeweils durch eine allgemeine Beschreibung eingeleitet, anschliessend erfolgt für medizinische Fachpersonen der detaillierte Verlauf.

Frau K.[2] ist 45 Jahre alt, verheiratet, hat drei Kinder und ist ehemalige kaufmännische Angestellte. Bei ihr wird Leukämie diagnostiziert. Nach Abbruch

---

2 Alle persönlichen Angaben über die Patientin wurden geändert.

einer Chemotherapie erleidet sie nach mehreren Monaten einen Rückfall ihrer Grunderkrankung, die aber lange Zeit stabil bleibt. Schliesslich wird sie mit einer Lungenentzündung ins Spital eingeliefert, wo sich ihr Zustand trotz Antibiotika weiter verschlechtert. Ihr Kreislauf ist instabil und sie erleidet ein Nieren- und Lungenversagen.

Diagnostiziert wurde die akute myeloischen Leukämie (Mb5) im Februar 2002. Zwei Chemotherapiezyklen in kurativer Absicht wurden durchgeführt. Der zweite Zyklus wurde von der Patientin ohne klaren Grund vorübergehend unterbrochen. Im Mai 2002 zeigte sich im Knochenmark eine komplette Remission. Der geplante dritte Chemotherapiezyklus wurde von der Patientin abgelehnt. Eine allogene Knochenmarkstransplantation kam aufgrund der HLA-Inkompatibilität seitens der Geschwister nicht in Frage. Im Oktober 2002 kam es zu einem Rezidiv mit Blasten im peripheren Blutbild, welche im Verlauf in eine Panzytopenie überging. Die Patientin lehnte eine weitere Therapie ab. Im Mai 2003 wird die Patientin aufgrund von Fieber, Husten, Dyspnoe, Hämoptoe und zunehmender Allgemeinzustandsverschlechterung hospitalisiert. Als einzige Medikation nimmt die Patientin zu diesem Zeitpunkt homöopathische Tropfen ein. Laborchemisch besteht eine schwerste Panzytopenie mit einem Hämoglobinwert von 3.7 g/dl, Thrombozyten von 13'000/µl und eine Leukozytose von 49'000/µl. Beurteilt wird das Zustandsbild der Patientin als Pneumonie rechts (differentialdiagnostisch Leukozytostasesyndrom), bei einem seit acht Monaten bekannten Rezidiv der akuten myeloischen Leukämie. Eine antibiotische Therapie wird eingeleitet. Die Patientin wird auf der medizinischen Klinik hospitalisiert. Aufgrund respiratorischer Verschlechterung und Somnolenz wird die Patientin am 2. Tag nach Eintritt auf die medizinische Intensivstation verlegt. Aufgrund der schweren respiratorischen Partialinsuffizienz muss sie intubiert werden, in den nachfolgenden Stunden entwickelt sich ein Multiorganversagen mit katecholaminbedürftiger Kreislaufinstabilität, anurischem dialysepflichtigem Nierenversagen und ARDS.

Nach 24 Stunden Therapie auf der IPS hat eine der beteiligten Betreuungspersonen Mühe mit der ausgedehnten Behandlung einer Patientin mit Leukämierezidiv mit kompliziertem Verlauf und wünscht ein ethisches Gespräch. Dieses findet zwölf Stunden später statt. Anwesend sind die Gesprächsleitung (Moderation des Ablaufes und Führung des Protokolls), der innere Kreis (die beiden am Bett arbeitenden Pflegefachfrauen, der Assistenz- und Oberarzt) sowie der äussere Kreis (der für Frau K. zuständige Hämatologe, die stv. Abteilungsleiterin). Alle beteiligten Personen haben sich auf das Gespräch, insbesondere die Schritte 1 bis 3, vorbereitet.

3.2 Entscheidungsschritte und Evaluation anhand der sieben Schritte

Die nachfolgenden Schritte 1 bis 3 sind eine Bestandesaufnahme der aktuellen Situation und dienen dazu, die Lebens*perspektive* des Patienten und das vorliegende ethische Dilemma vor dem Hintergrund der bestehenden Therapie aufzuzeigen. Mit den Schritten 4 bis 6 wird die eigentliche ethische Güterabwägung hin zum Therapieentscheid und dessen Kommunikation an die Angehörigen vollzogen. Schritt 7 ist eine Evaluationsanweisung.

Ziel der Bestandesaufnahme ist es, einerseits den aktuellen Leidenszustand und andererseits die Kurz- und die Langzeit*perspektive* des Patienten zu erheben. Unter „Kurzzeitperspektive" wird die Aussicht auf eine, unter Umständen auch nur kurzfristige, Rückkehr in die gewohnte Umgebung verstanden. Mit „Langzeitperspektive" wird die Aussicht auf ein Leben mit guter Lebensqualität bezeichnet. Diese Perspektiven setzen sich aus dem medizinischen, pflegerischen und sozialen Sachverhalt zusammen, beinhalten also die Gesamtheit des Patienten, und sind klar von einer rein medizinischen Kurz- und Langzeit*prognose* zu unterscheiden. Hervorzuheben ist, dass sich die Beurteilung der Lang- und Kurzzeitperspektive aus ganz verschiedenen Faktoren zusammensetzt und nie ein Faktor allein für einen Therapieentscheid geltend gemacht werden kann. Erst die Zusammenschau der verschiedenen Aspekte ergibt letztlich das Patientenbild mit seiner Kurz- oder Langzeitperspektive, welches dann zum Therapieentscheid führen soll. In diesem Sinne kann aus den folgenden Überlegungen auch kein einzelner Aspekt herausgegriffen werden, sondern alle sind Teil der ethischen Güterabwägung. Ausgangs- und Zielpunkt ist dabei der mutmassliche Patientenwille.

Erster Schritt: Mutmasslicher Patientenwille

Mit der Erhebung des mutmasslichen Patientenwillens soll die Grundeinstellung des Patienten im Hinblick auf den zu treffenden Entscheid erhoben werden: Tendiert der Patient zur Ausschöpfung aller lebenserhaltenden Massnahmen oder nicht?

Der normative Autonomieanspruch jedes Menschen verpflichtet die Behandlungsteams, nach dem mutmasslichen Willen des Patienten zu fragen. Der mutmassliche Wille ist nicht zu verwechseln mit dem tatsächlichen Willen eines Menschen. Der von einem Menschen in einer Verfügung vorgängig selbst formulierte Wille hat grundsätzlich mehr Gewicht als die Interpretationen dieses Willens durch andere. Im Gegensatz zur tatsächlichen Willensäusserung vermag der mutmassliche Wille nur Entscheidungstendenzen anzugeben.

Folgende Fragen helfen, den mutmasslichen Willen zu erheben:

Frage	*Bemerkungen*
1.1: Besitzt der Patient eine Patientenverfügung?	Eine Patientenverfügung hat umso mehr Gewicht, je mehr sie in Kenntnis der möglichen Umstände, je näher sie beim Ereignis und je detaillierter sie verfasst worden ist.
1.2: Welche Auskünfte geben die Bezugspersonen des Patienten (Lebenspartner, Kinder, Freunde, Hausarzt, Seelsorger, Nachbarn etc.) über den mutmasslichen Patientenwillen?	Ist eine dieser Personen explizit in einer Patientenverfügung genannt worden, so werden deren Informationen gegenüber anderen Bezugspersonen vorrangig behandelt.
1.3: Wie hat sich der Patient bisher in vergleichbaren Situationen entschieden oder verhalten?	

Zu Frau K.s mutmasslichen Patientenwillen werden folgende Informationen zusammengetragen:

– Der dritte Chemotherapiezyklus war unter dem Einfluss des Ehemannes nicht durchgeführt worden. Dieser erachtet die Therapie als nicht notwendig und sieht in der Vitaminkur eine bessere Alternative.
– Frau K. ist mit der Situation überfordert, kann keine Entscheidung treffen, hat Angst vor der Chemotherapie und glaubt, ihr Körper sei zu schwach für diese Art von Behandlung. Sie weint, wenn sie von ihren Kindern spricht. Schlimm sei die Frage eines Kindes gewesen, ob sie wieder nach Hause komme oder ob sie sterben müsse. Ihre Antwort kennen wir nicht.
– Der Ehemann überlässt der Patientin die Entscheidung; er ist aber klar gegen eine Chemotherapie. Die Patientin befindet sich in einem Dilemma zwischen Krankheit und Ehemann.
– Die Kinder sind bei der Mutter der Patientin gut aufgehoben. Im gleichen Haus wohnt auch Frau K.s Schwester. Es ist alles gut organisiert.

- Auf der Abteilung äussert sich die Patientin zu einer erneuten Chemotherapie ambivalent. Falls notwendig, würde sie einer Verlegung auf die Intensivstation zustimmen. Unsicherheit besteht gegenüber einer möglicherweise notwendigen Intubation. Zum Sterben oder lebensverlängernden Massnahmen hat sie sich bisher nicht geäussert.
- Es besteht keine Patientenverfügung.
- Es gibt keinen Hausarzt.

Fazit: Der mutmassliche Wille der Patientin ist in diesem Fall schwer abzuschätzen. Es fehlen uns klare Fakten wie eine Patientenverfügung oder eine Meinung der Betroffenen wie auch des Umfeldes. Es können keine Hinweise auf eine klar ablehnende Haltung gegenüber intensivmedizinischen Massnahmen eruiert werden. Die Patientin scheint in einem beträchtlichen Ausmass unter dem Einfluss des Ehemannes zu stehen.

Zweiter Schritt: Medizinischer, pflegerischer und sozialer Sachverhalt

Das Behandlungsteam fasst den medizinischen, pflegerischen und sozialen Sachverhalt des betreffenden Patienten zusammen und erläutert die bereits aufgetretenen Komplikationen. Die Diskussion basiert sowohl auf den Daten der Literatur (Epidemiologie, kontrollierte Studien, *evidence based medicine*, EBM), als auch auf der langjährigen klinischen Erfahrung des Teams. Wenn notwendig, zieht die Diskussionsrunde Ärzte anderer Fachbereiche bei, die dann im äusseren Kreis vertreten sind.

Leitfragen des medizinischen und pflegerischen Sachverhaltes

Frage	*Bemerkungen*
2.1.1: Wie gross sind die Überlebenschancen, wenn die Intensivmassnahmen fortgesetzt werden? Wie gross sind die Chancen, wenn diese Massnahmen unterlassen werden? Wird der Sterbeprozess verlängert?	Die Beantwortung dieser Frage setzt die Kenntnis epidemiologischer Daten voraus. Diese sind zum grossen Teil aus der medizinischen Literatur verfügbar, jedoch nur bedingt auf den jeweiligen Patienten anwendbar. Es sind Faktoren zu identifizieren, die für das Überleben entscheidend sind.
2.1.2: Sind die Intensivmassnahmen eine Überbrückungshilfe für eine dem mutmasslichen Patientenwillen entsprechenden Lebensqualität?	

Frage	Bemerkungen
2.1.3: Wie belastend und schmerzhaft sind weitere lebenserhaltende Massnahmen für den Patienten? Verursacht die Behandlung Leiden?	
2.1.4: Wann wird der Patient nicht mehr von medizinischen Massnahmen abhängig sein und kann von den externen maschinellen supportiven Massnahmen befreit werden? Besteht Hoffnung auf selbständige Vitalfunktionen?	
2.1.5: Welche irreversiblen, langfristigen Schädigungen sind zu erwarten? Wie gross ist das Rehabilitationspotenzial des Patienten?	

Frau K.s Zustand ist kritisch. Sollte sie das aktuelle mehrfache Organversagen überleben, bestehen aber gute Chancen, dass auch die Leukämie erfolgreich behandelt werden kann.

In erster Linie müssen hier die Fragen nach der Prognose von Leukämierezidiv und ARDS, des Leidens der Patientin und deren Rehabilitationschancen beantwortet werden. Für die Prognose bei Leukämie wird der Rat des Onkologen / Hämatologen beigezogen, welcher im äusseren Kreis anwesend ist. Das Therapieziel ist, eine Remission der Leukämie zu erreichen mit späterer KM-TPL. Diese Patientin weist nach einer ersten kompletten Remission mit nachfolgendem Rezidiv und jetzt erneuter Chemotherapie eine Remissionsrate von ca. 50 % auf. Die Mortalität beim ARDS beträgt nach wie vor um die 40 % und Leukämiepatienten auf einer IPS haben eine hohe Mortalität von 40 bis 95 %, je nach Anzahl und Art des Organausfalls. Aktuell würde ein Verzicht auf intensivmedizinische Massnahmen den Tod der Patientin bedeuten. Der Zeitpunkt des Wiedererlangens der Selbstständigkeit kann nicht beantwortet werden, liegt aber aktuell sicher in der Grössenordnung von Wochen. Irreversible Schäden sind bis anhin nicht aufgetreten und die Hoffnung auf das Wiedererlangen von selbstständigen Vitalfunktionen ist gegeben, ebenso ist das Rehabilitationspotenzial vorhanden.

Fazit: Die Perspektive dieser Patientin ist kurzfristig gesehen schlecht (Überleben von ARDS, Pneumonie in Aplasie, Leukämie), längerfristig aber mit einer Remissionsrate von 50 % gut. Eine Therapieeinstellung zum jetzigen Zeitpunkt würde den Tod der Patientin bedeuten.

Leitfragen des sozialen Sachverhaltes

Die emotionalen und sozialen Ressourcen des Lebensumfeldes des Patienten werden in die Entscheidungsfindung einbezogen und wie medizinische und pflegerische Fakten gewichtet. Hierfür werden der gegenwärtige und der mutmassliche zukünftige Lebenskontext des Patienten erhoben. Folgende Fragen stellen sich:

Frage	*Bemerkungen*
2.2.1: Welche Unterstützung und Begleitung kann dieser Patient vom Umfeld erwarten, in dem er lebt?	Die sozialen Ressourcen und das Lebensumfeld des Patienten können alleine für den Entscheid nicht geltend gemacht werden, sollen aber im Gesamtkontext berücksichtigt werden.
2.2.2: Falls der Patient mit chronischen Störungen überlebt, welches sind die Ressourcen seiner Familie und der Gesellschaft, um die Folgen dieser Störungen zu reduzieren?	

Bei Frau K. können die sozialen Ressourcen als gut angenommen werden. Der Ehemann ist erwerbstätig, die Familie lebt in einem gemeinsamen Haus mit der Schwester der Patientin, und es kann mit Hilfe durch Bekannte gerechnet werden.

Dritter Schritt: Formulierung des ethischen Dilemmas

Vor dem Hintergrund derzeit durchgeführter Intensivmassnahmen und den zusammengetragenen Informationen wird das ethische Dilemma anhand der vier bioethischen Prinzipien formuliert. Das ethische Dilemma zeichnet sich dadurch aus, dass zwei der aufgeführten Prinzipien in Gegensatz zueinander stehen, und dass man, was immer man auch tut, eines der Prinzipien verletzt.

Die vier bioethischen Prinzipien sind:

– Autonomieprinzip
– Prinzip „Gutes zu tun"
– Prinzip „nicht zu schaden"
– Gerechtigkeitsprinzip

Heute wird das Autonomieprinzip als Primärprinzip verwendet und kommt im „informed consent" zur Geltung. Dieses Prinzip verlangt, dass nach dem geäusserten oder nach dem mutmasslichen Willen des

Patienten gefragt wird und nach diesem gehandelt werden muss. Das Prinzip „Gutes tun" bezieht sich in unserem Fall auf die intensivmedizinischen Massnahmen, die dem Patienten das Leben retten können. Entziehen wir dem Patienten eine Massnahme, so verletzen wir dieses Prinzip. Das Prinzip „nicht zu schaden" wirft die Frage auf, ob wir dem Patienten die möglicherweise leidensverlängernde intensivmedizinische Massnahme zumuten dürfen. Das „Gerechtigkeitsprinzip" handelt von Ressourcen und vom Zugang zu medizinischen Leistungen. Wir müssen uns z.B. die Frage stellen: Führt diese fast aussichtslose, aber fortgesetzte Behandlung dazu, dass einem anderen Patienten in dieser Zeit nicht ausreichend geholfen werden kann?

Die Pflegende, die das Gespräch einberufen hat, ist der Ansicht, dass man Frau K. nicht uneingeschränkt therapieren sollte. Sie ist gegenüber der aktuellen Therapie und bezüglich deren Perspektive ambivalent eingestellt und empfindet die momentane Behandlung als Leidensverlängerung ohne Aussicht auf Erfolg. Sie glaubt, das Wohl der Patientin liege im Sterben. Deshalb solle man die Therapie nicht mehrere Wochen weiterführen, sondern einschränken.

Fazit: Hier stehen die beiden Prinzipien nicht zu schaden und Gutes zu tun in Gegensatz zueinander. Das Autonomieprinzip kann nicht angewendet werden, da weder eine Patientenverfügung noch ein klarer Patientenwille verfügbar ist.

Vierter Schritt: Diskussionsbasis

Mit der folgenden Tabelle (Tab. 1) wird die aktuelle Patientensituation zusammengefasst und die daraus resultierende Entscheidungstendenz verdeutlicht.

Die Perspektive unterscheidet sich klar von der Prognose, indem sie nicht nur die medizinische Prognose, sondern den Ausblick als Ganzes berücksichtigt (medizinisch, pflegerisch, sozial). Die drei Entscheidungskriterien (Leidenszustand, Kurz- und Langzeitperspektive) der obigen Tabelle sind nicht nach der Gewichtung angeordnet, sondern nach praktischen Gesichtspunkten.

Geringer Leidenszustand				Schwerer Leidenszustand			
Gute Kurzzeitperspektive		Schlechte Kurzzeitperspektive		Gute Kurzzeitperspektive		Schlechte Kurzzeitperspektive	
Gute Langzeit-Perspektive	Schlechte Langzeit-Perspektive	Gute Langzeit-Perspektive	Schlechte Langzeit-Perspektive	Gute Langzeit-Perspektive	Schlechte Langzeit-Perspektive	Gute Langzeit-Perspektive	Schlechte Langzeit-Perspektive
Maximal-Therapie	*Differenzierte Therapie*	*Maximal-Therapie*	*Sterbebegleitende Therapie*	*Maximal-Therapie*	*Differenzierte Therapie oder sterbebegleitende Therapie*	*Maximal-Therapie*	*Verzicht auf lebenserhaltende Massnahmen und sterbebegleitende Therapie*

Tab. 1. Einschätzung der aktuellen Patientensituation

Mit Hilfe der durchgemachten Schritte 1 bis 3 und nach Formulierung des ethischen Dilemmas wird nun die Diskussionsbasis definiert. Bei Frau K. gehen wir von einem geringen Leidenszustand, einer schlechten Kurzzeitperspektive und einer „guten" Langzeitperspektive aus. Wird das ARDS überstanden, sind selten bleibende pulmonale Einschränkungen zu erwarten und bezüglich Leukämie gehen wir bei optimalem Verlauf von einer Remissionrate von 50 % aus.

Fazit: Der Entscheidungsbaum (geringer Leidenszustand, schlechte Kurzzeitperspektive und gute Langzeitperspektive) führt uns hier zur Maximaltherapie.

Fünfter Schritt: Verhaltensoptionen

In diesem Schritt werden die verschiedenen Therapieoptionen auf ihre Angemessenheit für den Patienten abgewogen. Regional existieren ganz unterschiedliche Auffassungen und Definitionen von Therapien. Es sollte aber zwischen einer wertfreien (z.B. Maximaltherapie, sterbebegleitende Therapie etc.) und einer wertenden (z.B. Über-, Optimal-, Untertherapie) Behandlung unterschieden werden. Wir haben uns bezüglich möglicher IPS-Therapien auf deren fünf geeinigt und diese wie in Tabelle 2 dargestellt definiert.

Sechster Schritt: Entscheidung und Kommunikation mit den Angehörigen

Therapieentscheid

Entscheide, welche von der unter Schritt 4 formulierten Entscheidungstendenz abweichen, sind stets begründungspflichtig oder nur mit schriftlich festgehaltener, expliziter Willensäusserung des Patienten in Kenntnis der konkreten Lebensumstände eines Patienten und seiner Angehörigen verantwortbar.

Im ethischen Gespräch einigt sich das Betreuungsteam von Frau K. auf eine Maximaltherapie. Der Entscheid deckt sich mit der zuvor festgestellten Entscheidungstendenz; die Maximaltherapie wird deshalb eingeleitet resp. weitergeführt.

Festlegung der Angehörigenbetreuung

Voraussetzung für ein gutes Gespräch mit den Angehörigen ist das Vertrauen zwischen den Angehörigen und den Behandelnden. Für ein vertrauensvolles Verhältnis zwischen den Angehörigen und dem Behandlungsteam sind Sachkompetenz, Transparenz, Empathie und Kontinuität unabdingbar. Die Angehörigenbetreuung soll deshalb bewusst nach diesen Kriterien gestaltet und die Kontaktpersonen der Intensivstation für die Angehörigen sollen entsprechend gewählt werden.

Da sowohl der Assistenzarzt als auch der Oberarzt ein gutes Verhältnis zu Frau K.s Ehemann haben, wird dieser von beiden gemeinsam über unsere Besprechung und das weitere Vorgehen informiert.

Protokoll

Über die Güterabwägung, den getroffenen Entscheid und die Angehörigenbetreuung wird ein standardisiertes Kurzprotokoll verfasst (siehe Anhang).

Nach dem ethischen Gespräch wird bei Frau K. die Maximaltherapie beibehalten. Es wird versucht, die Leukämie mittels Chemotherapie zu behandeln. Gleichzeitig muss die künstliche Beatmung der Patientin bei Sauerstoffmangel intensiviert werden, die Nierenfunktion weiterhin mit einer kontinuierlichen Dialyse unterstützt und starke kreislaufwirksame Medikamente verabreicht werden. Die Leukämie-Therapie schlägt nicht an (erneut sind bösartige

Option	Erläuterung	Beispiele
5.1 Maximaltherapie	Jedes Organversagen wird mit allen uns zur Verfügung stehenden Mitteln behandelt.	Herzversagen: Herzmassage, Defibrillation, Assist device, Transplantation Lungenversagen: Intubation, mechanische Beatmung, NO, Bauchlage, ECMO Hirnversagen: tiefe Sedation, Barbiturate, Dekompressionschirurgie, Hypothermie Kreislaufversagen: Katecholamine uneingeschränkt Nierenversagen: Hämofiltration, Katecholamine
Experimentelle Therapie	Nicht etablierte Therapien, welche noch nicht zur Routine gehören und über die sehr limitierte Ergebnisse vorliegen. Experimentelle Therapien, die die bioethischen Prinzipien des „Nicht-Schadens" und „Gutes-Tun" in hohem Masse gefährden, sollten von einer Ethikkommission bewilligt werden.	
5.2 Differenzierte Therapie	Eingetretene und drohende Organdysfunktionen und Organversagen werden im Kontext der Gesamtperspektive therapiert. Dies beinhaltet, dass auf Therapiemassnahmen verzichtet werden kann.	Nierenversagen wird mit Gabe von Volumen oder Katecholaminen, aber nicht mit Hämofiltration therapiert. Lungenversagen wird mit nichtinvasiver Beatmungstechnik und Medikamenten therapiert, es wird aber nicht intubiert und nicht sediert. Herzversagen wird mit Vasoaktiva und Katecholaminen therapiert, es wird aber auf Defibrillation, Herzmassage und extrakorporelle Unterstützungsmassnahmen verzichtet.
5.3 Therapie einfrieren (Status quo wird zeitlich begrenzt beibehalten)	Alle eingeleiteten Massnahmen werden fortgeführt. Neue Organversagen werden nicht mehr behandelt. Diese Verhaltensoption sollte zeitlich limitiert ein (24 bis max. 72 h). Sie soll angewendet werden, wenn mehr Zeit benötigt wird (Verlaufsbeurteilung), um den Entscheid „Verzicht" zu fällen.	
5.4 Therapieverzicht	Es wird auf die Behandlung jeglicher Pathologie, Organdysfunktion und Organversagen verzichtet.	
5.5 Sterbebegleitende Therapie = „comfort therapy"	Die Therapie beschränkt sich auf Leidenslinderung. Dabei wird die lebensverkürzende Wirkung von einzelnen schmerzlindernden Massnahmen in Kauf genommen.	

Tab. 2. Therapieoptionen

Zellen nachweisbar) und Frau K.s Zustand verschlechtert sich. Aufgrund der kaum noch bestehenden Erholungschancen werden die lebensverlängernden Massnahmen eingestellt, worauf Frau K. verstirbt.

Im Detail verlief der weitere Aufenthalt der Patientin auf der Intensivstation folgendermassen:

IPS (Tag 2 bis 18): Die Maximaltherapie beinhaltet eine Leukapharese und Start der Chemotherapie. Es besteht weiterhin ein instabiler Verlauf mit Katecholaminbedürftigkeit, Hämodialyse, Kerntemperaturen bis 40° C und zunehmender Hypoxie, weshalb eine Behandlung mittels Bauchlage und NO Inhalation erfolgt.

IPS (Tag 19 bis 27): Die KM-Untersuchung zeigt ein leeres Knochenmark. Die Patientin ist weiterhin beatmet, hämodialysiert, der Kreislauf mit 5g/min Noradrenalin stabil mit Fieber bis 39° C. Sie öffnet zeitweise die Augen ohne Fixation und bewegt die Extremitäten nicht. Das Schädel-CT ist unauffällig.

IPS (Tag 28): Nach Ende der Aplasie erfolgt eine erneute KM-Untersuchung, welche eine 50 bis 70 % Tumorinfiltration zeigt. Die Patientin ist weiterhin katecholaminbedürftig und anurisch (Hämodialyse). Pulmonal zeigt sie Fortschritte und ist zeitweise am Trachvent, neurologisch bestehen aber weiterhin schwere Defizite ohne eindeutige Reaktion auf die Umwelt, sowie mit ungezielten Extremitätenbewegungen. Bei diesem erneuten Rezidiv mit praktisch ausgeschlossener Remissionschance und fehlenden therapeutischen Optionen sind nun alle betreuenden Personen für eine Therapieeinstellung, weshalb ohne erneutes ethisches Gespräch (es besteht hier aktuell kein ethisches Dilemma, keine Meinungsverschiedenheit innerhalb des Betreuungsteams) mit dem Ehemann über die Therapieeinstellung gesprochen wird. Der Ehemann will noch alternativmedizinische Methoden besprechen, bevor die Behandlung eingestellt wird. Die Therapie wird deshalb zuerst „eingefroren" und zwölf Stunden später ganz gestoppt. Das heisst die Hämodialyse wird sistiert, die Katecholamine, wie auch sämtliche anderen Medikamente, werden gestoppt (Ausnahme Analgesie und Sedation) und die Beatmungseinstellung nicht mehr gesteigert. Die Patientin wird hämodynamisch instabil und verstirbt wenige Stunden nach der Therapieeinstellung am IPS Tag 29 in Gegenwart des Ehemannes.

Siebter Schritt: Evaluation

Die Protokolle, die im Rahmen solcher ethischen Gespräche entstanden sind, werden ausgewertet. Die Ethikgruppe lädt die Mitarbeitenden der Intensivstationen regelmässig zu ethischen Evaluationsrunden ein, um die gefällten Verhaltensentscheide rückblickend zu diskutieren. In sogenannten „ethischen Konferenzen" werden periodisch aussenstehende Fachpersonen aus anderen Fachbereichen sowie Mitglieder von ethischen Foren (Ethiker, Theologen, Pflegepersonen und Juristen) zur Evaluation und Diskussion der getroffenen Entscheide eingeladen.

4. Anhang

4.1 Beteiligtenliste des Entscheidungsleitfadens

Der vorliegende Entscheidungsleitfaden wurde im Rahmen des Ethik-Forums des Universitätsspitals Zürich vom „Medizin-ethischen Arbeitskreis Intensivstation Innere Medizin" und vom „Medizin-ethischen Arbeitskreis Intensivstation Unfallchirurgie" gemeinsam unter der Leitung von Dr. theol. Ruth Baumann-Hölzle erarbeitet. Die Mitglieder sind:

Medizin-ethischer Arbeitskreis Intensivstation Innere Medizin
Trudi Bättig-Zogg, Sozialarbeiterin, Innere Medizin
Gabi Claus, Pflegefachfrau für Intensivpflege
Barbara Epping, Stv. Leiterin, Intensivstation Innere Medizin
Manuel Fischler, Dr. med., Stv. Leitender Arzt, Intensivstation Innere Medizin
Alexandra Just, Pflegewissenschafterin, ZEFP USZ
Beatrice Koch, Pflegefachfrau für Intensivpflege
Marco Maggiorini, PD Dr. med., Leitender Arzt, Intensivstation Innere Medizin

Medizin-ethischer Arbeitskreis Intensivstation Unfallchirurgie
Irene Hasler, Leiterin Pflege Intensivstationen USZ
Daniela Giaccometti, Leiterin Pflege, Intensivstation Unfallchirurgie
Daniela Lang, Intensivpflegefachfrau
Barbara Boxberger, Intensivpflegefachfrau, Stationssekretärin, Angehörigenbetreuung
Nadine Constantin, Intensivpflegefachfrau
Urs Hepp, Dr.med., Oberarzt, Psychiatrische Poliklinik
Tomislav Gaspert, Dr.med., Oberarzt, Abteilung Chirurgische Intensivmedizin
Alexander Wunderli, Pfr., Spitalseelsorger
Véronique Müller, Dr. med., Oberärztin, Abteilung Chirurgische Intensivmedizin
Reto Stocker, Prof. Dr. med., Abteilungsleiter, Abteilung Chirurgische Intensivmedizin

4.2 Template des Protokolls des ethischen Gesprächs

Anwesende:	Patientenetikette
Gesprächsleitung:	
Innerer Kreis:	
Äusserer Kreis:	
Juristisch verantwortliche Person:	

1. Mutmasslicher Wille des Patienten:

1.2. Ist eine Patientenverfügung vorhanden?

    Nein ☐   Ja ☐   Wenn Ja Kopie beilegen

1.3. Wie ist die Angehörigenmeinung?

    Maximaltherapie ☐   Verzicht ☐

    Sterbebegleittherapie ☐ Differenzierte Therapie ☐ ....

1.4. Verhalten in vergleichbaren Situationen?

....

2. Ethisches Dilemma

....

3. Leidenszustand und Perspektive

Leidenszustand: gering ☐

Kurzzeitperspektive	gut ☐		schlecht ☐	
Langzeitperspektive	gut ☐	schlecht ☐	gut ☐	schlecht ☐
Grundtendenz	*MT*	*DT*	*MT*	*SBT*

Leidenszustand: schwer ☐

Kurzzeitperspektive	gut ☐		schlecht ☐	
Langzeitperspektive	gut ☐	schlecht ☐	gut ☐	schlecht ☐
Grundtendenz	*MT*	*DT oder SBT*	*MT*	*TV und SBT*

4.   *Entscheid*

    Maximal-Therapie (MT)   ☐ ....

    Differenzierte Therapie (DT)   ☐ ....

    Sterbebegleit-Therapie (SBT)   ☐ ....

    Verzicht auf lebensverlängernde Massnahmen (TV) ☐ ....

5. Begründung des Entscheides:

....

Datum und Unterschrift des Protokollführers: ....

Protokoll genehmigt: ja ☐   *nein* ☐ ....

Der juristisch Verantwortliche(Abt Leiter oder Abt Leiter Stv): ....

4.3 Template des Protokolls der Angehörigeninformation und Betreuung

1. Verantwortlicher aus dem inneren Kreis: ....

2. Gespräch mit den Angehörigen

    2.1. Datum: ....

    2.2. Schlussfolgerungen:

    ....
    ....
    ....

    2.3. Prozedere:

    ....
    ....
    ....

Datum und Unterschrift der für die Angehörigenbetreuung verantwortlichen Person

....

Eine Evaluationsuntersuchung des Entscheidungsmodells an der Klinik für Neonatologie in Zürich

Marco Maffezzoni, Klaus Wunder, Ruth Baumann-Hölzle und François Stoll[1]

An der Klinik für Neonatologie des Universitätsspitals Zürich wurde ein Entscheidungsmodell entwickelt (von Siebenthal & Baumann-Hölzle, 1999), welches aus Gesprächsrunden besteht, an denen Personen verschiedener Berufe eine Entscheidung über die durchzuführenden Massnahmen beim neugeborenen Kind treffen. Dieses Modell wurde in einer Fremdevaluation untersucht (Maffezzoni, Wunder, Baumann-Hölzle & Stoll, 2003; Maffezzoni, 2003), welche das Ziel hatte, die Realisierung des Entscheidungsmodells zu prüfen und die Auswirkungen der Gesprächsrunden auf die Pflegenden und Ärzte zu untersuchen. Die Auswertung der Gesprächsprotokolle ergab unter anderem, dass selten eine Pflegeperson alleine eine Gesprächsrunde einberief und dass knapp die Hälfte der Gespräche von ein und derselben Person geleitet wurde. Die insgesamt positive Beurteilung der Gesprächsrunden ist hauptsächlich auf die interdisziplinäre Zusammensetzung der Kreise und auf die Partizipation aller Beteiligten am Entscheidungsprozess zurückzuführen. Die Vorstellungen der Eltern und das zukünftige Umfeld des Kindes müssten gemäss den Teilnehmern stärker in die Entscheidungsfindung einfliessen bzw. besser beurteilt werden können. Eine Erweiterung des Modells scheint nicht nur auf andere Bereiche der Intensivmedizin vertretbar, sondern auch auf nicht-medizinische Organisationen zur Lösung komplexer ethischer Probleme.

---

1   Der vorliegende Beitrag wurde in leicht abgeänderter Form in der Zeitschrift für Arbeits- und Organisationspsychologie publiziert. (Maffezzoni, Wunder, Baumann-Hölzle & Stoll, 2003)

1. Einführung

Moralische Grundsatzfragen sind zu einem Dauerthema der öffentlichen Auseinandersetzung in unserer Gesellschaft geworden. Auch in Organisationen scheint das Thema „Ethik" noch nie so brisant gewesen zu sein: Bestechung, Mobbing, etc. prägen die Berichterstattung in der Presse.

Die Neonatologie ist eine der Brennpunkte solcher ethischer Auseinandersetzungen. Bis vor wenigen Jahren war in der Neonatologie der Einsatz aller verfügbaren Mittel zur Lebenserhaltung der ihr anvertrauten neugeborenen Kinder selbstverständlich. Die heutige Situation ist dadurch gekennzeichnet, dass das Wohl des Neugeborenen und die modernen medizinischen Handlungsmöglichkeiten miteinander in Konflikt geraten können. Zum Beispiel kann heute Überlebenshilfe die Patienten in schwierige Leidenssituationen führen. Solche Dilemmasituationen treten auch in nicht-medizinischen Organisationen auf, wenn z.B. gewinnorientiertes Handeln mit der sozialen Verantwortung gegenüber den Mitarbeitenden kollidiert.

Angeregt durch die Herbsttagung der Schweizerischen Gesellschaft für Biomedizinische Ethik im Jahre 1994 zum Thema „Lebensfähig um welchen Preis? Ethische Probleme der neonatalen Intensivmedizin" kam es an der Klinik für Neonatologie am Universitätsspital Zürich zur Gründung einer Ethikgruppe. Ihr gehören Fachpersonen der Klinik aus den Medizin- und Pflegeberufen an, sowie eine Ethikerin und eine Spitalseelsorgerin. Im Laufe der Zeit erarbeitete die Ethikgruppe ein Entscheidungsmodell (von Siebenthal & Baumann-Hölzle, 1999), das als Leitfaden dient, um Entscheidungsprozesse in interdisziplinär zusammengesetzten, ethischen Gesprächsrunden zu steuern.

Während über Gruppenprozesse bei Entscheidungen verschiedene Befunde vorliegen, konnte keine empirische Untersuchung ausfindig gemacht werden, die ein medizin-ethisches Entscheidungsmodell zum Gegenstand hatte. Nur dank der finanziellen Unterstützung durch den Schweizerischen Nationalfonds (SNF, Gesuch-Nr. 32-56061.98) und dem ausserordentlichen Engagement vieler Personen, die in der Klinik tätig sind, konnte eine solche Untersuchung durchgeführt werden. Die Untersuchung orientiert sich primär an den Interessen und Entscheidungsproblemen der Auftraggeber (der Klinik) und weniger an strengen methodologischen Standards, was der gängigen Evaluationspraxis entspricht (Rossi, Freeman & Hofmann, 1988, 9). Die vorliegende Arbeit zeigt eine Möglichkeit auf, wie interdisziplinäre und partizipative Entscheidungsfindung im medizin-ethischen Kontext evaluiert werden könnte.

2. Entscheidungsfindung in der Gruppe

Die im Rahmen der Neonatologie zu treffenden Entscheidungen sind häufig komplexer Natur und stellen an eine Einzelperson hohe Anforderungen. Gebert & von Rosenstiel (1992, 132) halten fest, dass Aufgaben dann in einer Gruppe gelöst werden sollten, wenn sie komplex sind, nur mehrstufig gelöst werden können und von einer günstigen Informationsverteilung innerhalb der Gruppe ausgegangen werden kann. Eine günstige Informationsverteilung liegt vor, wenn kein Gruppenmitglied die volle Information zur Lösung des Problems besitzt, alle Gruppenmitglieder aber zumindest über einige relevante Informationen verfügen, die sich auf jeweils andere Aspekte des Problems beziehen.

Bei Entscheidungssituationen nimmt ein Individuum meist von Anfang an eine bestimmte Perspektive ein, indem es eine Anfangshypothese bildet. Solche Hypothesen verleiten das Individuum dazu, Fragen zu stellen, die diese Hypothesen prüfen. Die Fragen zielen meist auf die Inhalte ab, die in der Hypothese enthalten sind. Diese einseitige Fragestrategie wird als *positive testing* bezeichnet. (Klayman & Ha, 1987) Auch Gruppendiskussionen erzeugen Polarisierungseffekte, die als Verstärkung der Ausgangshypothese interpretiert werden können. (Brauer, Judd & Gliner, 1995; Schulz-Hardt, Frey, Fago & Kici, 1999)

Nach Janis (1982) laufen insbesondere Gruppen mit ausgeprägtem Zusammenhalt Gefahr, Opfer von Gruppendenken zu werden. Intern oder extern hervorgerufener Stress (z.B. hervorgerufen durch moralische Dilemmata), gepaart mit strukturellen Unzulänglichkeiten der Organisation (z.B. Homogenität der Gruppenmitglieder in Bezug auf Ideologie), lösen gemäss Janis Gruppendenken aus. Als Folge davon überschätzen diese Gruppen den eigenen moralischen Standpunkt, zeigen Übereinstimmungsillusionen und selbsternannte Zensoren etc. Der Prozess der Entscheidungsfindung wird dadurch erheblich beeinträchtigt, da z. B. Handlungsalternativen unvollständig geprüft, Risiken der bevorzugten Alternative nicht eingeschätzt und Informationen unvollständig beschafft werden. Wie man Fehlentscheidungen in Gruppen bzw. Gruppendenken vermeiden kann, führen Frey, Schulz-Hardt & Stahlberg (1996, 221–223) aus: Nötig sind beispielsweise eine Unvoreingenommenheit des Führenden, interne und externe Kontrollinstanzen (advocatus diaboli) sowie heterogene Gruppen.

3. Das Zürcher Entscheidungsmodell in der neonatologischen Intensivmedizin

Das an der Klinik für Neonatologie entwickelte Entscheidungsmodell (von Siebenthal & Baumann-Hölzle, 1999) besteht aus Gesprächsrunden, an denen Personen verschiedener Disziplinen eine Entscheidung über die durchzuführenden Massnahmen beim neugeborenen Kind treffen. Die definitive Entscheidung sollte das Resultat einer gemeinsamen Entscheidungsfindung derjenigen Personen sein, welche das Kind betreuen und dessen Leben und Lebensqualität auf dem Spiel steht. Das Entscheidungsmodell verfolgt hauptsächlich den Zweck, moralische Willkür zu verhindern und sicherzustellen, dass alle wichtigen Aspekte einer verantwortungsbewussten Entscheidung berücksichtigt worden sind. Eine ethische Gesprächsrunde kann durch die betreuende Pflegeperson oder durch den betreuenden Neonatologen einberufen werden.

Das Entscheidungsmodell unterteilt das Gespräch in sechs Schritte. Im ersten Schritt wird die medizinische Situation des Kindes beschrieben. Im zweiten Schritt wird das ethische Dilemma formuliert und eine Güterabwägung vorgenommen, welche sich um folgende Fragen dreht: Wie hoch ist die Wahrscheinlichkeit des Sterbens, des verlängerten Leidens, einer zeitlich nicht absehbaren, dauernden Abhängigkeit von Intensivmassnahmen, des Überlebens und von schwerwiegenden Behinderungen? Im dritten Schritt steht der zukünftige Lebenskontext des Kindes im Zentrum der Betrachtung. Dabei wird die Lebenssituation der Eltern eingeschätzt sowie deren Fähigkeit und Möglichkeit, mit einem behinderten Kind umzugehen. In einem vierten Schritt werden mindestens drei alternative Entscheidungsmöglichkeiten formuliert und einander gegenübergestellt, worauf eine Entscheidung gefällt wird. Im fünften Schritt wird die Entscheidung mit den Eltern besprochen. Werden neue Aspekte bekannt oder sind die Eltern mit dem Vorschlag nicht einverstanden, wird die Entscheidung neu evaluiert. Der sechste Schritt dient der Neuevaluation des gesamten Entscheidungsprozesses, falls dies als nötig erachtet wird.

Die Struktur der Diskussionsgruppen beinhaltet einen inneren und einen äusseren Kreis sowie die Gesprächsleitung (vgl. Abb. 1). Die Entscheidungsbefugnis wie auch die Verantwortung für die definitive Entscheidung trägt der innere Kreis, der sich aus denjenigen Mitgliedern der Belegschaft zusammensetzt, welche in einem engen Kontakt zum Kind stehen. Der äussere Kreis setzt sich einerseits aus Experten zusammen, welche im Hinblick auf den Zustand des Kindes über Spezialwissen verfügen, und andererseits aus Mitgliedern der Belegschaft, welche sich für die Urteilsbildung dieses besonderen Falles interessieren. Das Gespräch sollte durch eine Person geleitet werden, welche nicht in einem direkten Kontakt mit dem Kind steht.

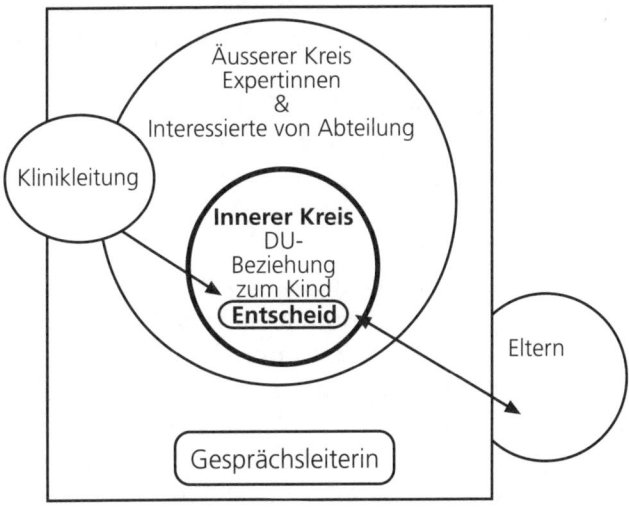

Abb. 1. Die Gesprächsstruktur (von Siebenthal & Baumann-Hölzle, 1999)

Die Evaluation geht den Fragestellungen nach, ob die Umsetzung des Entscheidungsmodells dem postulierten Modell entspricht, wie die teilnehmenden Personen das Entscheidungsmodell beurteilen und wie die Umsetzung des Entscheidungsmodells im Laufe der Zeit erfolgt ist.

4. Die Evaluation

4.1 Methode

Evaluationskonzept und Stichprobe

Die Untersuchung ist eine formativ ausgerichtete Fremdevaluation (Wottawa & Thierau, 1998, 35) des an der Klinik für Neonatologie entwickelten Entscheidungsmodells. Formativ wird eine Untersuchung genannt, wenn deren Ergebnisse direkt in die Verbesserung des betrachteten Modells fliessen. Es handelt sich bei der Untersuchung um eine *one-shot*-Studie, weil nur eine einzige Population ohne Vortest (d.h. nur eine Experimentalgruppe) untersucht wurde. Als formative Evaluation liefert sie fortlaufend Informationen, die im Sinne einer „Begleitforschung" (Rossi et al., 1988, 11) dazu beitragen sollen, das Entscheidungsmodell zu überwachen und zu verbessern.

Die Evaluation hatte das Ziel, die Realisierung des Entscheidungsmodells zu prüfen und die Konsequenzen des Entscheidungsmodells zu untersuchen. Im Zentrum standen die Auswirkungen der Gesprächsrunden auf die Pflegenden und Ärzte (z.B. persönliche Einstellung zu den Gesprächsrunden, Gefühlslage und Beziehungen der Beteiligten).

An der Untersuchung nahmen alle Angestellten der Klinik teil, die mit den ethischen Gesprächsrunden in Berührung kamen, d.h. Gesprächsleiter, Teilnehmer des Innen- und des Aussenkreises. Je nach Fragestellung wurden verschiedene Instrumente eingesetzt und verschiedene Personen befragt oder beobachtet. Insgesamt wurden vier Gesprächsrunden auf Videoband aufgezeichnet, 86 Gesprächsprotokolle, 103 Fragebogen F I und 392 Fragebogen F II (44 Gesprächsrunden) ausgefüllt und retourniert.

Instrumente

Das Gesprächsprotokoll wurde im Anschluss an die Gesprächsrunde durch diejenige Person ausgefüllt, welche die Gesprächsleitung inne hatte. Die von den Gesprächsleitern gemachten Angaben geben beispielsweise erste Hinweise auf die Qualität des Entscheidungsprozesses. Die Interaktionsanalysen wurden auf der Basis von Videobandaufzeichnungen von vier ausgewählten Gesprächsrunden vorgenommen. Genauere Angaben zu den Interaktionsanalysen und die entsprechenden Ergebnisse sind bei Wunder, Maffezzoni, Baumann-Hölzle & Stoll (2002) zu entnehmen.

Die Einschätzung der *allgemeinen Auswirkungen* des Entscheidungsmodells erfolgte über den Fragebogen F I, der mehrmals an die gesamte Belegschaft der Klinik nach Hause versandt wurde. Der Fragebogen F I erhebt die persönliche Beurteilung der Gesprächsrunden im Allgemeinen (z.B. ob die Gesprächsrunden als sinnvoll erachtet werden) wie auch die Veränderungen der Beziehungen zwischen den beteiligten Personen aufgrund der Gesprächsrunden (z.B. zwischen Ärzteschaft und Pflegepersonal).

Hingegen wurde, zur Untersuchung der *spezifischen Auswirkungen*, der Fragebogen F II von denjenigen Personen ausgefüllt, die an den jeweiligen Gesprächsrunden teilgenommen hatten. Mit dem Fragebogen F II wird die Zufriedenheit, die Einstellung zur Gesprächsrunde und die Bewertung der Entscheidung der teilnehmenden Personen nach jeder Gesprächsrunde erhoben.

Datensammlung und Rückmeldungen

Die Evaluation durchlief die Phasen der Informationssammlung, der Aufarbeitung und schliesslich der Rückmeldung (vgl. Abb. 2). Insgesamt dauerte die Datenerhebung ca. 30 Monate. Zur Verbesserung der Umsetzung des Entscheidungsmodells wurden insgesamt fünf Rückmeldungen getätigt. Es wurden Zwischenergebnisse präsentiert, die auf der Grundlage der Auswertungen der Videoaufnahmen und der beiden Fragebogen F I und F II basierten. Die Adressaten der Rückmeldungen waren der Leiter der Klinik für Neonatologie, die Ethikgruppe und die Klinikbelegschaft.

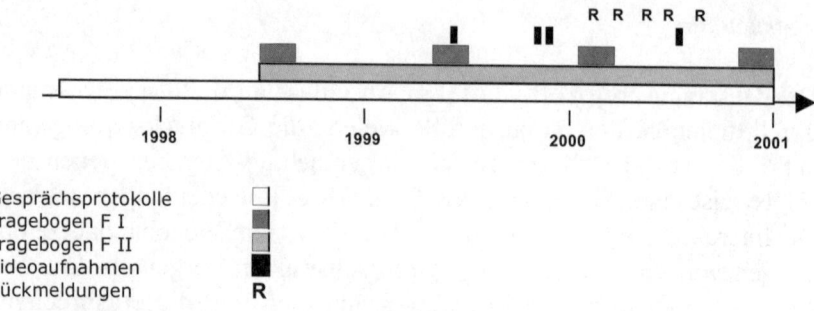

Abb. 2. Beobachtungsperiode, Instrumente und Rückmeldungen.

4.2 Ergebnisse

Homogenitäts- und Faktorenanalysen der Fragebogen F I und F II

Die eigens für die Evaluationsuntersuchung entwickelten Fragebogen F I und F II haben sich als taugliche Instrumente zur Beurteilung von ethischen Gesprächsrunden in der Neonatologie erwiesen, da die durchgeführten Homogenitäts- und Faktorenanalysen die Fragebogenstruktur weitgehend bestätigen konnten.

Realisierung des Entscheidungsmodells

Zur Beschreibung der Realisierung des Entscheidungsmodells wurden Gesprächsprotokolle verwendet und Interaktionsanalysen vorgenommen. Die Auswertung der Gesprächsprotokolle ergab, dass die Berufsgruppen sich hinsichtlich der Häufigkeit, mit der sie eine Besprechung anregten, unterscheiden. Während ca. 8% der Gespräche von einer Pflegeperson allein einberufen wurden, wurden rund 42% der Gespräche durch eine Person aus der Ärzteschaft angeregt. Weiter unterscheiden sich die Gesprächsleiter deutlich hinsichtlich der Häufigkeit, mit der sie eine Gesprächsrunde führten. Etwa 45% der Gespräche wurden von der gleichen Person geleitet und eine weitere Person hatte bei rund 27% aller Gespräche die Gesprächsführung inne. Bei den restlichen rund 28% der Gesprächsrunden hatten insgesamt vier Personen die Leitung. Die Ergebnisse zur Realisierung des Entscheidungsmodells, die auf den Interaktionsanalysen basieren, sind bei Wunder et al. (2002) zu entnehmen.

Beurteilungen der teilnehmenden Personen

Die *allgemeine Beurteilung* der Gesprächsrunden wurde durch den Fragebogen F I vier Mal erhoben. Sämtliche Items der Skala „Persönliche Einstellung zu den ethischen Gesprächsrunden" (Werte von 1 bis 4) weisen einen Mittelwert zwischen den Ausprägungen 3 und 4 auf, sodass auf Seiten der befragten Personen im Schnitt auf eine sehr positive Einstellung gegenüber den Gesprächsrunden geschlossen werden kann.

Die Antworten auf die offenen Fragen im Fragebogen F I wurden einer quantitativen Inhaltsanalyse unterzogen. Auf die Frage, was an den Gesprächsrunden am besten gefallen habe, antworten 38%, sie schätzten am meisten, dass alle in ihrem Wissen, in ihrer Meinung etc. berücksichtigt werden und verschiedene Aspekte in die Urteilsbildung einfliessen. Am zweithäufigsten (15%) wird die Konsensentwicklung erwähnt. Ebenfalls relativ häufig (ca. 14%) wird die standardisierte Vorgehensweise und die Entscheidungsgrundlage (Aufbereitung von Information und offene Diskussion) genannt. Die Häufigkeiten der Antwortgruppen unterscheiden sich signifikant.[2]

Bei den Ergebnissen auf die Frage, was an den Gesprächsrunden am wenigsten gefallen habe, ist hingegen keine klare Aussage möglich. Die Antworten reichen von der Zusammensetzung und dem Umfang der Gesprächsrunden, über den Grad der Beteiligung der einzelnen Personen an den Gesprächsrunden bis hin zum übermässigen Einfluss einzelner Personen (z.B. aufgrund ihrer Position in der Klinik).

Auf die Frage, welche Aspekte bei Entscheidungen noch besser berücksichtigt werden müssten, nennen 38% die Eltern und das zukünftige Umfeld des Kindes bzw. sprechen fehlendes Wissen über die Elternsituation an. Etwa 11% der Antworten stellen eine Kritik der jetzigen Form des Ablaufes der Gesprächsrunden dar oder es werden darin Vorschläge zu Veränderungen hinsichtlich der Durchführungsprinzipien gemacht. Bei 10% der Antworten wird zum Ausdruck gebracht, dass die Situation, das Empfinden und Erleben des Kindes und

2   $\chi^2 = 127.4, df = 8, p < 0.001$.

in rund 9% der Antworten, dass die zukünftige Lebensqualität des Kindes zu wenig berücksichtigt wird. Die Häufigkeiten unterscheiden sich signifikant.[3]

Den Gesprächsrunden wird im Schnitt wenig bis gar kein Einfluss auf die sozialen Beziehungen zwischen den beteiligten Personen zugesprochen. Noch am grössten scheint im Mittel der Einfluss der Gesprächsrunden auf die sozialen Beziehungen zwischen den Berufsgruppen zu sein (Ärzteschaft und Pflegepersonal: Mittelwert $M = 3.24$ auf der vierstufigen Skala, Pflegepersonal untereinander: $M = 3.05$).

Die *spezifische Beurteilung* der Gesprächsrunden wurde durch den Fragebogen F II, im Anschluss an das Gespräch, erhoben. Sowohl die Gefühlslage der befragten Personen nach den Gesprächsrunden, als auch die Beurteilung der Entscheidung, wird auf einer sechsstufigen Skala im Schnitt positiv beurteilt ($M = 5.13, 4.76$). Die Gesprächsrunden insgesamt werden durchschnittlich ebenfalls positiv beurteilt ($M = 4.89$). Aus den Gesprächsrunden ergeben sich aber eher wenig neue Gesichtspunkte für eine Entscheidungsfindung. Auch die Gewichtung der Entscheidungskriterien wird im Mittel positiv eingeschätzt ($M = 4.93$). Relativ schwierig ist die sichere Beurteilung der zukünftigen emotionalen und sozialen Ressourcen des Umfeldes des besprochenen Neugeborenen. Leicht unterdurchschnittlich erfolgt die Berücksichtigung der Sichtweise der Eltern und die ausreichende Besprechung der zukünftigen emotionalen und sozialen Ressourcen des Umfeldes des Neugeborenen. Der persönliche Nutzen der befragten Personen nach den Gesprächsrunden wird im Schnitt als zufriedenstellend beurteilt ($M = 4.11$). Während die Gesprächsrunden als hilfreich für die Tätigkeit und als Quellen wichtiger Informationen eingeschätzt werden, werden aufgrund der Gesprächsrunden eher wenige neue Zusammenhänge – und neue ethische Fragestellungen – bewusst.

Umsetzung des Entscheidungsmodells über die Zeit

Die *allgemeine Einstellung* zu den Gesprächsrunden und die Einschätzung, inwiefern sich die Gesprächsrunden auf die sozialen Beziehungen auswirken, bleiben im Laufe der Zeit konstant.[4]

---

3   $\chi^2 = 73.3, df = 8, p < 0.001$.
4   Geschlossene Items über vier Erhebungszeitpunkte, Fragebogen F I.

Signifikante Unterschiede gibt es je nach Erhebungszeitpunkt hingegen bei der Frage, was an den Gesprächsrunden am stärksten missfiel.[5] Zum ersten Erhebungszeitpunkt (Juli 1998) betreffen rund 23% der Antworten die Terminierung der Gesprächsrunden, die im Hinblick auf den Erlebens- und Gesundheitszustand des Kindes als suboptimal beurteilt werden. Im späteren Verlauf spielt dieser Punkt praktisch keine Rolle mehr. Bei der zweiten Befragung (Mai 1999) fällt auf, dass im Gegensatz zu den anderen Zeitpunkten häufiger die Kritik geäussert wird (20% der Antworten), die Entscheidungskriterien seien in ihrer Auswahl unausgewogen. Im Februar 2000 wird, im Vergleich zu den anderen Befragungszeitpunkten, vermehrt geäussert (ca. 16%), dass einzelne Personen ihren Standpunkt zu wenig vertreten, nicht alle Teilnehmer gleich zum Zuge kommen und die Fakten zu wenig berücksichtigt werden. Zudem rückt im Februar 2000 im Vergleich zu den anderen Zeitpunkten die Frage nach der Verantwortung mehr ins Zentrum. Etwa 16% der Antworten thematisieren die Tragweite der Entscheidungen und die damit verbundene Belastung für die Teilnehmenden. Im November 2000 hingegen ist die Kritik, dass der Einfluss einzelner Personen zu dominant sei, Gegenstand von rund 15% der Antworten. Zu den anderen Zeitpunkten spielt diese Thematik keine wesentliche Rolle.

Bei der *spezifischen Beurteilung* der Gesprächsrunden, die im Fragebogen F II erfragt wurde, ergeben sich hingegen je nach Datum der Gesprächsrunden signifikante Unterschiede.[6] Ein bestimmter Trend kann jedoch nicht nachgewiesen werden. Das Geschlecht, die Ausbildung, die Rolle im Gespräch und die Anzahl absolvierter Gesprächsrunden üben nur kleine bis sehr kleine Effekte auf die einzelnen Be-

---

5   $\chi^2 = 88.8$, $df = 51$, $p < 0.01$). Um die Veränderungen der Häufigkeiten der Kategorienausprägungen bei den offenen Fragen des Fragebogens F I zu analysieren, wurden χ^2-Tests durchgeführt.

6   $V = 1.3$, $\chi^2 = 287.9$, $p < 0.001$. Multivariater Mittelwertvergleich gemäss Zwick (1985, S. 149). Statistische Parameter zu den folgenden Angaben: Videokamera: $-0.4 > r > -0.5$; $p < 0.05$. Gefühlslage: $r = 0.4$; $p < 0.05$. Entscheidungskriterien: $r = 0.4$; $p < 0.05$. Entscheidung: $r = 0.6$; $p < 0.001$, Entscheidung, wenn das Kind wenig leidet: $r = -0.4$; $p < 0.05$. Nutzen der Gesprächsrunden: $F = 9.0$, $df = 2/40$, $p = 0.001$. Gewichtung der Entscheidungskriterien: $F = 10.1$, $df = 2/38$, $p = 0.001$, und der Entscheidung: $F = 23.2$, $df = 2/38$, $p = 0.001$, bei unveränderter Fortführung der Entscheidung: ($F = 3.3$, $df = 2/37$, $p = 0.05$).

urteilungen aus und bieten sich als Erklärung für den Verlauf der Beurteilungen über die Zeit hinweg nicht an. Hingegen scheint die Gegenwart einer Videokamera sich negativ auf die Beurteilungen auszuwirken. Weiter wird die Gefühlslage, die Gewichtung der Entscheidungskriterien und die Entscheidung tendenziell positiver beurteilt, wenn die Überlebenschancen des Neugeborenen als gut eingeschätzt werden. Ausserdem wird die Entscheidung am positivsten beurteilt, wenn das Kind wenig leidet. Die von Ärzten und Pflegenden gemeinsam einberufenen Gesprächsrunden werden hinsichtlich ihres Nutzens am positivsten beurteilt. Die Gewichtung der Entscheidungskriterien und die anschliessende Entscheidung hängt davon ab, ob der Entscheidungsprozess als einstimmig und klar taxiert wird (positiver Einfluss) oder ob er als schwierige Konsensfindung eingestuft wird (negativer Einfluss). Die Gewichtung der Entscheidungskriterien wird tendenziell dann positiv beurteilt, wenn der Entscheid getroffen wird, die Massnahmen zu unterlassen bzw. abzubrechen. Negativ fällt die Beurteilung der Gewichtung eher dann aus, wenn die Massnahmen nach der Gesprächsrunde unverändert fortgeführt werden sollen.

5. Diskussion

Die Auswertungen zeigen, dass selten eine Pflegeperson alleine eine Gesprächsrunde einberief und dass knapp die Hälfte der Gespräche von ein und derselben Person geleitet wurde. Die insgesamt positive Beurteilung der Gesprächsrunden hängt mit der interdisziplinären Zusammensetzung der Kreise und der Partizipation aller Beteiligten am Entscheidungsprozess zusammen. Die Vorstellungen der Eltern und das zukünftige Umfeld des Kindes müssten noch stärker in die Entscheidungsfindung einfliessen bzw. besser beurteilt werden können. Die kritischen Anmerkungen der Teilnehmer änderten sich im Laufe der Zeit. Zu Beginn der Einführung der Gesprächsrunden wurden die Terminierung der Gesprächsrunden und die Auswahl der Kriterien kritisiert. Später rückten Kommunikationsaspekte in den Vordergrund. Weiter zeigt die Evaluation, dass innerhalb der Gruppe die Auswirkungen der Gesprächsrunden – Gefühlslage, Nutzen, Gesamtbeurteilung der Gesprächsrunde, Gewichtung der Entscheidungskriterien, Beurteilung der Entscheidung – im Laufe der Zeit variierten, was auf die eingeschätzten Überlebenschancen, das aktuelle Leiden des Kindes, die Person, die das Gespräch einberief, und die beschlossenen Massnahmen zurückzuführen ist.

Zusammenfassend kann festgehalten werden, dass die Realisierung des ethischen Entscheidungsmodells an der Klinik für Neonatologie von den Teilnehmerinnen und Teilnehmern der Gesprächsrunden weitgehend als gut befunden wird. Trotz der mehrheitlich positiven Einschätzungen der Beteiligten sind einzelne Voten nicht zu vernachlässigen, die den Prozess der Entscheidungsfindung in die Nähe einzelner Symptome des Gruppendenkens rücken. Diese Beobachtungen werden nicht mit dem Entscheidungsmodell an sich in Verbindung gebracht, sondern eher mit der Kliniksituation. Die streng hierarchische Aufgliederung der Belegschaft, der Zeitdruck und die unterschiedliche Ausbildung in Gesprächsführung der Personen bieten sich als mögliche Erklärungen an. Die zutage getretenen Indizien von Gruppendenken und die kritisierten Kommunikationsaspekte überraschen nicht angesichts der komplexen Problemstellungen, die die Gruppe zu lösen hat. Sie könnten, neben den eingangs erwähnten Massnahmen (z.B. Kontrollinstanzen, Kontakt nach aussen), durch die gezielte Ausbildung der Gesprächsleiter in Moderationstechniken für komplexe Problemstellungen (vgl. Gollenia, 1999, 52–61) oder durch den Einsatz von externen Fachpersonen noch stärker kontrolliert werden. Da für moralisch problematische Situationen oftmals rechtliche Vorschriften existieren (Patzig & Schöne-Seifert, 1995, 2), ist die Erweiterung des Aussenkreises durch eine juristische Fachperson in Erwägung zu ziehen.

Das an der Klinik für Neonatologie entwickelte Entscheidungsmodell kann als positiver Versuch bewertet werden, den komplexen und anfälligen Prozess der Entscheidungsfindung zu kontrollieren und zu optimieren. Aufgrund der mehrheitlich positiven Befunde der Evaluation ist eine Anwendung des Modells in solchen Bereichen zu überprüfen, in denen komplexe, moralethische Dilemma- oder Problemsituationen vorliegen, die einerseits eine moralische Herausforderung darstellen und anderseits eine interdisziplinäre Entscheidungsfindung in der Gruppe voraussetzen. Denkbare Anwendungsbereiche des Modells sind sowohl die Pädiatrie und die Erwachsenenmedizin, wie auch

Entscheidungsgremien zu ethischen Problemstellungen in Organisationen allgemein.

Die Vorzüge des exemplarischen Vorgehens des Modells liegen in der Anerkennung von Dilemmasituationen, in der Berücksichtigung der relevanten Entscheidungskriterien (für jede Problemstellung und Organisation unterschiedlich), in der Befolgung gewisser Kommunikationsregeln und in der interdisziplinären Zusammensetzung. Das Ziel des Entscheidungsmodells besteht dabei nicht in der Anwendung eines moralischen Rezeptes, sondern darin, moralische Willkür zu verhindern und sicherzustellen, dass alle wichtigen Aspekte einer verantwortungsbewussten Entscheidung berücksichtigt werden.

Literatur

Brauer M., Judd C.M. & Gliner M.D. (1995), The effects of repeated expressions on attitude polarization during group discussions, Journal of Personality and Social Psychology 68: 1014–29.

Frey D., Schulz-Hardt S. & Stahlberg D. (1996), Information seeking among individuals and groups and possible consequences for decision making in business and politics, in: Witte E. & Davis J.H., Understanding group behavior – small group processes and interpersonal relations, Lawrence Erlbaum, Mahwah/NJ, 211–25.

Gebert D. & von Rosenstiel L. (1992), Organisationspsychologie: Person und Organisation (3. Aufl.), Kohlhammer, Stuttgart.

Gollenia M.C. (1999), Ethische Entscheidungen und Rechtfertigungen unter der besonderen Bedingung der sozialen Identität, Lang, Frankfurt am Main.

Janis I.L. (1982), Victims of groupthink, a psychological study of foreign-policy decisions and fiascos (2nd Ed.), Houghton Mifflin, Boston.

Klayman J. & Ha Y.W. (1987), Confirmation, disconfirmation, and information in hypothesis-testing, Psychological Review 94: 211–28.

Maffezzoni M. (2003), Gruppenprozesse bei Entscheidungen zur Lebensfähigkeit von Neugeborenen – Eine formative Evaluation, Cuvillier, Göttingen.

Maffezzoni M., Wunder K., Baumann-Hölzle R. & Stoll F. (2003), Gruppenprozesse bei Entscheidungen zur Lebensfähigkeit von Neugeborenen – Eine formative Evaluation, Zeitschrift für Arbeits- und Organisationspsychologie 47 (3): 162–9.

Patzig G. & Schöne-Seifert B. (1995), Theoretische Grundlagen und Systematik der Ethik in der Medizin, in: Kahlke W. & Reiter-Theil S., Ethik in der Medizin, Enke, Stuttgart: 1–9.

Rossi P.H., Freeman H.E. & Hofmann G. (1988), Programm-Evaluation: Einführung in die Methoden angewandter Sozialforschung, Enke, Stuttgart.

Schulz-Hardt S., Frey D., Fago K. & Kici G. (1999), Selektive Informationssuche und Gruppenheterogenität: Der Einfluss verschiedener Formen der Gruppenheterogenität auf Selbstbestätigungsprozesse bei Entscheidungen, Gruppendynamik: 30: 161–74.

Turner M. E., Pratkanis A. R., Probasco P. & Leve C. (1992), Threat, cohesion, and group effectiveness: Testing a social identity maintenance perspective on groupthink, Journal of Personality and Social Psychology 63: 781–96.

von Siebenthal K. & Baumann-Hölzle R. (1999), Ein interdisziplinäres Modell zur Urteilsbildung für medizin-ethische Fragestellungen in der neonatalen Intensivmedizin, Ethik in der Medizin 11: 233–45.

Wottawa H. & Thierau H. (1998), Lehrbuch Evaluation (2., vollst. überarb. Aufl.), Huber, Bern.

Wunder K., Maffezzoni M., Baumann-Hölzle R. & Stoll F. (2002), Unveröffentlichtes Manuskript, Fachhochschule Zürich, Hochschule für Soziale Arbeit.

Zwick R (1985), Nonparametric one way multivariate analysis of variance: A computational approach based on the Pillai-Bartlett trace, Psychological Bulletin 97: 148–52.

Erste Resultate zur Untersuchung der interdisziplinären ethischen Entscheidungsfindung in der Intensivmedizin in schweizerischen und rumänischen Spitälern

Karin S. Moser[1]

Ärzteschaft und Pflegepersonal der Intensivstationen von drei schweizerischen und zwei rumänischen Spitälern wurden befragt, wie sie die aktuelle ethische Entscheidungsfindung einschätzen und was sie von der Einführung ethischer Entscheidungsrunden zur Verbesserung der aktuellen Situation halten. Dabei zeigte sich, dass das Pflegepersonal in allen fünf befragten Spitälern mit der heutigen Situation signifikant unzufriedener ist als die Ärzteschaft und sich entsprechend von der Einführung ethischer Entscheidungsrunden auch mehr verspricht. Dennoch zeigte sich auch bei der Ärzteschaft eine latente, wenn auch weniger grosse Unzufriedenheit mit dem aktuellen Vorgehen in ethischen Dilemmasituationen, so dass ein Handlungsbedarf gegeben scheint. Dabei sollen sowohl die interdisziplinäre Zusammenarbeit wie auch die ethische Entscheidungsfindung selbst verbessert werden, um eine möglichst gute intensivmedizinische Versorgung zu gewährleisten.

---

1 An der Auswertung dieser Resultate waren ausser der Autorin auch Dorothea Schaffner und Ewald Schorro beteiligt.

1. Ausgangslage

Zahlreiche Veränderungen in der Intensivmedizin in den letzten Jahren haben dazu geführt, dass heute nicht mehr in jedem Fall alle verfügbaren Mittel zur Lebenserhaltung eingesetzt werden, sondern dass das medizinisch Machbare, der mutmassliche Wille der Patienten und die voraussichtliche Lebensqualität sorgfältig gegeneinander abgewogen werden. Damit gewinnen ethische, soziale und ökonomische Fragen zunehmend an Bedeutung bei der Entscheidung für oder gegen intensivmedizinische Massnahmen. Das medizinische Personal steht damit vor neuen Herausforderungen: Ethische Dilemmata müssen befriedigend gelöst und vertreten werden können, das soziale Umfeld der Patienten gewinnt an Bedeutung (Angehörigenbetreuung, soziales Netzwerk der Patienten), während die medizinische Versorgung gleichzeitig optimal sein und die Ressourcen adäquat eingesetzt werden sollten. Mit diesen neuen Anforderungen einher gehen Veränderungen im Entscheidungsverhalten: Einzelentscheide von Vorgesetzten, wie sie bisher oft üblich waren und teilweise noch sind, sollen abgelöst werden von Gruppenentscheiden, bei denen die unterschiedlichen Beteiligten (Pflege, Ärzte, Ethiker, Sozialarbeiter, Angehörige usw.) ihr Fachwissen einbringen und zu einer qualitativ möglichst guten Entscheidung beitragen können. Der Paradigmenwechsel in der Medizinethik (vom Paternalismus zur Autonomie), wie auch die Professionalisierungsbemühungen der Pflege (van der Arend & Gastmans, 1996), haben ihren Teil zu dieser Entwicklung beigetragen.

Aus gruppenpsychologischer Sicht werden damit sehr hohe Anforderungen an alle Beteiligten gestellt. In einem stark hierarchisch organisierten Umfeld sollen Beteiligte mit ganz unterschiedlichen Perspektiven und Qualifikationen ihre Erfahrungen in ein interdisziplinäres Team einbringen und in kurzer Zeit zu einer ethisch, sozial und medizinisch gut abgestützten Entscheidung gelangen. (Bromme & Nückles, 1999; Moser, 2004) Bisher gibt es weder im Rahmen der Entscheidungsforschung Untersuchungen zu ethischen Entscheidungsprozessen, noch gibt es verlässliche Ergebnisse zu interdisziplinären Teams in der Gruppenforschung. (Antoni & Scheffler, 2003; Bromme, 2000; Jackson, 1996; Steinheider & Bayerl, 2003)

Unter dem Druck der oben geschilderten Entwicklungen in der Intensivmedizin kam es deshalb 1994 an der Klinik für Neonatologie am Universitätsspital Zürich zur Gründung einer Ethikgruppe. Ihr gehören Fachpersonen der Klinik aus den Medizin- und Pflegeberufen an sowie eine Ethikerin und eine Spitalseelsorgerin. Im Laufe der Zeit erarbeitete die Ethikgruppe ein Entscheidungsmodell (von Siebenthal & Baumann-Hölzle, 1999), das als Leitfaden zur Steuerung von Entscheidungsprozessen in interdisziplinär zusammengesetzten, ethischen Gesprächsrunden dienen soll. Das ethische Entscheidungsmodell soll helfen, die divergierenden Perspektiven zusammenzubringen, und gut abgestützte Entscheide des interdisziplinären Teams ermöglichen. Dieses Entscheidungsmodell wurde in seiner Wirksamkeit in einer Nationalfondsstudie in der Neonatologie wissenschaftlich begleitet und evaluiert (Maffezzoni, Wunder, Baumann-Hölzle, & Stoll, 2003) und soll nun neu auch im Bereich der Erwachsenenintensivmedizin angewandt und wissenschaftlich evaluiert werden.

2. Die Vorstudie zur interdisziplinären ethischen Entscheidungsfindung

2.1 Einleitung

Zur Vorbereitung der geplanten, breit abgestützten Evaluation des Instruments der ethischen Entscheidungsrunden wurden 2003 in drei schweizerischen und zwei rumänischen Spitälern Befragungen zur aktuellen ethischen Entscheidungsfindung durchgeführt. Ärzteschaft und Pflegepersonal wurden dabei mit zwei getrennten Fragebogenversionen zu folgenden Themen befragt:

a) Beurteilung der bisherigen ethischen Entscheidungsfindung auf der Intensivstation
   – Beurteilung der Kriterien zur ethischen Entscheidungsfindung auf der eigenen Intensivstation
   – Zufriedenheit mit den aktuellen Entscheidungskriterien
   – Ausmass des Einbezugs der Pflegenden resp. der Ärzteschaft in den Entscheidungsprozess
   – Zufriedenheit mit der eigenen Rolle im Entscheidungsprozess

b) Beurteilung des Instruments der interdisziplinären ethischen Gesprächsrunden
- Persönliche Haltung zu ethischen Gesprächsrunden
- Persönlicher Nutzen von ethischen Gesprächsrunden
- Verbesserung von Arbeitsbeziehungen durch ethische Gesprächsrunden
- Zukünftige Aufgaben und Rollen im interdisziplinären Entscheidungsfindungsprozess

Beteiligt an der Voruntersuchung waren die folgenden Intensivstationen: In der Schweiz die Intensivstationen Unfallchirurgie und Innere Medizin des Universitätsspitals Zürich (USZ); die allgemeine Intensivstation des Kantonsspitals Winterthur (KSW); sowie die chirurgische Intensivstation des Kantonsspitals St. Gallen (KSSG); in Rumänien die Intensivstationen des Fundeni Universitätsspitals und des Urgenza Universitätsspital, beide in Bukarest.

2.2 Stichprobe

Bezüglich Alter war die Stichprobe homogen, bei der Geschlechterverteilung überwogen insgesamt die Frauen aufgrund ihres grösseren Anteils am Pflegepersonal (Tab. 2). Der Rücklauf der Fragebogen war bei der Ärzteschaft insgesamt deutlich höher als beim Pflegepersonal (Tab. 1). Dies ist insofern erstaunlich, als das Pflegepersonal eine Verbesserung der ethischen Entscheidungsfindung für viel notwendiger hält als die Ärzteschaft. Auffällig sind zudem die 100% Rücklaufquoten in den beiden rumänischen Spitälern. Dies ist durch die Art und Weise, wie die Befragung durchgeführt wurde, zu erklären: Alle Personen, die zum Erhebungszeitpunkt anwesend waren, wurden aufgefordert teilzunehmen. Die Fragebogen wurden von der Schweizer Kontaktperson verteilt und unmittelbar danach wieder eingesammelt. Damit sind die Daten für die rumänischen Spitäler selbstverständlich nicht repräsentativ, sondern geben höchstens erste Hinweise. Alle Unterschiede zwischen den rumänischen und schweizerischen Spitälern gelten deshalb auch nur unter Vorbehalt. Bei den drei beteiligten schweizerischen Spitälern ist die Repräsentativität für die jeweiligen Intensivstationen dagegen gegeben, da allen Mitarbeitenden Fragebogen verteilt wurden und auch mehr Zeit für das Ausfüllen zur Verfügung stand. Kritisch anzumerken ist dort lediglich, dass die Fragebogen von den Vorgesetzten der jeweiligen Intensivstationen verteilt und teilweise auch wieder gesamthaft zurückgeschickt wurden, und nicht von einer unabhängigen Instanz. Das ist aus forschungsethischen Gründen nicht korrekt, weil dadurch einerseits die Freiwilligkeit der Teilnahme, andererseits auch die Antworten selbst beeinflusst werden können, und die Anonymität der Befragten nicht mehr vollständig gewährleistet ist. Für die weiteren geplanten Untersuchungen muss die Teilnahme an der Befragung auf jeden vollständig anonym und freiwillig möglich sein.

Rücklauf	*Pflegende*	*Ärzteschaft*	*Total*
USZ	63% (72)	67% (14)	63% (86)
KSW	50% (23)	86% (6)	55% (29)
KSSG	41% (37)	88% (8)	46% (45)
Fundeni	100% (2)	100% (12)	100% (14)
Urgenza	100% (18)	100% (32)	100% (50)
Total	*56% (152)*	*89% (72)*	*64% (224)*

Tab. 1: Rücklauf der Fragebogen.

	Pflegende	*Ärzteschaft*	*Total*
Frauen Total	77% (114)	56% (39)	70% (153)
Männer Total	23% (35)	44% (31)	30% (66)
Alter (Durchschnitt)	35 Jahre Missing = 15	37 Jahre Missing = 8	36 Jahre Missing = 23

Tab. 2: Beschreibung der Stichprobe: Alter und Geschlecht.

2.3 Erste Ergebnisse zur aktuellen ethischen Entscheidungsfindung in der Intensivmedizin in der Schweiz und in Rumänien

Nachfolgend werden die wichtigsten Ergebnisse der Befragung zum ersten Teil des Fragebogens zusammengefasst und illustriert, der die aktuelle Situation in der Intensivmedizin thematisiert hat.

a) Die Beurteilung der bisherigen ethischen Entscheidungsfindung

Beurteilung der Kriterien

In allen beteiligten Spitälern in Rumänien und in der Schweiz werden die folgenden ethischen Entscheidungskriterien als am stärksten berücksichtigt bewertet:
- Sichtweise der Ärzteschaft
- Recht auf Leben
- Medizinischer Sachverhalt
- Sichtweise der Angehörigen

Signifikante Unterschiede bezüglich weiterer Kriterien ergeben sich teilweise zwischen den Spitälern in Bukarest und der Schweiz. Innerhalb der beteiligten Schweizer Spitäler wird der aktuelle ethische Entscheidungsprozess dagegen sehr ähnlich erlebt. So beurteilen die Mitarbeitenden des Fundeni Universitätsspitals in Bukarest die Berücksichtigung einer ethischen Wertanalyse bei den Entscheiden signifikant stärker als die Mitarbeitenden der anderen Intensivstationen.

Zwischen der Beurteilung durch die Ärzteschaft und die Pflegenden ergeben sich ebenfalls signifikante Unterschiede: Die Pflegenden beurteilen die Berücksichtigung der einzelnen Entscheidungskriterien immer signifikant geringer als die Ärzteschaft. Ausnahme: Die Pflegenden betrachten die „Sichtweise der Ärzteschaft" als signifikant mehr berücksichtigt als die Ärzteschaft, was nicht weiter überraschend ist.

Zufriedenheit mit den Kriterien

Die Zufriedenheit mit den bisherigen ethischen Entscheidungskriterien liegt insgesamt in einem mittleren Bereich. Die untersuchten Intensivstationen unterscheiden sich nicht signifikant hinsichtlich der Zufriedenheit mit den bisherigen ethischen Entscheidungskriterien, während die Pflegenden in allen fünf Spitälern mit den ethischen Entscheidungskriterien signifikant weniger zufrieden sind als die Ärzteschaft.

Einbezug in den ethischen Entscheidungsprozess

Insgesamt fühlt sich die Ärzteschaft besser in den ethischen Entscheidungsprozess einbezogen als die Pflegenden. Dennoch wünschen sich

Ärzteschaft wie auch Pflegende für die Zukunft einen besseren Einbezug. Es besteht also auf beiden Seiten eine gewisse Unzufriedenheit mit der aktuellen Situation, wobei diese Unzufriedenheit bei den Pflegenden deutlich höher ist.

Zufriedenheit mit der eigenen Rolle im Entscheidungsprozess

Hinsichtlich der Zufriedenheit mit der bisherigen Rolle im ethischen Entscheidungsprozess unterscheiden sich die untersuchten Intensivstationen nicht signifikant. Dagegen gibt es in allen Spitälern einen signifikanten Unterschied zwischen der Ärzteschaft und den Pflegenden hinsichtlich der Zufriedenheit mit der bisherigen Rolle im Entscheidungsprozess mit Ausnahme des Urgenza Spitals in Bukarest.

Die Befragten hatten zudem die Gelegenheit, ihre Wahrnehmung der eigenen Rolle in einer offenen Frage zu beschreiben. Die Pflegenden beschreiben ihre Rolle im Entscheidungsprozess als mehrheitlich passiv. Ihnen kommt vornehmlich eine Vermittlerrolle zu und sie nehmen an Diskussionen teil. Die Ärzteschaft sieht ihre Rolle mehr im Bereich der Klärung des medizinischen Sachverhalts und der Übernahme von Verantwortung (Tab. 3).

Kategorie	*Pflege*	*Ärzteschaft*	*Total*
Passive Rolle, kein oder ungenügender Einbezug in den Entscheidungsprozess	53	17	70
Vermittlerrolle / Vertreter / Advokatenrolle	45	3	48
An Diskussionen teilnehmen	37	7	44
Informationen weiterleiten / Dokumentation	30	3	33
Angehörigenbetreuung	26	4	30
Medizinischen Sachverhalt klären	2	15	17
Entscheiden / Verantwortung übernehmen	4	11	15
Erfahrung / Ansicht / persönliche Meinung einbringen	13	1	14
Ethische Wertanalyse	0	8	8

Tab. 3: Beschreibung der eigenen Rolle in der bisherigen ethischen Entscheidungsfindung – Offene Frage. Aufgeführt sind die neun am häufigsten genannten Kategorien, sortiert nach Häufigkeit der Nennung (Total); Einzelnennungen sind nicht aufgeführt.

Hinsichtlich des Erlebens des ethischen Entscheidungsprozesses beschreiben sowohl die Ärzteschaft als auch die Pflegenden diesen als schwierig und mit Unsicherheiten behaftet (Tab. 4). Häufig werden von beiden Seiten auch positive Erfahrungen und Mitspracherecht genannt. Aus Sicht der Pflegenden entscheidet die Ärzteschaft aber zu oft alleine.

Kategorie	Pflege	Ärzteschaft	Total
Schwierige Situation und Unsicherheit	31	12	43
Positive Erfahrung des Prozesses, Mitspracherecht ist gegeben	27	15	42
Die Ärzteschaft entscheidet alleine	24	5	29
Pflegende werden nicht einbezogen, Pflegende haben passive Rolle	25	5	30
Kommunikation im Entscheidungsprozess ist ungenügend	20	3	23
Entscheidungsprozess und Einbezug der Pflegenden personenabhängig	12	6	18
Entscheidungen werden aufgeschoben	16	2	18
Entscheidungsprozess wird unterschiedlich erlebt	15	1	16
Der medizinische Sachverhalt steht im Vordergrund	10	1	11
Negative Erfahrungen und Unzufrieden mit der Situation	3	7	10
Kein eigentlicher Entscheidungsfindungsprozess erlebt	8	0	8
Angehörige werden einbezogen	7	0	7
Unklarer undurchsichtiger Prozess, Wunsch nach Leitlinien und Regeln	3	3	6
Interessens- und Rollenkonflikte	3	1	4

Tab. 4: Erleben des ethischen Entscheidungsprozesses – offene Frage. Aufgeführt sind die 16 am häufigsten genannten Kategorien, sortiert nach Häufigkeit der Nennung (Total); Einzelnennungen sind nicht aufgeführt.

b) Die Bewertung des Instruments interdisziplinärer ethischer Entscheidungsrunden

Im zweiten Teil des Fragebogens wurde untersucht, was die Befragten von der Einführung ethischer Entscheidungsrunden halten würden und was sie sich von diesem Instrument zur Verbesserung interdisziplinärer ethischer Entscheidungen versprechen. Auch dazu werden nachfolgend die wichtigsten Ergebnisse zusammengefasst.

Haltung zu den ethischen Gesprächsrunden

Die persönliche Haltung zu und der persönliche Nutzen von ethischen Gesprächsrunden werden von den Befragten insgesamt sehr positiv beurteilt. Zwischen den verschiedenen Intensivstationen ergeben sich signifikante Unterschiede bezüglich zweier Fragen im Fragebogen:
– Ethische Gesprächsrunden sind hilfreich für die eigene Tätigkeit.
– Ethische Gesprächsrunden ermöglichen es, eigene Fähigkeiten zu verbessern.

Diese beiden Punkte werden von den Befragten in den beiden rumänischen Spitälern positiver bewertet als von den Befragten in der Schweiz. Die Schweizer Spitäler unterscheiden sich dagegen untereinander nicht in ihrer Einschätzung.

Nutzen der ethischen Gesprächsrunden

Pflegende und Ärzteschaft unterscheiden sich ebenfalls nicht signifikant in der persönlichen Haltung zu ethischen Gesprächsrunden wie auch bei der Beurteilung des – potenziellen – persönlichen Nutzens von ethischen Entscheidungsrunden, sondern beide Gruppen sind vergleichbar positiv eingestellt.

Verbesserung der Arbeitsbeziehungen dank ethischen Entscheidungsrunden

Die Befragten versprechen sich insgesamt eine Verbesserung der Arbeitsbeziehungen durch ethische Gesprächsrunden. Die grössten Hoffnungen werden in die Verbesserung des Verhältnisses zwischen Ärzteschaft und Pflegenden gesetzt (Tab. 5). Nach Einschätzung der Befragten eignen sich die ethischen Gesprächsrunden am wenigsten zur Verbesserung des Verhältnisses zwischen Pflegenden und Angehörigen. In diesen Fragen gab es keine Unterschiede zwischen Pflegenden und Ärzteschaft.

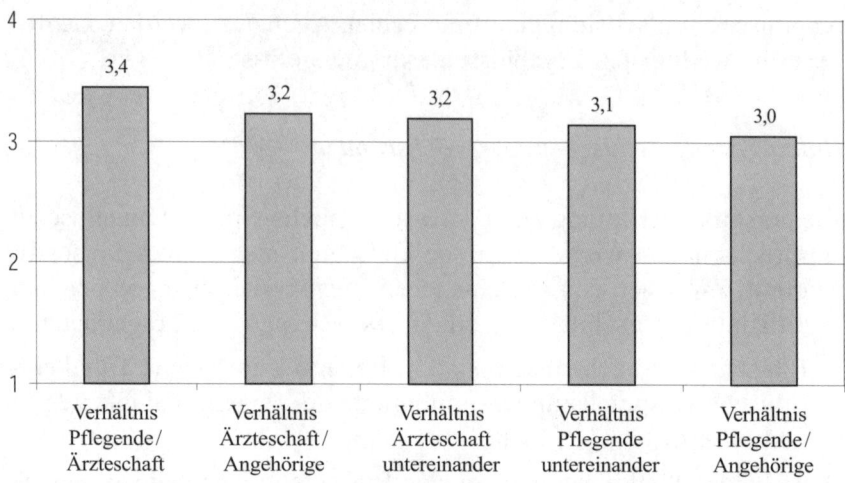

Tab. 5: Gesamtbeurteilung der Verbesserung der Arbeitsbeziehung durch ethische Gesprächsrunden. Aufgeführt sind die Verbesserung der Arbeitsbeziehungen durch ethische Gesprächsrunden, sortiert nach Mittelwerten (Werteskala 1 bis 4).

Hingegen ergaben sich signifikante Mittelwertsunterschiede zwischen den rumänischen und den Schweizer Spitälern, und zwar bei den drei Fragen zur Verbesserung der Arbeitsbeziehungen zwischen Pflegenden und Angehörigen, zwischen Ärzteschaft und Angehörigen sowie innerhalb der Ärzteschaft. Die Beschäftigten der beiden rumänischen Spitäler schätzen die Möglichkeiten zur Verbesserung dieser Arbeitsbeziehungen signifikant höher ein als die Befragten in den Schweizer Spitälern.

Vorschläge zur Verbesserung der Arbeitsbeziehungen

Die Befragten hatten zudem die Möglichkeit, in offenen Fragen Vorschläge zur Verbesserung der Arbeitsbeziehungen zu machen. Am häufigsten wurde die Verbesserung der Kommunikation und Information von allen Befragten genannt. Darüber hinaus wurden die folgenden Vorschläge gemacht:

- Verbesserung der Arbeitsbeziehung zwischen Pflegenden und Angehörigen: Die Befragten wünschen sich insgesamt eine Verbesserung der Kommunikation, aber auch mehr Zeit und Raum für die Angehörigenbetreuung. Auf der Intensivstation des Fundeni Universitätsspitals in Bukarest wird von der Ärzteschaft zudem der Vorschlag formuliert, dass die Pflegenden weniger in die Kommunikation einbezogen werden sollten.
- Verbesserung der Arbeitsbeziehung zwischen Pflegenden und Ärzteschaft: Die Befragten schlagen eine Verbesserung der Kommunikation und eine Verbesserung der Strukturen vor.
- Verbesserung der Arbeitsbeziehungen der Pflegenden untereinander: Neben einer Verbesserung der Kommunikation werden bessere gegenseitige Unterstützung und mehr Toleranz und Respekt vorgeschlagen.
- Verbesserung der Arbeitsbeziehung zwischen Ärzteschaft und Angehörigen: Die Befragten schlagen eine Verbesserung der Kommunikation sowie mehr Raum und Zeit für Angehörigenbetreuung vor. Wichtig sind aber auch Offenheit und Ehrlichkeit im Umgang mit den Angehörigen.
- Verbesserung der Arbeitsbeziehungen der Ärzteschaft untereinander: Im Vordergrund steht hier nicht die Verbesserung der Kommunikation, sondern der Kooperation. Als wichtig erachtet werden auch Toleranz und Respekt.

*Wahrnehmung zukünftiger Aufgaben und Rollen
im interdisziplinären ethischen Entscheidungsprozess*

Insgesamt werden die Aufgaben „mit allen Beteiligten Verantwortung übernehmen" und „aktive Teilnahme an Gesprächsrunden" von allen Befragten am höchsten eingestuft. Von allen Befragten am geringsten eingestuft werden dagegen die Aufgaben „Gespräche einberufen" und „Moderation von Gesprächsrunden" (Tab. 6).

Dabei zeigen sich einige wichtige Unterschiede zwischen Pflegenden und Ärzteschaft. Bei folgenden Fragen stuft die Ärzteschaft ihre eigene zukünftige Rolle immer signifikant höher ein als die Pflegenden die ihrige:

- Moderation von Gesprächsrunden
- Lösungsmöglichkeiten aufzeigen
- Mit allen Beteiligten einen Konsens suchen
- Mit allen Beteiligten Entscheidungen treffen
- Information und Betreuung der Angehörigen

Die Pflegenden sind also trotz grösserer Unzufriedenheit mit der aktuellen Situation signifikant weniger dazu bereit, in Zukunft im Rahmen ethischer Entscheidungsrunden neu auch eine aktivere Rolle einzunehmen, z.B. indem sie Gesprächsrunden moderieren.

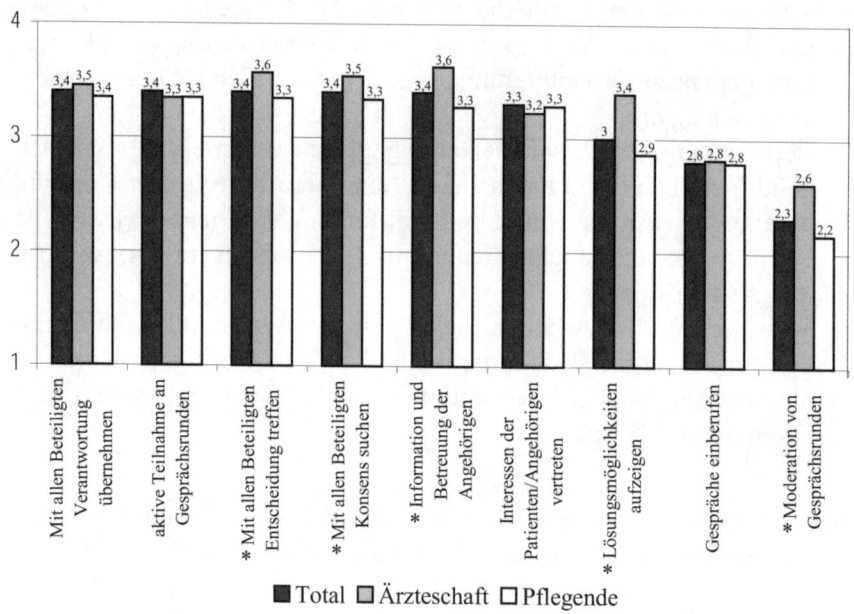

Tab. 6: Wahrnehmung zukünftiger Aufgaben und Rollen im interdisziplinären ethischen Entscheidungsprozess. Die Angaben sind sortiert nach Häufigkeit der Nennungen Total (Mittelwerte auf der Werteskala 1 bis 4).
* bezeichnet einen signifikanten Mittelwertsunterschied zwischen Ärzteschaft und Pflegenden.

2.4 Zusammenfassung der wichtigsten Ergebnisse

Zusammenfassend lässt sich festhalten, dass die Vorstudie zwei konstante Unterschiede bezüglich aller Fragen zur aktuellen ethischen Entscheidungsfindung in der Schweiz und in Rumänien festgestellt hat:

1. In allen fünf beteiligten Spitälern sind die Pflegenden signifikant unzufriedener mit der aktuellen Situation als die Ärzteschaft.
2. In fast allen Punkten schätzen die Befragten der beiden rumänischen Spitäler die Situation positiver ein als ihre Schweizer Kolleginnen und Kollegen. Dieser Unterschied muss allerdings mit Vorsicht interpretiert werden, da die Stichproben in der beiden rumänischen Spitäler nicht repräsentativ ist. Zwischen den drei Schweizer Spitälern ergeben sich dagegen keine Unterschiede.

Zum Instrument ethischer Entscheidungsrunden sind alle Befragten positiv eingestellt. Dies ist nicht weiter erstaunlich, da es sich um eine prospektive Befragung handelt, und die Befragten noch keine Erfahrung mit dem Instrument der Entscheidungsrunden haben. Sie versprechen sich davon hauptsächlich eine Verbesserung des Arbeitsverhältnisses zwischen Pflegenden und Ärzteschaft. Das zeigt deutlich, wo der Schuh am meisten drückt, und weist darauf hin, dass im Hintergrund auch allgemeine Fragen zur interdisziplinären Kooperation im Spital eine Rolle spielen, die nichts mit konkreten ethischen Dilemmata zu tun haben. Eine auffällige Diskrepanz zeigt sich zwischen der grossen Unzufriedenheit der Pflegenden mit der aktuellen Situation und ihrer vergleichsweise geringen Bereitschaft, in Zukunft im Rahmen ethischer Entscheidungsrunden eine aktive Rolle z.B. in Form von Moderationen zu übernehmen. Neben Fragen der Sensibilisierung und Veränderung der Rolle der Pflegenden stellen sich hier sicher auch Fragen nach den strukturellen und organisatorischen Rahmenbedingungen der Zusammenarbeit von Pflege- und Ärzteschaft, die bei der alltäglichen Arbeit eine zentrale Rolle spielen.

3. Weiteres Vorgehen bei der wissenschaftlichen Evaluation

Im Rahmen eines gross angelegten Evaluationsprojekts soll nun empirisch überprüft werden, ob die Einführung von interdisziplinären ethischen Gesprächsrunden langfristig und in verschiedenen Spitälern und Intensivstationen zu einer deutlichen Verbesserung

1. der Zufriedenheit aller Beteiligten (Ärzteschaft, Pflegende, Angehörige, Patienten),
2. der ethischen Entscheidung entsprechend dem ethischen Entscheidungsmodell, und
3. der Lebensqualität der Patienten und einer dem heutigen Wissensstand angemessenen medizinischen Behandlung führt.

Langfristiges Ziel der wissenschaftlichen Evaluation ist die gut abgestützte Einführung eines ethischen Entscheidungsmodells als fester Bestandteil der intensivmedizinischen Ausbildung, falls sich das Entscheidungsmodell auch für die Erwachsenenintensivmedizin als wirksam und sinnvoll erweist.

Da bisher kaum Untersuchungen zu ethischen Entscheidungsprozessen wie auch zur interdisziplinären Kooperation existieren, ist eine solide empirische Datenbasis zentral. Die geplante Studie soll wesentlich mehr Spitäler und Intensivstationen befragen als die Vorstudie und den Vergleich zwischen Intensivstationen mit und ohne ethisches Entscheidungsmodell erlauben (Kontrollgruppendesign). Über einen Zeitraum von vier Jahren soll das Personal in Intensivstationen vor, während und nach Einführung des ethischen Entscheidungsmodells mehrmals befragt und beobachtet werden und mit Intensivstationen ohne Entscheidungsmodell verglichen werden. Eingesetzt werden dabei Fragebogen basierend auf der vorgestellten Vorstudie sowie Videoaufzeichnungen von ethischen Entscheidungsrunden, die eine Analyse des tatsächlichen Verhaltens im Team erlauben. Beides wird im Längsschnitt zu mehreren Zeitpunkten erhoben.

Die Befragung wird einige wichtige zusätzliche Aspekte untersuchen, die für die ethische Entscheidungsfindung zentral sind:

– Neu sollen dabei alle involvierten Parteien befragt werden, d.h. neben dem eigentlichen Betreuungsteam auch Angehörige, sofern möglich

- Patienten sowie externe Experten und Vorgesetzte, die nicht zum inneren Kreis und dem eigentlichen Betreuungsteam gehören und deshalb nicht direkt in den Entscheidungsprozess involviert waren.
- Zusätzlich sollen zentrale statistische Daten, wie Grösse und Ausrichtung/Spezialisierung der Intensivstation, Anzahl der behandelten Patienten, Art der Fälle im Beobachtungszeitraum, Mortalitätsrate, Ausstattung (personell, technisch) differenziert erfasst und ausgewertet werden, um strukturelle und organisationale Faktoren identifizieren zu können.
- Ebenfalls differenzierter erfasst werden sollen weitere wichtige Faktoren, die das Entscheidungsverhalten beeinflussen, z.B. die individuellen Werthaltungen der einzelnen Beteiligten, die Kommunikationsqualität in den ethischen Gesprächen und die Rollenverteilungen im Team.
- Dazu gehören auch zentrale Aspekte der Organisationskultur auf den jeweiligen Intensivstationen, wie etwa die Kommunikationsqualität insgesamt auf der Abteilung, das Ausmass des gegenseitigen Vertrauens, die kollektive Wirksamkeitserwartung und das Ausmass der wahrgenommenen Reziprozität in Bezug auf den Wissens- und Informationsaustausch auf der Gruppe. (Moser, 2002; Moser, Schaffner, & Heinle, in Druck)

Der Vergleich mit verschiedenen anderen Intensivstationen im In- und Ausland wird eine differenzierte Interpretation der Resultate und bessere Identifikation der entscheidenden Faktoren erlauben, die zu ethisch, sozial und medizinisch vertretbaren Entscheiden in der Intensivmedizin führen.

Literatur

Antoni, C.H., & Scheffler, D. (2003), Formative Evaluation interdisziplinärer Kooperation – Konzepte, Methoden und Ergebnisse des Teilprojektes A1 im SFB 522 Umwelt und Region, Trier. Trier: Universität Trier.

Baumann-Hölzle, R. (2002), Medizin- und pflegeethische Entscheidfindung in der neonatalen Intensivmedizin – das „Zürcher Modell" und seine wertethischen Voraussetzungen. In A. Holderegger & D. Müller & B. Sitter-Liver & M. Zimmermann-Acklin (Hgg.), Theologie und biomedizinische Ethik. Grundlagen und Konkretionen (297–315), Freiburg, Schweiz: Universitätsverlag.

Bromme, R. (2000), Beyond one's own perspective: The psychology of cognitive interdisciplinarity. In P. Weingart & N. Stehr (Eds.), Practising interdisciplinarity (115–33). Toronto: University of Toronto Press.

Bromme, R., & Nückles, M. (1999), Perspective-taking between medical doctors and nurses: A study on multiple representations of different experts with common tasks. In M. W. van Someren & H. P. A. Boshuizen & T. de Jong & P. Reimann (Eds.), Learning with multiple representations (175–96). Oxford: Elsevier.

Jackson, S. E. (1996), The consequences of diversity in multidisciplinary work teams. In M. A. West (Ed.), Handbook of work group psychology (53–75). Chichester: Wiley.

Maffezzoni, M., Wunder, K., Baumann-Hölzle, R., & Stoll, F. (2003), Gruppenprozesse bei Entscheidungen zur Lebensfähigkeit von Neugeborenen – Eine formative Evaluation. Zeitschrift für Arbeits- und Organisationspsychologie, 47(3), 162–69.

Moser, K. S. (2002), Wissenskooperation: Die Grundlage der Wissensmanagement-Praxis. In W. Lüthy & E. Voit & T. Wehner (Eds.), Wissensmanagement – Praxis: Einführung, Handlungsfelder und Fallbeispiele (97–113). Zürich: vdf Hochschulverlag.

Moser, K. S. (2004, 27. Februar 2004), Erfolgreiche Kommunikation und Kooperation in interdisziplinären Projekten: Individuelle, soziale und organisationale Voraussetzungen aus Sicht der Gruppenpsychologie. Paper presented at the Tagung ‚Die Freuden und Leiden des interdisziplinären Arbeitens. Forschen im Public Health-Bereich', Universität Zürich, Institut für Sozial- und Präventivmedizin.

Moser, K. S., Schaffner, D., & Heinle, M. (in Druck), Entwicklung und Validierung einer neuen Skala zur Erfassung kollektiver arbeitsbezogener Wirksamkeitserwartungen. Zeitschrift für Arbeits- und Organisationspsychologie.

Steinheider, B., & Bayerl, P. S. (2003), Wissensintegration in interdisziplinären Teams – Probleme und Lösungsansätze. Wirtschaftspsychologie (1), 26–9.

van der Arend, A., & Gastmans, C. (1996), Ethik für Pflegende. Bern: Huber.

von Siebenthal, K., & Baumann-Hölzle, R. (1999), Ein interdisziplinäres Modell zur Urteilsbildung für medizin-ethische Fragestellungen in der neonatalen Intensivmedizin. Ethik in der Medizin, 11, 233–45.

IV Entscheidungsfindung in der Praxis

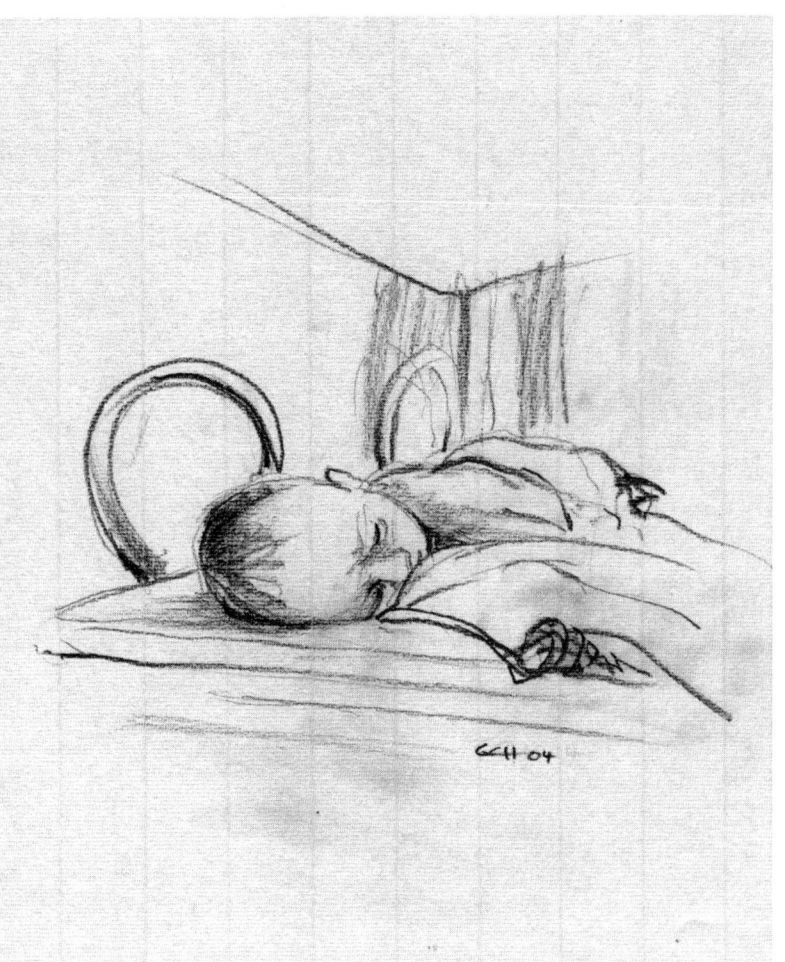

Erfahrungen mit dem Zürcher Entscheidungsfindungs-Modell

Hans Ulrich Bucher

Vor rund zehn Jahren wurde an der Klinik für Neonatologie des Universitätsspitals Zürich ein Modell zur medizinisch-ethischen Entscheidungsfindung in der Intensivbehandlung von Neugeborenen entwickelt. Seither wurde es regelmässig angewandt und mehrfach evaluiert. Die Qualität der Entscheidungsfindung und die Auswirkungen auf das Team wurden überwiegend positiv beurteilt, allerdings konnten nicht alle Anwendungsaspekte gleichermassen mit Daten belegt werden. In diesem Beitrag werden eine Reihe von Problemlagen diskutiert, welche die Anwendung des Modells mit sich bringen, so unter anderem die Art der Gesprächsführung, die Rolle der Eltern sowie strukturelle Aspekte des Modells. Schliesslich werden mögliche Verbesserungen und Erweiterungen des Modells diskutiert.

1. Vorbemerkung

Das Modell zur medizinisch-ethischen Entscheidungsfindung wurde von 1994 bis 1997 an der Klinik für Neonatologie des Universitätsspitals Zürich entwickelt und seither regelmässig angewandt. Ich übernahm die Klinikleitung im Frühjahr 1997 von meinem Vorgänger Prof. G. Duc und war an der Entwicklung des Modells nicht direkt beteiligt, habe diese jedoch aus einer gewissen Distanz mitverfolgen können. Pro Jahr finden zwischen 20 und 30 solche Gespräche statt, an denen ich nach Möglichkeit teilnehme. Ich nehme in der Regel im äusseren Kreis teil, habe aber mehr als 40 Gespräche geleitet, immer dann, wenn niemand anders für die Leitung verfügbar war. So bin ich vermutlich diejenige Person in unserer Klinik, die am meisten solche Gespräche erlebt hat. Zusätzlich war ich bei Präsentationen des Modells an diversen Kongressen in der Schweiz und in Deutschland beteiligt, welche jeweils zu eingehenden Diskussionen Anlass gaben. Dieser Erfahrungshintergrund bildet nebst einem intensiven Literaturstudium die Grundlage für die folgenden Reflexionen.

2. Auswirkungen des Modells

Die Beurteilung der Vor- und Nachteile des Modells ist kein einfaches Unterfangen, da die Auswirkungen der strukturierten Entscheidungsfindung schwierig zu objektivieren sind. Grundsätzlich gesehen bräuchte es zum Nachweis einer Wirkung eine Kontrollgruppe zum Vergleich. Diese ist schwierig zu erzeugen, da sie in allen Merkmalen, ausser dem zu untersuchenden, übereinstimmen sollte. Von meinem persönlichen Standpunkt aus überwiegen die Vorteile des Modells bei weitem. Ich will nun aber anhand dreier verschiedener Zielgruppen – den Kindern, den Eltern und dem Personal – die Auswirkungen des Modells etwas genauer untersuchen.

2.1 Auswirkungen auf die Kinder

Mögliche Auswirkungen des Modells zur medizinisch-ethischen Entscheidungsfindung können anhand der folgenden Aspekte beurteilt werden: das Leiden der Kinder, auftretende Komplikationen, die Sterberate, die Überlebensdauer und die spätere Lebensqualität der Kinder. Unsere bisherigen Erfahrungen erlauben nicht zu allen Aspekten klare Aussagen. Hingegen können wir für unsere Klinik bei Neugeborenen an der Grenze der Lebensfähigkeit belegen, dass die Mortalität höher, die Rate an Komplikationen wie schwere Hirnblutungen und Augenschäden hingegen tiefer ist. (Hentschel 2001) Dieser deutliche Unterschied zwischen unserer Klinik und einer grossen Zahl amerikanischer Kliniken ist jedoch nicht zwingend auf die Anwendung des Modells zurückzuführen. Er könnte auch durch eine andere Zusammensetzung des Patientenkollektivs, unterschiedliche technische und personelle Ausstattung und nicht zuletzt eine zurückhaltendere ethische Grundeinstellung der Entscheidungsträger erklärt werden. Der Nachweis, dass das ethische Modell für die betroffenen Kinder weniger Leiden und eine bessere (Über-)Lebensqualität bringt, steht also noch aus, und es wird schwierig sein, diesen zu erbringen.

2.2 Auswirkungen auf die Eltern

Ein Kernelement des Modells besteht darin, dass die Eltern am Gespräch über das weitere Vorgehen selbst nicht teilnehmen. Ihnen wird vielmehr danach ein Handlungsvorschlag unterbreitet, dem sie zustimmen oder den sie ablehnen können. Diese Möglichkeit der Mitentscheidung über den Einsatz von Intensivmassnahmen wird den Eltern in vielen Ländern nicht gewährt. (De Leeuw 2000) Dabei besteht innerhalb Europa ein Nord-Süd- und West-Ost-Gefälle mit abnehmender Beteiligung der Eltern an solchen Entscheidungen, was kulturelle, religiöse und rechtliche Gründe hat.

Aus den vielen Nachgesprächen, die wir mit betroffenen Eltern einen bis drei Monate nach dem Tod eines Kindes führen, wissen wir, dass die überwiegende Mehrheit die damalige Entscheidung für richtig befunden hat. Weiterhin zeigte sich, dass die Eltern eine gute Betreuung und eine Sterbebegleitung durch Ärzte und Pflegende viel stärker gewichten als die Abnahme der Verantwortung für die Entscheidung. Um diesen durch die Nachgespräche gewonnenen subjektiven Eindruck zu objektivieren, haben Stefan Büchi und Mitarbeitende von der psychiatrischen Poliklinik des Universitätsspitals eine systematische Befragung aller Eltern von Frühgeborenen unter 27 Schwangerschaftswochen der letzten fünf Jahre begonnen. Ergebnisse dieser Studie sind für Ende 2005 zu erwarten.

2.3 Auswirkungen auf das Personal

Die Auswirkungen des Modells auf das Personal wurden prospektiv von Angehörigen der Abteilung für angewandte Psychologie der Universität Zürich untersucht. Sie sind Gegenstand eines eigenen Beitrages in diesem Buch (siehe S. 189–203).

3. Knackpunkte bei der Anwendung des Modells

Die hier vorgebrachten Überlegungen beruhen auf persönlichen Erfahrungen mit der praktischen Anwendung des Modells während mehr als sieben Jahren sowie auf vielen Diskussionen mit Fachpersonen aus Medizin und Ethik.

3.1 Anforderungen an die Gesprächsleitung

Die Gesprächsleiterin oder der Gesprächsleiter trägt die Verantwortung für den Ablauf des Gesprächs, nicht aber für den getroffenen Entscheid. Sie muss darauf achten, dass die vorgegebene Struktur des Gesprächs eingehalten wird und dass alle Teilnehmenden zu Wort kommen. Die Auswertung von Videoaufnahmen einiger solcher Gespräche hat gezeigt, dass es meist dominierende Personen gibt, welche das Wort am häufigsten ergreifen und auch dann die meisten Blickkontakte auf sich ziehen, wenn sie nicht sprechen. Es ist nicht immer einfach für die Gesprächsleitung, solche Asymmetrien zu erkennen und ihnen entgegen zu wirken. Andererseits ist es weder möglich noch notwendig, allen Personen im inneren Kreis genau gleich viel Redezeit einzuräumen. Viel wichtiger ist es, unerfahrene und in der Spitalhierarchie tiefer gestellte Teilnehmende zu ermuntern, ihre persönliche Meinung zu äussern. Dies verlangt von der Gesprächsleitung besonderes Geschick.

Personen, die ein Gespräch leiten, müssen aber nicht nur die Gruppendynamik kontrollieren können, sondern sie müssen auch spezifisches Fachwissen mitbringen, um von Zeit zu Zeit das bisher Besprochene zusammenfassen zu können und allenfalls mit gezielten Fragen eine ausschweifende Diskussion wieder auf den Punkt bringen zu können. In unserer Klinik haben deshalb meist Kadermitglieder von Ärzteschaft und Pflege die Gesprächsleitung übernommen – und zwar nach Möglichkeit solche, die nicht direkt in die Behandlung des betreffenden Kindes involviert waren. Doch selbst wenn diese Regel befolgt wird, ist es nicht unproblematisch, wenn ein Vorgesetzter die Leitung übernimmt. Mehrmals habe ich die praktische Unvereinbarkeit der Rolle eines neutralen Gesprächsleiters mit jener des Chefarztes, der gegen den Entscheid ein Veto einlegen kann, hautnah erlebt.

3.2 Die Aufteilung in einen inneren und einen äusseren Kreis

Das Modell verlangt eine Aufteilung der am Gespräch Teilnehmenden in einen inneren und einen äusseren Kreis. Dadurch wird gewährleistet, dass nur Personen, die direkten (Hand-)Kontakt mit dem Kind haben, entscheiden. Da dadurch die Zahl der mitentscheidenden Personen klein ist, ist es einfacher, einen Konsens zu finden. Der äussere Kreis ist heterogen zusammengesetzt. In ihm sitzen einerseits Leute, die das Verfahren kennen lernen wollen, wie neue Mitarbeitende, Studenten und Gäste, andererseits aber auch Fachleute, die spezifische Informationen bezüglich der diagnostischen und therapeutischen Möglichkeiten und der Prognose beitragen. Diese letztere Gruppe ist oft nicht präsent und deren Argumente haben deshalb wenig Gewicht. Um diesen Mangel auszugleichen, versuchen die zuständigen Ärzte und Pflegenden, vor dem Gespräch möglichst viele Informationen von Hausärzten, die die Familie am besten kennen, Sozialdienst und medizinischen Spezialisten wie Geburtshelfern, Genetikern, Kinderkardiologen usw. zu erhalten und diese dann im Gespräch einzubringen.

3.3 Die Rolle statistisch erhobener Daten

Dem Modell für medizinisch-ethische Entscheidungsfindung wurde nach dessen öffentlicher Präsentation oft vorgeworfen, dass statistische Prognosen als Entscheidungsgrundlagen beigezogen werden. Die dabei verwendeten Untersuchungen stammen oft aus anderen Ländern und beziehen sich zwangsläufig immer auf Kinder, die vor mehreren Jahren behandelt wurden. Der Vorwurf lautete demnach, dass inadäquate Daten verwendet würden, welche erst noch den medizinischen Stand vor ein paar Jahren widerspiegeln würden.

Dazu sind folgende Bemerkungen zu machen: Die Abschätzung einer Prognose aufgrund einer möglichst eng definierten Population ist eine nachvollziehbare und transparente Entscheidungsgrundlage. Diese Information kann jedoch auf zwei Arten verwendet werden:

– So können aufgrund solcher epidemiologischer Grundlagen Leitlinien und Empfehlungen formuliert werden, welche festlegen, unter welchem Gestationsalter (Reife des Neugeborenen) eine Intensivbehandlung sinnlos ist. Ein solches Vorgehen ist zwar gerecht, da alle Kinder mit demselben Merkmal gleich behandelt werden, es setzt sich jedoch über die Patientenautonomie glatt hinweg. Es ermöglicht eine sachliche Auseinandersetzung um Wahrscheinlichkeiten. Die Praxis zeigt jedoch, dass die Meinungen über den Schwellenwert, unter dem eine Intensivtherapie sinnlos ist und deshalb gar nicht versucht werden soll, weit auseinandergehen. So wird von amerikanischen Neonatologen eine statistische Überlebenswahrscheinlichkeit von 3% als Interventionsgrenze gesetzt (Tyson 2003), während in Europa 10%, 20% oder gar 50% als Grenze vorgeschlagen wurden. Die Definition eines bestimmten Gestationsalters oder Geburtsgewichtes als Interventionsgrenze wird noch schwieriger durch die Tatsache, dass zwar die Überlebensrate mit abnehmendem Gestationalter oder Geburtsgewicht sinkt, aber nicht der Anteil an Behinderten bei den Überlebenden (vgl. mit Abb. 5 im Beitrag „Entwicklung der Neonatologie", S. 101).

– Gegenüber solchen *a priori*-Entscheidungen basierend auf Statistiken bietet das Modell eine Alternative, indem es eine individuelle Güterabwägung vorsieht. Das bedeutet in der Praxis, dass in einem ersten Schritt alle üblichen Mittel ergriffen werden wie pränatale Lungenreifungsinduktion, Kaiserschnitt und, falls notwendig, Reanimation und maschinelle Beatmung. Nach einigen Stunden kann dann ein reguläres ethisches Gespräch stattfinden, wobei neben der statistischen Prognose auch der Zustand des Kindes, das Ansprechen auf die Massnahmen und der Wunsch der Eltern sorgfältig abgewogen werden können. Statistische Angaben werden im Modell also im Verbund mit anderen Informationen verwendet und nicht absolut wie bei einer *a priori*-Entscheidung.

3.4 Die Ermittlung des Patientenwillens

Die Ermittlung des Patientenwillens ist in der Neonatologie ein besonderes Problem. Neugeborene können sich – abgesehen von schreien – verbal nicht artikulieren, und averbale Äusserungen sind schwierig zu interpretieren. Dennoch können Pflegende und Ärzte mit grosser Erfahrung mit gesunden und kranken Neugeborenen vergleichend feststellen, dass einige Neugeborene eine unbändige Vitalität – vorsichtig interpretiert ein Lebenswille – manifestieren, andere jedoch völlig apathisch und willenlos sind. Solche Interpretationen des Patienten-„Willens" sind allerdings mit Vorsicht zu bewerten, können doch Medikamente solche Reaktionen stark beeinflussen und ein akut krankes und entsprechend teilnahmsloses Kind kann sich rasch erholen und wieder aktiv werden. Dennoch sind solche Lebensäusserungen die einzige direkte Willenskundgebung, die uns ein moribundes Neugeborenes vermittelt. Wenn sich auch diese Äusserungen des Patientenwillens kaum objektivieren lassen, so können sie immerhin intuitiv erfasst werden und bei einer medizinisch-ethischen Entscheidung mit eingehen. Im Idealfall deckt sich ein solches „Bauchgefühl", das in erster Linie von den Pflegenden vermittelt wird, mit den „Kopfüberlegungen", die auf medizinischen Fakten beruhen. Divergieren Bauch- und Kopfwahrnehmung, ist der Anlass für ein strukturiertes medizinisch-ethisches Gespräch gegeben, dessen Struktur es ja gerade ermöglichen sollte, in solch emotional-rationalen Dilemmasituationen zu einem guten Entscheid zu kommen.

3.5 Die Wünsche der Eltern

Ein Grundgedanke des Modells ist es, nach Ausloten aller Optionen den Eltern einen gut begründeten Entscheidungsvorschlag unterbreiten zu können und diese dadurch von der Verantwortung der Entscheidung und allfälligen späteren Schuldgefühlen zu entlasten, sie aber doch in den Entscheidungsprozess einzubeziehen. Die Erfahrung zeigt, dass die überwiegende Mehrheit der Eltern dieses Vorgehen billigt. Es gibt jedoch eine zunehmende Minderheit von meist intellektuellen Eltern, die sich bereits eingehend mit der Problematik auseinandergesetzt und sich eine feste Meinung gebildet hat. Diese sollte möglichst vor einem medizinisch-ethischen Gespräch bekannt sein und dabei gebührend berücksichtigt werden. Meist stimmen dann der Wunsch der Eltern und der Vorschlag des Behandlungsteams überein.

Es kam jedoch bereits einige Male vor, dass der Wunsch der Eltern mit dem Handlungsvorschlag des Teams nicht übereinstimmte. In diesem Fall besteht, wie in der Erwachsenen-Intensivmedizin, die Möglichkeit, die Eltern in einer weiteren Gesprächsrunde im inneren Kreis einzubeziehen. Dies haben wir jedoch bisher noch nie praktiziert, da die Eltern zu keiner Diskussion bereit waren und auf ihrem Wunsch beharrten. Es lassen sich dabei grundsätzlich zwei Formen der Meinungsverschiedenheit unterscheiden.

Der erste Fall tritt dann ein, wenn die Eltern weiterhin eine Maximalbehandlung fordern und auf den Vorschlag des Teams, einen Abbruch der Behandlung zu erwägen, nicht eintreten wollen. Diese Haltung ist meist religiös begründet (Heiligkeit des Lebens) und die Eltern werden darin durch Geistliche (Rabbi, Imam, Sektenprediger usw.) unterstützt. In diesen Situationen haben wir wohl oder übel die Intensivbehandlung weitergeführt, bis die Kinder dann nach einiger Zeit dennoch gestorben sind. Wir konnten ihnen einzig reichlich Schmerzmittel verabreichen, den Leidensweg aber nicht abkürzen. In diesem Dilemma treffen verschiedene religiöse und kulturelle Wertvorstellungen aufeinander und es stellt sich die Frage, wie sehr wir den Vorstellungen von Eltern aus einem anderen Kulturkreis in Bezug auf eine Hinauszögerung des Todes und die Sterbebegleitung entsprechen sollen.

Im zweiten Fall verlangen die Eltern kategorisch keine Behandlung oder den Abbruch derselben, während das Team eine solche durchführen würde. Dieser Konflikt hat neben ethischen auch juristische Aspekte. Wenn die Eltern eine allgemein anerkannte, lebensrettende Behandlung bei ihrem Kind – beispielsweise eine notwendige Bluttransfusion oder eine Operation – ablehnen, kann ihnen das Sorgerecht entzogen werden und die Massnahmen können im Interesse des Kindes trotzdem durchgeführt werden. Bei einem extrem Frühgeborenen oder einem Kind mit einem schweren Herzfehler (z.B. Linksherzhypoplasie) ist jedoch der Nutzen einer Intervention nicht eindeutig. In dieser Grauzone tendieren wir dazu, dem Wunsch der Eltern zu entsprechen, auch wenn er dem Teamvorschlag entgegen läuft. Das Modell sieht für solche Dilemmata vor, dass Eltern einen Handlungsvorschlag ablehnen können. Diese Möglichkeit gilt jedoch nicht absolut, sondern nur, wenn die Eltern nachvollziehbar darlegen können, dass ihre Beweggründe höher zu gewichten sind als das unsichere Kindswohl.

Eine ganz andere rechtliche Situation liegt beim ungeborenen Kind vor. Eine Schwangere kann nicht zu einem Eingriff in ihren Körper – beispielsweise zu einem Kaiserschnitt – im Interesse des Kindes gezwungen werden. Eine besondere Situation liegt dann vor, wenn die Eltern ein aktives medizinisches Vorgehen fordern mit dem Ziel, das Leben des Kindes zwar möglichst schonend, aber auf jeden Fall zu beenden. Zum Beispiel wurde bei einem ungeborenen Kind erst im letzten Schwangerschaftsdrittel eine schwere Hirnfehlbildung entdeckt, mit der das Kind sehr wahrscheinlich überleben, aber schwer behindert sein würde. Im Einvernehmen mit unseren Kollegen der Geburtshilfe lehnen wir in solchen Situationen sowohl eine vorzeitige Geburtseinleitung ab – in der Hoffnung das Kind sterbe danach wegen seiner Unreife –, als auch ein aktives Vorgehen, das zum Tod des Kindes vor der Geburt führt. Wenn solche Eltern jedoch fest entschlossen sind, finden sie Mittel und Wege (die sie meist ins Ausland führen), um das Problem nach ihrem Wunsch zu „lösen". Dies geschieht zum Glück selten, führt uns jedoch schmerzlich die Grenzen der Anwendung des Modells und unsere Unzulänglichkeit vor Augen, die Interessen des Kindes zu wahren.

3.6 Die Rolle der künftigen familiären und gesellschaftlichen Ressourcen

Das Modell sieht vor, dass vor einem Entscheid die familiären und gesellschaftlichen Ressourcen abgeschätzt werden, welche dem Kind später zur Verfügung stehen. Wir suchen also nach einer Antwort auf die Frage, welche Unterstützung das Kind von seiner Familie und der Gesellschaft erwarten kann, wenn es nie in der Lage sein wird, für sich selbst zu sorgen. Diese Frage ist brisant, da Kinder von allein stehenden Müttern, von Minderbemittelten oder von Asylsuchenden auf weniger solche Ressourcen zurückgreifen können und demnach schlechter beurteilt werden als der Durchschnitt. Ich halte es jedoch für falsch, diese soziale Komponente bei einer Entscheidung völlig auszublenden. Hingegen hat sich gezeigt, dass dieser Aspekt bisher zu keiner negativen Selektion geführt hat. Eine Analyse von über hundert Gesprächen hat ergeben, dass zwar die zukünftigen Ressourcen der Kinder oft als schlecht beurteilt wurden, was aber nicht häufiger zu einem Abbruch der Intensivmassnahmen geführt hat.

3.7 Einstimmigkeit beim Entscheid

Laut dem Modell muss ein Handlungsvorschlag vom inneren Kreis gemeinsam erarbeitet und getragen werden. Die Einschränkung oder der Abbruch von Intensivmassnahmen muss einstimmig beschlossen werden. Wenn sich im inneren Kreis ein Dissens abzeichnete, einigte man sich auf das Weiterführen aller Massnahmen und ein erneutes Gespräch am nächsten Tag. Meist hatte sich dann die Situation dadurch geklärt, dass es dem Kind deutlich schlechter oder deutlich besser ging. Dasselbe galt übrigens auch, wenn Eltern einen Vorschlag zum Abbruch der Intensivmassnahmen nicht akzeptieren konnten und Bedenkzeit verlangten.

Der Zwang zur Einstimmigkeit birgt die Gefahr in sich, dass eine ganze Gruppe durch die Meinung eines einzelnen Mitgliedes in ihrer Entscheidungsfähigkeit blockiert wird. Andererseits ist die Forderung nach Einstimmigkeit eine hohe Hürde gegen Willkürentscheidungen. Als Alternative sieht das Nijmeger Modell vor, dass das Behandlungsteam (das in unserem Modell dem inneren Kreis entspricht) nur einen Handlungsvorschlag ausarbeitet. Die letzte Entscheidung für die Durchführung liegt dann beim verantwortlichen Arzt. (Steinkamp, 2003) In der Regel folgt der Verantwortungsträger dem Handlungsvorschlag des Betreuungsteams. Falls er dies nicht tut, muss er dies begründen. Dies mag bloss eine juristische Variante sein, ersetzt aber eigentlich einen demokratischen Gruppenentscheid durch einen autoritären Einzelentscheid.

4. Vorschläge zur Verbesserung und Erweiterung des Modells

Im vorangegangenen Kapitel sind bereits zur Verwendung statistischer Daten, zum Einbezug der Wünsche der Eltern und zum fehlenden Konsens Verbesserungsvorschläge aufgezeigt worden. Es folgen nun einige weitere Vorschläge, welche die praktische Anwendbarkeit des Modells der medizinisch-ethischen Entscheidungsfindung verbessern könnten.

4.1 Externe Gesprächsleitung

Wie schon unter 3.1 erwähnt, leiten in unserer Klinik meist Kaderpersonen aus pflegerischem und ärztlichem Dienst die Gespräche. Dies bedeutet, dass Leitung und Teilnehmende in einer hierarchischen Abhängigkeit sind, was nicht unproblematisch ist. Eine Lösung dieses Problems wäre eine Gesprächsleitung durch Personen, die nicht in die Klinik-Hierarchie eingebunden sind. Dies wird beispielsweise im niederländischen Nijmegen praktiziert, wo ein halbes Dutzend speziell geschulte Personen einen Pikettdienst für solche Gesprächsleitungen leistet. (Steinkamp 2003) Dies sind Mitglieder des Instituts für Medizinethik sowie Spitalseelsorger. Eine klinikexterne Entschädigung erhöht noch die Unabhängigkeit dieser Personen.

4.2 Advocatus diaboli

Gemäss meiner Erfahrung steht nicht selten bereits mit der Einberufung eines ethischen Gespräches fest, dass Intensivmassnahmen abgebrochen werden sollen und der innere Kreis kommt dann rasch zu diesem Konsens. Oft wird in diesen Gesprächen an einen ähnlichen Fall erinnert und Alternativen werden kaum mehr ernsthaft in Erwägung gezogen. Obwohl nach Vorgabe des Modells drei verschiedene Handlungsoptionen entworfen werden sollten, will niemand im Team eine Gegenposition vertreten. Eine solche Gegenposition mag zwar den Beteiligten überflüssig erscheinen, einem Unbeteiligten könnten aber doch Zweifel bezüglich des Verfahrens und damit auch bezüglich des Entscheides aufkommen.

Ein solcher Vorwurf könnte entkräftet werden, indem regelmässig eine Person die Rolle des advocatus diaboli vertritt und für das Gespräch eine Gegenposition einnimmt. Selbstverständlich sollten dabei die Argumente im Vordergrund stehen und keinesfalls die Person, welche diese Position vertritt. Dies müsste zu Beginn des Gesprächs für alle klar gestellt werden und verlangt von der Gesprächsleitung besondere Aufmerksamkeit, um notfalls einschreiten zu können.

4.3 Vorgeburtliche Anwendung des Modells

Mehr als die Hälfte der Lebendgeborenen, die in unserem Perinatalzentrum sterben, tun dies in den ersten Stunden nach der Geburt, ohne dass ein medizinisch-ethisches Gespräch geführt worden wäre. Nach Möglichkeit wird mit den Eltern vor der Geburt besprochen, wie intensiv ein Kind nach der Geburt reanimiert werden soll. Die Entscheidungsfindung ist in diesem Fall jedoch nicht strukturiert. Wichtigste Kriterien sind das Gestationsalter, das geschätzte Gewicht und mögliche, mit Ultraschall und eventuell bildgebenden Verfahren (MRI) diagnostizierte Fehlbildungen. Die Entscheidung fällen der verantwortliche Leitende Arzt oder erfahrene Oberärzte, die auch bei der Geburt anwesend sind, um einen vordefinierten Ablauf zu ändern, falls die Situation nach der Geburt plötzlich anders ist, etwa wenn ein Kind deutlich reifer erscheint als vor der Geburt angenommen.

Es ist nun naheliegend, bereits vor der Geburt dasselbe Modell anzuwenden wie beim geborenen Kind. Dabei müssten allerdings einige Besonderheiten berücksichtigt werden: Erstens sind die Informationen über das Kind nur indirekt zugänglich: Über die Aktivität des Kindes kann die Mutter, welche die Kindsbewegungen spürt, Auskunft geben. Mittels Ultraschall lassen sich Grösse abschätzen und strukturelle Anomalien ausschliessen. Mittels Kardiotokogramm und Doppler-Sonographie lassen sich Aussagen zum Versorgungszustand des Kindes machen. Zweitens sollte sich der innere Kreis mindestens aus Geburtshelfern, Hebammen und Neonatologen zusammensetzen. All diese Personen haben zwar keinen direkten Kontakt zum Kind, wohl aber zur Mutter. Durch die Erweiterung des Entscheidungskreises wird das

Verfahren komplexer und die Leitung anspruchsvoller. Drittens ist die Rolle der Mutter bei einer Entscheidung vor der Geburt eine ganz andere als nach der Geburt, da es dabei auch um ihren Körper geht, über den sie das alleinige Verfügungsrecht hat. Sie kann demnach nicht zu einem Eingriff gegen ihren Willen gezwungen werden. Ist viertens eine drohende extreme Frühgeburt das Hauptproblem, so ist eine Entscheidung stark von der zeitlichen Entwicklung abhängig. Gelingt es, die Schwangerschaft um eine Woche hinauszuzögern, sehen die Überlebenschancen des Kindes weit besser aus, was sich auch auf die Entscheidung, wie das Kind nach der Geburt behandelt werden soll, auswirkt. Trotz dieser Unterschiede würde es sich lohnen, das strukturierte Entscheidungsverfahren auch zur vorgeburtlichen Entscheidungsfindung anzuwenden. In beiden Fällen würde den Eltern ein Handlungsvorschlag unterbreitet, den sie allenfalls ablehnen können.

5. Schlussbemerkung

Beim Niederschreiben dieser persönlichen Erfahrungen ist mir bewusst geworden, wie die medizinisch-ethische Entscheidungsfindung in unserer Klinik einem Wandel unterliegt. Das Modell selber wird stetig verbessert. Dies liefert die Gewähr, dass die Entscheidungen im Interesse des Patienten den Veränderungen der technischen Möglichkeiten und der gesellschaftlichen Rahmenbedingungen angepasst werden.

Literatur

De Leeuw R., Cuttini M., Nadai M., et al. EURONIC study group (2000), Treatment choices for extremely preterm infants: an international perspective. J Pediatr 137(5): 593–5.
Hentschel J., Arlettaz R., Bührer C. (2001), Limits of viability: chances of survival and outcome. Der Gynäkologe 34: 697–707.
Steinkamp N., Gordijn B. (2003), Ethik in der Klinik – Ein Arbeitsbuch. Luchterhand ISBN 3-472-05258-9.
Tyson J.E., Stoll B.J. (2003), Evidence-based ethics and the care and outcome of extremely premature infants. Clin Perinatol 30 (2): 363–87.

Das von der Klinik für Neonatologie und Dialog Ethik entwickelte Entscheidungsfindungsmodell

Jean-Claude Fauchère und Romaine Arlettaz

Das in diesem Beitrag[1] vorgestellte Modell für die Neonatologie ermöglicht, fördert und unterstützt den interdisziplinären Entscheidungsfindungsprozess des Behandlungsteams, bei dem alle Beteiligten ihre eigene Sichtweise gleichwertig einbringen können und die verschiedenen Entscheidungsfaktoren gegeneinander abgewogen werden. Dank dem medizin-technischen Fortschritt hat das Behandlungsteam sehr viel Macht über Leben, Leiden und Sterben des ihm anvertrauten Kindes. Das Behandlungsteam hat diesem Vertrauen zu entsprechen, indem die Menschen dieses Teams ihre Verantwortung dem Kind und seinen Eltern gegenüber wahrnehmen. Handlung und Verantwortung gehören zusammen. Das Modell belässt deshalb die Ausarbeitung eines für das anvertraute Kind optimalsten Handlungsvorschlages beim Behandlungsteam.

---

[1] Der folgende Text beruht in wesentlichen Teilen auf dem Kapitel „Das interdisziplinäre ‚Zürcher Modell' zur Urteilsbildung für medizin- und pflegeethische Fragestellungen in der neonatalen Intensivmedizin" (Kurt von Siebenthal, Ruth Baumann-Hölzle, 2002). Neu berücksichtigt wurden Modifikationen am Entscheidungsmodell, die seit der Erstpublikation eingeführt wurden. Der besseren Verständlichkeit halber wird im folgenden Text stellvertretend die männliche Form gewählt.

1. Grundlagen der Urteilsbildung

Das ethische Gespräch

Grundlage des Urteilsbildungsmodells ist ein ethisches Gespräch, das von den Pflegenden oder Neonatologen bei schwierigen Entscheidungen einberufen wird, so zum Beispiel, wenn es sich um ein sehr unreifes Frühgeborenes, um ein schwer missgebildetes oder neurologisch geschädigtes Kind handelt, oder wenn Konfliktsituationen unter den Betreuenden oder, sehr selten, mit den Eltern auftreten. Schon während der täglichen Visiten diskutieren die zuständigen Pflegefachfrauen und Ärzte nicht nur die medizinischen, sondern auch eventuell anstehende ethische Probleme bei Kindern mit hohen perinatalen Risiken und entscheiden, ob eine strukturierte ethische Diskussionsrunde einberufen werden soll. Bei Neugeborenen unter 26 Schwangerschaftswochen wird automatisch eine ethische Besprechung im Verlaufe des ersten Lebenstages einberufen.

Am Anfang einer ethischen Beurteilung steht ein ethisches Dilemma, mit welchem die Betreuenden eines kranken neugeborenen Kindes konfrontiert sind. So geht es unter anderem um die Frage, ob das betreffende Kind weiter intensivmedizinisch behandelt werden soll, ob mögliche Komplikationen behandelt oder ob bestimmte Massnahmen unterlassen werden sollen. Die Diskussion wird in der Regel von einer Pflegeperson oder einem Arzt geleitet, die speziell in Gesprächsführung ausgebildet worden sind. Prinzipiell kann jedoch auch eine andere Person dieses Gespräch moderieren, die nicht direkt zur Klinik für Neonatologie gehört, wie z. B. Seelsorger, Ethiker u. a. m. Eine gute Kenntnis der klinikinternen Abläufe sollte jedoch auf jeden Fall vorhanden sein. Diese Moderatoren stehen nicht in direktem Kontakt mit dem Kind. Ein Protokoll dokumentiert die Gründe, die zu einem solchen Gespräch geführt haben, sowie den Entscheidungsfindungsprozess.

Die Gesprächsrunde

Die ethische Gesprächsrunde besteht aus einem „inneren" und einem „äusseren" Kreis (Abb. 1). Zum inneren Kreis gehören die Pflegenden, die das Kind betreuen, sowie die behandelnden Ärzte. Zudem gehören auch die Pflegende und der Arzt dazu, welche die Eltern betreuen (Bezugspersonen). Nur dieser innere Kreis formuliert nach vollzogener Güterabwägung im Konsens den Handlungsvorschlag. Ihm steht ein äusserer Kreis beratend zur Seite. Dazu gehören Mitglieder der Klinik-Ethikgruppe, Fachpersonen, zum Beispiel Pulmonologen, Chirurgen, Ethiker oder Seelsorger. Zum äusseren Kreis gehören auch Assistenten in Ausbildung und Pflegende, die durch die Teilnahme an diesen Gesprächen in medizinisch-ethischer Urteilsbildung geschult werden.

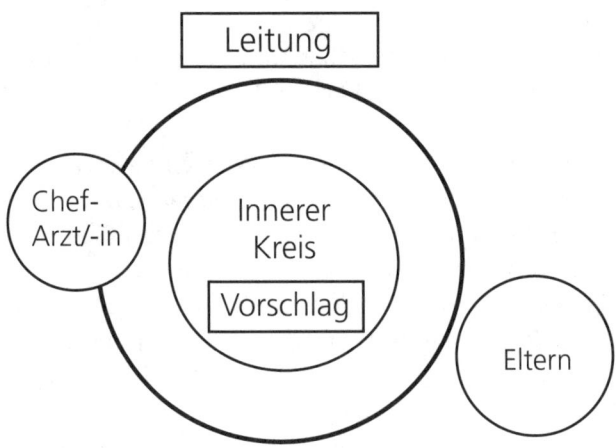

Abb. 1: Der innere und äussere Kreis.

Die Rolle der Klinikleitung

Auch der Chefarzt oder dessen Stellvertretung muss an diesen Gesprächen teilnehmen. Ist er in die Betreuung des zu besprechenden Kindes involviert (Bezugsarzt), gehört er zum inneren, anderenfalls nimmt er im äusseren Kreis Platz. Da der Chefarzt die Klinik nach aussen vertritt und für die gefällten Entscheide auch die juristische Verantwortung trägt, besitzt er ein Vetorecht.

Die Rolle und Betreuung der Eltern

Die Eltern, welche massgeblich den zukünftigen Lebenskontext, die Entwicklungsmöglichkeiten und die Lebensqualität des Kindes prägen, sind im Entscheidungsprozess sehr wichtig. Ihre Haltung dem Kind gegenüber spielt eine ausschlaggebende Rolle im Entscheidungsfindungsprozess, ohne dass ihnen aber die Entscheidungsverantwortung für oder gegen den Einsatz von lebenserhaltenden Massnahmen alleine überantwortet würde. Um sich ein Bild von den Chancen und den Risiken ihres Kind machen zu können, sind sie auf Informationen über Diagnose und Prognose angewiesen. Diese Informationen sollen vom Behandlungsteam möglichst eindeutig, kohärent und in verständlicher Sprache an die Eltern weitergegeben werden.

Zur Betreuung der Eltern hat sich ein so genanntes Bezugssystem bewährt: Immer die gleichen erfahrenen Bezugspersonen – eine Pflegefachfrau und ein Oberarzt – begleiten die Eltern eines sehr unreifen oder sehr kranken Neugeborenen während des ganzen Krankenhausaufenthalts. Sie führen regelmässig Gespräche mit den Eltern über den Verlauf, den aktuellen Gesundheitszustand des Kindes und planen gemeinsam dessen Entlassung. Auf der Basis eines so entstehenden und wachsenden Vertrauensverhältnisses zu festen Bezugspersonen ist es leichter, mit den Eltern umfassend auch über auftretende Probleme und negative Entwicklungen zu sprechen und auf ihre Fragen und Bedürfnisse einzugehen. Die Bezugspersonen besprechen den ausgearbeiteten Handlungsentwurf mit den Eltern und beziehen diese so indirekt in den Verhaltensentscheid mit ein.

Kommt es zu einem Dissens im inneren Kreis oder wird seitens des Chefarztes, dessen Stellvertretung oder seitens der Eltern ein Veto eingelegt (Abb. 2), wird das Kind weiterbehandelt wie bis anhin. Ebenfalls wird eine weitere ethische Besprechung zu einem späteren Zeitpunkt festgelegt.

Struktur der Gesprächsrunde

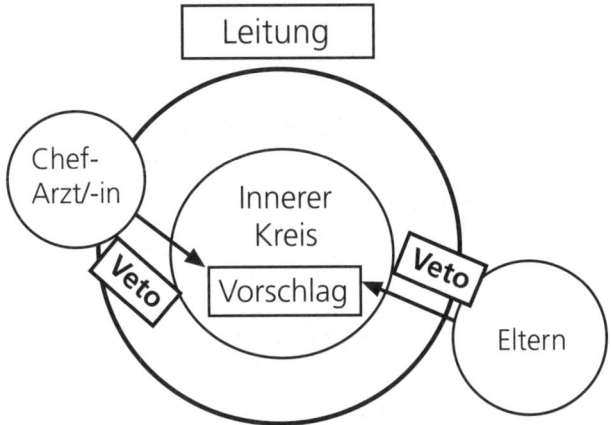

Abb. 2: Ausarbeiten eines Handlungsvorschlages und Veto-Möglichkeiten.

Vorgehen in einer Akutsituation

Notfälle treten entweder unmittelbar nach der Geburt im Gebärsaal oder unerwartet im Laufe der späteren Betreuung auf der Neonatologieabteilung auf. In einer Notfallsituation ist es aus Zeitgründen oft nicht möglich, die Urteilsbildungsstruktur einzusetzen. Deswegen wird während der Visite eine zu erwartende Notfallsituation vorbesprochen. In einem solchen Notfall muss der betreuende Oberarzt aufgrund der eigenen Erfahrung, der klinischen Situation und auf der Basis der üblichen Richtlinien entscheiden. Im Zweifel sind sofort Wiederbelebungsmassnahmen einzuleiten und das Kind möglichst optimal zu unterstützen. In einer anschliessenden, ruhigeren Phase kann eine strukturierte ethische Besprechung stattfinden, um Bilanz zu ziehen und die weitere Betreuung festzulegen.

Solche Notfälle unter Zeitdruck sind jedoch seit Einführung des Entscheidungsmodells seltener geworden. Wie die Erfahrung gezeigt hat, lassen sich meistens medizinisch-ethische Gespräche planbar einberufen, sodass die Struktur des ethischen Entscheidungsfindungsprozesses eingehalten werden kann. Ebenso werden ethische Besprechungen oft bereits pränatal durchgeführt, um so den Dienstärzten im Fall einer notfallmässigen Entbindung eine bessere Entscheidungsgrundlage zu geben.

2. Sieben Schritte der Entscheidung

Der Entscheidungsfindungsprozess ist in sechs vor- und einen nachgelagerten Schritt gegliedert:

1. Formulierung des ethischen Dilemmas

Ausgangspunkt der ethischen Güterabwägung ist das ethische Dilemma. Dieses wird deshalb zuerst ausformuliert.

2. Medizinischer und pflegerischer Sachverhalt

Das Betreuerteam fasst die aktuelle medizinische und pflegerische Situation des betreffenden Kindes zusammen und erläutert die bereits aufgetretenen Komplikationen. Dabei werden – soweit bereits abschätzbar – die zu erwartende Behandlungsdauer und die Spätprognose mitberücksichtigt. Die Diskussion basiert nicht nur auf den Daten der Literatur (Epidemiologie, kontrollierte Studien), sondern auch auf der langjährigen klinischen Erfahrungen des Teams. Wenn notwendig, zieht die Diskussionsrunde andere Fachpersonen (Neurologen, Chirurgen, Genetiker) bei.

3. Der Lebenskontext des Kindes

Im Gegensatz zu erwachsenen Menschen, die bereits eine Lebensgeschichte hinter sich haben, kann man bei einem Neugeborenen nicht auf einen mutmasslichen Willen zurückgreifen. Umso grösser deshalb die Bedeutung, die seinem persönlichen Lebensumfeld zukommt. Deshalb werden die emotionalen und sozialen Ressourcen des Lebensumfelds von Kind und Familie einbezogen. Die Leitfrage lautet: „Welche

Unterstützung und Begleitung kann dieses Kind von seinen Eltern und von der Gesellschaft erwarten, in der es leben wird?" Falls das Kind mit chronischen Störungen überlebt, was sind die Ressourcen seiner Familie und der Gesellschaft, um die Folgen dieser Störungen auf ein Minimum zu reduzieren?

4. Ethische Güterabwägung anhand der folgenden vier Fragenkomplexe:

a) Wie gross sind die Überlebenschancen, wenn die Intensivmassnahmen fortgesetzt werden? Wie gross sind sie, wenn diese Massnahmen unterlassen werden? Eine Beantwortung dieser Fragen setzt die Kenntnis epidemiologischer Daten voraus, die für das Überleben entscheidend sind.

b) Welche irreversiblen, langfristigen Schädigungen sind zu erwarten? Wie ist die zukünftige Lebensqualität einzuschätzen, wie wahrscheinlich die Möglichkeit, Autonomie zu erreichen? Bei diesem Punkt geht es um die künftige Lebensqualität des Kindes. Dazu müssen alle vorliegenden Faktoren erfasst werden, die für die spätere psychomotorische und geistige Entwicklung des Kindes relevant sind. So wird die klinische Anamnese analysiert, mit möglichen Verlaufskomplikationen wie Asphyxie (schwerer Unterversorgung der Organe mit Sauerstoff), Schock, Sauerstoffmangel oder Entzündungen des zentralen Nervensystems. Der anatomische Zustand des Gehirns wird mit Ultraschall regelmässig kontrolliert. Je nach Bedarf wird diese Untersuchung mittels Magnetresonanzbildgebung ergänzt. Diese zwei bildgebenden Methoden haben sich als besonders zuverlässig für die zerebrale Prognose erwiesen.

c) Wann wird dieses Kind nicht mehr von aussergewöhnlichen medizinisch-technischen Massnahmen abhängig sein; wann kann es von den Apparaten befreit werden? Besteht Hoffnung auf selbstständige Vitalfunktionen? Die Beantwortung dieser Fragen hängt vor allem davon ab, ob eine chronische, vor allem kardio-pulmonale Erkrankung vorliegt, die eine monate- oder gar jahrelange maschinelle Beatmung notwendig machen würde. Aussergewöhnliche lebensrettende Massnahmen jedoch sollten immer nur vorübergehend angewendet werden – ein Grundprinzip der Intensivmedizin.

d) Wie belastend und schmerzhaft sind weitere lebenserhaltende Massnahmen für das Kind? Verursacht die Behandlung Leiden? Werden allfällige schmerzhafte Zustände korrekt und genügend medikamentös behandelt, wird eine adäquate Schmerzprophylaxe eingesetzt? Durch den engen und konstanten Kontakt zum Kind sind die betreuenden Pflegefachfrauen gut in der Lage, dessen Reaktionen auf medizinische Massnahmen zu beurteilen.

5. Konsensfindung und Verhaltensentscheid

Um zu einem Konsens zu gelangen, entwirft der innere Kreis mindestens drei verschiedene Handlungsentwürfe oder Szenarien; z.B. 1. die bisherigen Massnahmen werden unverändert weitergeführt; 2. die Behandlung wird unverändert weitergeführt; Komplikationen, klinische Verschlechterungen werden aber nur unter bestimmten Bedingungen behoben; 3. gewisse Intensivmassnahmen werden abgebaut oder unterlassen und 4. die intensivmedizinischen Massnahmen werden sistiert und der Fokus der Betreuung wird auf *comfort care* gewechselt. Dabei werden die Grundbedürfnisse wie menschliche Zuwendung und Wärme immer gewährleistet, grossen Wert wird auf Wohlbefinden und Schmerzlinderung gelegt. Der innere Kreis muss im Konsens einen für das betreffende Kind optimalen Handlungsvorschlag ausarbeiten. Kommt es zu einem Dissens im inneren Kreis oder zu einem Veto seitens der klinischen Leitung (Figur 2), wird das Kind weiterbehandelt und es muss ein weiteres Gespräch einberufen werden.

6. Einbezug der Eltern in die Entscheidung

Voraussetzung für ein gutes Elterngespräch ist Vertrauen zwischen den Eltern und den Betreuenden. Ihm dient das System fester Bezugspersonen, wie oben geschildert. Dieses soll ein Gegengewicht zu den vielen wechselnden Betreuungspersonen des Kindes schaffen. Das ethische Dilemma stellt sich jedoch häufig in den ersten 72 Lebensstunden, wenn dieses Betreuungssystem noch nicht zum Tragen gekommen ist. Nicht alle Mütter waren bereits längere Zeit auf der perinatalen Beobachtungsstation hospitalisiert und in Kontakt mit dem Neonatologen.

Viele Eltern hatten zum Zeitpunkt, wenn sich Fragen bezüglich des besten weiteren Prozedere stellen, erst ein Gespräch mit den betreuenden Bezugspersonen, manche noch gar keins. Sie wurden durch die Ärzte und Pflegenden, die gerade im Einsatz waren, nur über den aktuellen Gesundheitszustand und die wichtigsten Massnahmen informiert. Wichtig ist, dass sich diejenigen, die ein solches Gespräch führen, der schwierigen Situation bewusst sind. Neben viel Empathie kann es hilfreich sein, neben der rein medizinischen Situation des Kindes auch die grosse psychische und emotionelle Belastung der Eltern anzusprechen.

Den Eltern wird die Situation ihres Kindes in verständlicher Sprache dargestellt und ihnen werden die Überlegungen sowie der Handlungsvorschlag der Betreuenden unterbreitet. Wichtig ist auch, beide Elternteile anzusprechen – selbst unter Zeitdruck. Es hängt viel davon ab, auf welche Weise die Eltern informiert, in den Entscheid einbezogen und begleitet werden. Hier ist ein hohes Verantwortungsbewusstsein gefragt. Umgekehrt birgt gerade diese Aufgabe wohl auch das grösste Risiko für Willkür oder Machtmissbrauch. Die Eltern werden ihr Kind über lange Zeit begleiten und betreuen müssen; sie haben deshalb ebenfalls ein Vetorecht, auf welches sie anlässlich dieses Gespräches auch aufmerksam gemacht werden müssen.

Wir sind überzeugt, dass die vorgeschlagene Gesprächsstruktur der ethischen Urteilsbildung dem betreuenden Team zu einer erhöhten Sicherheit verhilft, weil ein Konsens gefunden worden ist und die Mitglieder sich selbst in der Diskussion mit dem Entscheid auseinander gesetzt haben. Damit wird die Akzeptanz einer Behandlung erheblich erhöht, und somit werden potenzielle Konflikte im Betreuungsteam entschärft.

7. Überprüfung der Entscheide

Die Protokolle, die im Rahmen solcher ethischen Gespräche entstanden sind, sollten von einer externen Stelle ausgewertet werden. Überdies lädt die Ethikgruppe die Mitarbeitenden der Klinik für Neonatologie regelmässig zu ethischen Evaluationsrunden ein, um die gefällten Verhaltensentscheide rückblickend zu reflektieren. An so genannte „ethische Konferenzen" können auch aussenstehende Fachpersonen aus dem Bereich der Neonatologie sowie Mitglieder von ethischen Foren

(Ethiker, Theologen, Pflegepersonen und Juristen) eingeladen werden, um die getroffenen Entscheidungen anhand eines bestimmten Falles zu diskutieren.

Literatur

Baumann-Hölzle R, (1994), Lebensfähig um welchen Preis? Ethische Probleme der neonatalen Intensivmedizin. Sammelseparatum Schweiz. Rundschau Medizin (PRAXIS) 83: 529–62.

Freed G., Hageman J., (1996), Clinic in Perinatology; Ethical Dilemmas in the Prenatal, Perinatal, and Neonatal Periods. W.B. Saunders Company, Philadelphia.

Goldworth A., Silverman W., Stevenson D., Yound E. (1995), Ethics and Perinatology. Oxford University Press, New York.

Hack M. et al. (1994), School-age outcomes in children with birth weights under 750 g. The New England Journal of Medicine 331: 753–59.

Hoerster N. (1995), Neugeborene und das Recht auf Leben. Suhrkamp Taschenbuch Wissenschaft, Frankfurt am Main.

Kuhse H., Singer P. (1993), Muss dieses Kind am Leben bleiben? Das Problem schwergeschädigter Neugeborener. Harald Fischer Verlag, Erlangen.

Largo R. et al. (1989), Significance of prenatal, perinatal and postnatal factors in the development of AGA preterm infants at five and seven years. Development Medicine and Child Neurology 31: 440–56.

Silverman W. (1992), Overtreatment of Neonates? Personal Retrospektive. Pediatrics 90: 971–76.

Stanley F., English D. (1986), Prevalence and risk factors for cerebral palsy in a total population cohort of low-birthweight infants. Development Medicine and Child Neurology 28: 559–68.

Stewart A. (1989), Outcome. In: Harvey D., Cooke R.W.I. & Levitt G.A. (Ed). The Baby under 1000 g, Wright, London.

Stewart A., Pezzani-Goldsmith M. (1994), Longterm outcome of extremely low birth weight infants. In: Amiel-Tision C. and Stewart A. (Ed), The newborn infant – One brain for life. Les Éditions INSERM, Paris: 151–66.

Von Siebenthal K., Largo R. (1996), Frühkindliche Risikofaktoren: Ihre Auswirkungen und Bedeutung für die spätere Entwicklung. Kindheit und Entwicklung. 5: 36–44.

Von Siebenthal K., Baumann-Hölzle R. (2002), Das interdisziplinäre „Zürcher Modell" zur Urteilsbildung für medizin- und pflegeethische Fragestellungen in der neonatalen Intensivmedizin, in: Von Siebenthal K., Baumann-Hölzle R., An der Schwelle zum eigenen Leben, Medizin-ethischer Arbeitskreis Neonatologie des Universitätsspitals Zürich, Peter Lang Verlag, Bern: 77–88.

Zimmermann M., (1997), Geburtshilfe als Sterbehilfe. Peter Lang, Europäischer Verlag der Wissenschaften, Bern.

Medizin-ethische Entscheidungsfindung in der Neonatologie – Skizzen und Gedanken zum Berner Weg

Mathias Nelle, Lilian Stoffel, Plasch Spescha und Jane McDougall

Der technische Fortschritt sowie erweiterte Behandlungs- und Therapiemöglichkeiten haben die Lebensfähigkeit von Frühgeborenen markant erhöht. Gleichzeitig kommt es immer wieder zu Fällen von extrem Frühgeborenen, die sich im Grenzbereich zur Lebensfähigkeit befinden. Die ethische Urteilsbildung und Entscheidungsfindung hat deshalb in der Neonatologie einen höheren Stellenwert erhalten. (Kind, 2001) Ethische Entscheidungsprozesse für oder gegen einen Behandlungsbeginn bzw. -abbruch dürfen weder auf pure statistische Wahrscheinlichkeiten – ohne Berücksichtigung der individuellen Patientensituation – basieren, noch auf einer Kosten-Nutzen-Rechnung. Trotzdem müssen sie nachvollziehbar und transparent sein. Sie dürfen nicht beliebig sein und obliegen nicht der Entscheidung eines Einzelnen. Im Grundsatz sollte gelten, dass eine Therapie im Grenzbereich der Lebensfähigkeit dann aufzunehmen ist, wenn eine gewisse Chance zu einem Leben in Würde besteht. (Bucher et al., 2003) Dies bedeutet aber auch, sich der Verantwortung zu stellen, wenn erkennbar wird, dass dieses Ziel nicht erreicht werden kann und der eingeschlagene Weg für das Kind zu einem Martyrium zu werden droht. Ein strukturierter Entscheidungsprozess kann hier dazu beitragen, Sicherheit in der gemeinsam getragenen verantwortbaren Vorgehensweise zu finden. Die Berner Neonatologie hat in Anlehnung an existierende Modelle der Entscheidungsfindung ein eigenes Vorgehen gewählt, das im Modell und anhand von zwei Patientenbeispielen in der Praxis vorgestellt wird. (Baumann-Hölzle, von Siebenthal, 1999, Leitfaden Ethisch Entscheiden, Bern 2003)

1. Einleitung

Ausgangspunkt der Überlegungen war das zunehmende Bedürfnis, teils unterschiedliche ethische Grundauffassungen zu verbinden und in der Praxis umzusetzen – in anderen Worten zu verstehen, wie und wann Entscheidungen zu treffen sind. Ziel war es, eine strukturierte, transparente und verständliche Entscheidungsfindung für die Berner Neonatologie zu entwickeln.

2001 beauftragte die Klinikleitung eine Arbeitsgruppe, ein interdisziplinär und interprofessionell angelegtes ethisches Konzept für die Abteilung Neonatologie zu erarbeiten. Wesentlich geprägt wurde das Konzept durch die Kenntnisse und Erfahrungen aus dem Zürcher Modell sowie durch Diskussionen mit Kolleginnen und Kollegen. (Arbeitskreis Neonatologie, 2002) Die Arbeitsgruppe verarbeitete die Erkenntnisse zu einem „Ethikleitfaden", der sich als Denk- und Arbeitsinstrument versteht und heute als Wegleitung für einen strukturierten ethischen Entscheidungsprozess dient. Im Folgenden wird dieser Leitfaden vorgestellt und dessen Anwendung im Klinikalltag anhand zweier Beispiele erläutert.

2. Die Komplexität der Entscheidungsfindung

Ethische Entscheidungsfindung braucht Zeit. Indes muss ein solcher Entscheid sehr oft rasch und zu einem Zeitpunkt getroffen werden, in welchem die Prognose über die Entwicklung des Kindes unsicher ist. Die Unsicherheit über die derzeitige Behandlung und ihrer Ziele führt möglicherweise zu Konflikten zwischen Betroffenen und Beteiligten (Pflegende, Ärzte, Eltern) darüber, „was das Beste für das Kind ist". Unterschiedliche Betrachtungen, Wünsche, Hoffnungen und unausgesprochene Gedanken bestimmen das Denken, Handeln und den Umgang miteinander. In der Praxis kommt es immer öfters vor, dass die ethischen Wertvorstellungen, einerseits „Gutes zu tun", andererseits „nicht zu schaden" gegeneinander abgewogen werden müssen. In Betracht gezogen und hinterfragt werden Kriterien wie die zu erwartende Lebensqualität des Kindes. Oft befinden sich die Handelnden in der

Neonatologie und Geburtshilfe in ethischen Extremsituationen: Es besteht nur die Wahl zwischen Initiative und Passivität. In diesem permanenten Spannungsfeld von „Handlungszwang" und „Vernunft" braucht es Klarheit darüber, was im „richtigen" Moment zu tun oder auch zu unterlassen ist. Ethische Entscheidungskompetenz in der Medizin und Pflege setzt einerseits die Fähigkeit zur Kritik der persönlichen Moral voraus, andererseits Kenntnisse verschiedener Ethikentwürfe sowie die Fähigkeit, einen ethischen Entscheidungsprozess strukturiert zu leiten. (Lorenz, 2003; Cadore et al., 2000)

3. Das ethische Gespräch

3.1 Ziel

Ziel des formalisierten ethischen Gesprächs ist, eine gemeinsam verantwortbare und im Konsens getragene Betrachtung und Handlungsgrundlage herzustellen oder möglicherweise auch eine Entscheidung herbeizuführen. Das ethische Gespräch hat verschiedene Funktionen und damit auch den Charakter einer Standortbestimmung, einer Aussprache. Es findet in einer Atmosphäre statt, in der Meinungen ungeachtet der Abteilungshierarchie frei geäussert werden können. Handlungsdruck wird so zurückgenommen. Das Gespräch soll die Beteiligten aus der Routine herausbrechen und ihnen Raum und Zeit für überlegtes Handeln bieten. Viele der bisher stattgefundenen ethischen Gespräche haben auch dazu gedient, Informationen auszutauschen und gegenseitige Haltungen zu überprüfen.

3.2 Anlass

Ein ethisches Gespräch wird im Allgemeinen einberufen, wenn einer oder mehrere der folgenden Punkte zutreffen:

- Sehr unreifes Frühgeborenes
- Schwere Fehlbildung
- Neurologisch geschädigtes Kind

- Konfliktsituation mit Eltern über die weitere Vorgehensweise
- Konfliktsituation im Behandlungsteam, Bereinigung von Missverständnissen
- Standortbestimmung und Informationsvermittlung

Ethische Gespräche können von allen in der Betreuung involvierten Personen sowie von den Eltern einberufen werden. Darüber hinaus werden bei den gemeinsamen Visiten mit den Pflegefachfrauen und ärztlichen Mitarbeiter/innen schwerpunktmässig Kinder besprochen, bei welchen ethische Fragestellungen erkennbar werden. Die Visite dient daher auch dem Austausch von Informationen über die Planung der weiteren Vorgehensweise, der medizinischen Prozeduren und der Festlegung der weiteren Therapie. Bei der Visite wird besprochen, ob ein ethisches Gespräch beantragt wird, notwendig erscheint oder ob anderweitig ethische Fragen aufgeworfen werden. Hierzu gehört ebenso, bereits im Voraus das Verhalten und die Vorgehensweise für den Fall unvorhersehbarer Akutsituationen zu besprechen, da dann möglicherweise keine Zeit für ein Gespräch im grösseren Kreis besteht.

3.3 Teamgespräch

Grundsätze und Beteiligte

Grundsatz des Teamgesprächs ist der wohlwollende Umgang. Verletzungen und persönliche Zurechtweisungen sind zu vermeiden; alle Äusserungen müssen frei von persönlichen Vorbehalten sein. Jede Person hat das Recht, sich frei zu äussern. Die Gesprächsleitung oder Moderation wird einer neutralen, nicht direkt im Geschehen involvierten Person übertragen, in der Regel einem Seelsorger oder einer Seelsorgerin in Person eines Ethikers respektive einer Ethikerin.

Am Teamgespräch nehmen die behandelnden Ärzte, zwei Pflegende mit direkter Beziehung zum Kind sowie der Abteilungsleiter oder seine Stellvertreterin teil, ausserdem wichtige Bezugspersonen wie die Sozialarbeiterin, die Seelsorgerin und die Trauerbegleiterin. Weitere Personen, ob aus persönlichem Interesse oder zu Ausbildungszwecken, dürfen sich ebenfalls am Gespräch beteiligen. Alle teilnehmenden Personen haben unabhängig von ihrer Funktion die gleichen

Gesprächsrechte. Weitere Fachpersonen/Spezialistinnen oder Bezugspersonen der Eltern, z.B. die Hebamme, können zu näheren Betrachtungen hinzugezogen werden.

Das ethische Gespräch

Das ethische Gespräch behandelt drei wesentliche Grundfragen:
– Erstens wird die aktuelle Situation des Kindes analysiert. Drei Handlungsmöglichkeiten zur weiteren Vorgehensweise sollen wenn möglich entworfen werden. Diese Vorgabe hat den Zweck, auch Alternativen zu erwägen, die nicht zu pauschalen Ja/Nein-Entscheidungen führen. Explizit wird die Frage nach dem möglichen Tod des Kindes thematisiert. In der Praxis hat sich allerdings gezeigt, dass den Beteiligten meist nur zwei Varianten von Handlungsalternativen gegenwärtig waren, die deshalb im Mittelpunkt der Diskussionen standen: Erstens, sollen die intensivmedizinischen Massnahmen fortgesetzt werden oder soll die Therapie abgebrochen werden? Zweitens, sollen Abbau und Restriktion von intensivmedizinischen Massnahmen auf lebenserhaltende Massnahmen im Sinne palliativer Massnahmen vorgenommen werden?
– Zweitens werden die Prognose bei einem Idealverlauf und die Inkaufnahme von Leiden und die mögliche Schädigung des Kindes gegeneinander abgewogen und priorisiert. Thematisiert wird auch der Kontext des Kindes, das heisst sein soziales Umfeld und die Elternverantwortung.
– Drittens gilt es sich zu vergewissern, dass die vorgeschlagenen Massnahmen am „Wohl" des Kindes orientiert sind. Sollte der Vorschlag nicht im Konsens mit dem Fachteam getroffen worden sein, muss das weitere Verfahren abgeklärt werden. In der so genannten „ethischen Gegenprobe" geht es schliesslich darum, sich des möglichen Diskriminierungspotenzials bewusst zu werden. Angesprochen werden Themen wie Behinderung und Behindertenfeindlichkeit in Abwägung zur angenommenen Lebensqualität, eine mögliche Diskriminierung auf Grund von Sprache, sozialem Status, Nationalität, Bürgerrecht, Zugehörigkeit zu einer Minderheit, Krankheit, sowie die Frage, ob personelle oder finanzielle Ressourcen den Entscheid beeinflusst haben könnten.

Entscheidung

Das Fachteam wägt ab, welche Handlungsmöglichkeit den Eltern vorgeschlagen werden soll, und schlägt vor, welche Personen das Gespräch mit den Eltern führen werden. Dem Abteilungsleiter obliegt in seiner Verantwortung die endgültige Entscheidung im juristischen Sinn (Entscheidungsverantwortung), aber auch im Sinne eines Vetorechts. Er kann die Entscheidung des Fachteams zurückweisen.

3.4 Elterngespräch

Pränatal

Mit allen Frauen, die mit Frühgeburtstendenzen in die Frauenklinik eintreten, sowie mit ihren Partnern wird im Rahmen eines Pränatalgesprächs eine Besprechung mit einem Oberarzt/einer Oberärztin durchgeführt. Zweck des Gesprächs ist neben der Kontaktaufnahme und dem Kennen lernen der Austausch von Informationen über den gegenwärtigen Stand der Behandlungsmöglichkeiten und der therapeutischen Prozeduren für den Fall, dass es zu einer Geburt mit frühem Gestationsalter, das heisst vor der 25. Schwangerschaftwoche, kommen sollte. Es gilt hier darüber hinaus in offener Weise die ethische Haltung der Eltern zu ergründen, namentlich wenn es sich um eine Schwangerschaft im Grenzbereich der Lebensfähigkeit von 23 bis 25 Schwangerschaftswochen handelt.

Grundlage der Informationsgabe sind die offiziellen Empfehlungen der Schweizer Gesellschaft Neonatologie sowie hausinterne Richtlinien zur Vorgehensweise. (Berger et al., 2000) Auf Wunsch der Eltern oder bei neuem Kenntnisstand wird das Gespräch wiederholt. Es besteht jederzeit die Möglichkeit, andere Fachpersonen hinzuzuziehen, z.B. Abteilungsleiter oder Spezialistinnen. Im Grundsatz werden lebenserhaltende Massnahmen dann durchgeführt, wenn in diesem Grenzbereich eine realistische Chance zum Leben besteht, das heisst bei einer Schwangerschaft mit vollendeten 24 0/7 Schwangerschaftswochen (148 Tage *post menstruationem*). Unterhalb von 24 Schwangerschaftswochen beschränken wir uns auf Palliativmassnahmen unter der Annahme, dass das Gestationsalter hinreichend sicher bestimmt werden konnte.

Auch die diensthabenden Ärztinnen und Ärzte sollten, sofern zeitlich möglich, das Gespräch reflektieren, da sie im Falle einer Infektion oder von Komplikationen ebenfalls eine Entscheidung treffen oder diese mittragen müssen. Bei einer Entbindung im Grenzbereich der Lebensfähigkeit, d. h. unter 24 Schwangerschaftswochen, wird wenn möglich eine Kollegin zur Erstversorgung des Kindes hinzugezogen, um grösstmögliche Sicherheit für die Entscheidung zur weiteren Vorgehensweise zu gewinnen. Auch ist die Möglichkeit zur Rückversicherung bei der ärztlichen Leitung jederzeit gegeben.

Eine individuelle Entscheidungsfindung bei der Erstversorgung ist dann für jedes Neugeborene unter Einbezug des klinischen Gesamtbildes, Schwangerschaftsverlauf, Gespräche mit den Eltern und Vitalität des Kindes bei Geburt zu treffen. (Cuttini, 1999)

Postnatal

Die Eltern werden auch nach der Geburt des Kindes in alle wichtigen Fragen einbezogen. Sie werden über die Entwicklung ihres Kindes laufend informiert und haben das Recht, auch aktiv Zugang zu allen Informationen ihr Kind betreffend zu verlangen. Das Elterngespräch findet unter Beteiligung möglichst beider Elternteile statt. Anwesend sind der/die betreuende Oberarzt/-ärztin und die Pflegefachfrau, gegebenenfalls auch die Leitende Ärztin. Das Elterngespräch kann sowohl vor als auch nach dem ethischen Teamgespräch stattfinden. Im ersten Fall hat das Elterngespräch informativen Charakter, im zweiten Fall geht es darum, den vom Team erarbeiteten konkreten Handlungsvorschlag zu besprechen. In Akut- oder Notsituationen findet das Gespräch mit den Eltern im kleinem Kreis, ohne vorherige Beratung mit dem ethischen Fachteam, statt.

Ablauf

Die Einführung des Gesprächs mit den Eltern geschieht von Seiten eines Teammitgliedes und fasst die wesentlichen medizinischen Inhalte zum gegenwärtigen Wissensstand zusammen. Im zweiten Schritt werden die Eltern gebeten, ihre Einschätzung der Situation, ihre Erfahrungen und Gefühle sowie die Inhalte bisheriger Gespräche zu schildern. So sollen alle Teilnehmer den gleichen Wissensstand erreichen.

Im Anschluss erfolgt eine Differenzierung und Priorisierung des bisherigen Standes der Therapie, der therapeutischen Möglichkeiten, eine Einschätzung über die Prognose bzw. die Erörterung der möglichen Handlungsoptionen. Der Vorschlag des Fachteams und die Erkenntnisse des Elterngesprächs werden miteinander verknüpft und sollen es ermöglichen, den Eltern einen konkreten Handlungsvorschlag zum weiteren Vorgehen zu machen.

Die Mitsprache der Eltern

Eine Entscheidung des Fachteams sollte im Konsens mit den Eltern getroffen werden. Die Eltern bewältigen sicherlich die Situation am besten, wenn sie den Weg der Entscheidungsfindung verstehen und nachvollziehen können. Die Eltern haben damit ein Recht mitzuentscheiden, ohne die volle Verantwortung für die Entscheidung selbst übernehmen zu müssen. Dennoch kann es vorkommen, dass die Wahrnehmung der Eltern von derjenigen des Fachteams abweicht. In diesem Fall wird ein weiteres Gespräch durchgeführt. Wichtig ist, dass die Eltern vollumfänglich über die wesentlichen Inhalte, Vorgehensweise und Konsequenzen in verständlicher Art und Weise informiert werden. Doch gleichzeitig muss das Fachteam beurteilen, ob die Eltern in einer solchen Extremsituation entscheidungsfähig sind. Im Konfliktfall sollte der ethische Beratungsdienst des Ethikforums des Inselspitals angerufen werden, bevor andere Institutionen – etwa die Vormundschaftsbehörde – eingeschaltet werden. Allenfalls wird erörtert, ob weitere Personen, zum Beispiel Geistliche aus der Religionsgemeinschaft der Eltern, zur Unterstützung der Eltern beigezogen werden sollen.

Die letztendliche Entscheidung über Weiterführung, Art und Weise oder Abbruch der Therapie obliegt dem behandelnden Team, insbesondere dem Abteilungsleiter oder der Leitenden Ärztin. Diesen Sachverhalt den Eltern klar zu kommunizieren ist ein wichtiger Punkt des Gesprächs.

Einbezug anderer Dienste

Andere Institutionen und Dienste können in die Gespräche einbezogen werden. Dazu gehören Seelsorge, Sozialberatung, Trauerbegleitung, ethischer Beratungsdienst und Dolmetscherdienst. Gemeinsam ist allen Diensten, dass sie Unterstützung bieten in Grenz- und Krisensituationen und im Todesfall. Die Seelsorge bietet auf Wunsch Rituale wie eine Taufe oder andere Riten an. Ziel ist es, den Eltern und anderen Betroffenen in Belastungssituationen Unterstützung zu gewähren. Sie ist ökumenisch und interreligiös ausgerichtet, steht also allen Betroffenen, auch Mitarbeiterinnen und Mitarbeitern, zur Verfügung. Auf Wunsch kontaktiert sie die örtliche Seelsorge, die Anderssprachigenseelsorge oder Vertreter anderer Religionen.

Die Trauerbegleiterinnen der Frauenklinik unterstützen Eltern und Angehörige bei Verlustängsten, im Prozess der Entscheidungsfindung und in der Trauersituation. Gespräche werden angeboten und finden zusammen mit den Eltern und dem behandelnden Team statt, allerdings zu einem späteren Zeitpunkt. Den Eltern steht es frei, darüber hinaus Personen zu benennen, die an den Trauergesprächen teilnehmen sollen.

4. Patientenbeispiele

Das oben im Modell vorgestellte Vorgehen der Berner Neonatologie in ethischen Entscheidungsprozessen wird im Folgenden anhand zweier Patientenbeispiele konkretisiert.

4.1 Erstes Beispiel

S., ein Knabe, wurde in der 24 3/7 Woche (25. Schwangerschaftswoche) geboren und war bei uns bis zu seinem Tod am 51. Lebenstag hospitalisiert. Er kommt bei geburtswirksamen Wehen im Rahmen einer schweren Infektion der Mutter zu früh auf die Welt. In den Tagen vor seiner Geburt werden Gespräche mit den Eltern sowie mit dem zuständigen Geburtshelfer und Hebammen geführt, um das Vorgehen miteinander festzulegen. Es wird entschieden, eine Lungenreifung durchzuführen sowie das Kind zu überwachen. Bei einer Verschlechterung des kindlichen Zustandes soll ein Kaiserschnitt durchgeführt werden.

Sozialer Hintergrund

Die Eltern sind verheiratet und führen seit kurzem zusammen ein Geschäft. Die Mutter stammt aus Ghana und hat bisher kein eigenes Kind. Die Schwangerschaft ist mit Unterstützung des Kinderwunschzentrums der Frauenklinik zustande gekommen. Der Vater, ein Schweizer, hat zu seinen beiden Kindern aus erste Ehe noch regelmässig Kontakt.

Pränatales Gespräch

Als die Frau mit Wehen in das Spital eintritt, führen ein Oberarzt der Neonatologie, der zuständige Geburtshelfer, die betreuende Hebamme sowie der Abteilungsleiter Neonatologie ein Gespräch mit den Eltern. Die Eltern werden ausführlich über die akuten medizinischen Intensivmassnahmen informiert, die bei ihrem Kind durchgeführt würden, sowie über die möglichen Folgen und Komplikationen, unter anderen schwere Behinderung, Lungenunreife und Tod. Auf Grund des sehr geringen Gestationsalters und der schweren Infektion der Mutter (Chorioamnionitis / Neugeborenensepsis), wird das Risiko für das Kind als hoch eingeschätzt.

Die Eltern werden in den Entscheidungsprozess über die weiteren Behandlungsmöglichkeiten – Zurückhaltung oder maximale Intensivbehandlung – einbezogen. Die Mutter wünscht ausdrücklich eine Maximalbehandlung, um dem Kind eine Chance zu geben. Der Vater ist sehr ambivalent und äussert, er könne die Verantwortung für ein behindertes Kind nicht tragen, respektiere aber den Wunsch der Mutter. Beide Eltern sind sich einig, dass das Kind in Würde sterben darf, wenn es leiden würde oder schwere Komplikationen eintreten. In einem zweiten Gespräch auf Wunsch der Eltern zusammen mit den Neonatologen wird eine aktuelle Standortbestimmung vorgenommen. Die diensthabende Oberärztin informiert sich bei Einsetzen der Geburtsbestrebungen in einem Gespräch mit den Eltern über die aktuelle Situation.

Geburt

Zwei Tage nach ihrem Eintritt und mit Abschluss der Lungenreifung durch Celestone hat die Mutter einen Blasensprung. Die Geburt geht nach dem Einsetzen von Wehen sehr rasch vor sich. Zwei Neonatologen sind bei der Geburt anwesend. S. muss wegen unzureichender Atmung im Alter von acht Minuten intubiert werden. Trotz seines Gestationsalters und des niedrigen Geburtsgewichts von 750g hat er einen relativ guten Start gehabt.

Postnataler Verlauf

S. erhält dreimal eine Surfactant-Therapie und muss künstlich beatmet werden. Er spricht gut auf die Therapie an, sodass er schon am vierten Lebenstag extubiert werden kann. Doch wegen „Erschöpfung" muss er bereits nach wenigen Stunden wieder intubiert werden. Der weitere Verlauf wird durch viele Komplikationen geprägt. Bis zu seiner letzten Lebenswoche erholt er sich immer wieder von verschiedenen, vor allem respiratorischen Krisen, ohne Anzeichen neurologischer Schäden, zum Beispiel einer Hirnblutung. Während seiner 51 Lebenstage muss S. beatmet werden und kann nur wenige Stunden seines Leben ausserhalb der Isolette in den Armen seiner Eltern geniessen. Seine Lungen sind stark geschädigt durch die Folgen einer massiven Infektion und Entzündungsreaktion, die schon bei der Geburt vorhanden waren sowie durch die lange künstliche Beatmung. Das Personal ist immer wieder an die Grenzen der Beatmungsmöglichkeiten gestossen. Nach jeder Krise oder neuen Infektion stabilisiert er sich auf einem tieferen Niveau. Die Eltern kümmern sich sehr liebvoll um ihren Sohn, leiden aber sehr stark unter der enormen Belastung und Unsicherheit angesichts seines kritischen Zustandes. In mehreren Gesprächen über den medizinischen Zustand und die unklare Prognose äussert vor allem die Mutter den Wunsch, weiterhin alles Menschenmögliche zu tun, solange es einen Hoffnungsschimmer gebe.

Für das Behandlungsteam ist die Situation ebenfalls sehr schwierig und zunehmend belastend. Es besteht der Eindruck, dass das Kind stark leidet. In mehreren Gesprächen wird versucht, einen Konsens über das weitere Vorgehen zu erreichen, sowie über die Bedürfnisse der einzelnen Mitarbeiter zu sprechen. Anwesend sind immer die betreuenden Ärzte und Pflegenden sowie die pflegerische und ärztliche Leitung. Die Eltern nehmen an diesen Gesprächen nicht teil, aber ihre Haltung ist aus früheren Gesprächen bekannt. Die Gespräche werden jeweils von einer neutralen Drittperson geleitet, in diesem Fall von der Seelsorgerin oder dem Ethiker.

Im Rahmen der Gespräche werden die medizinische Aspekte kurz geschildert sowie die Prognose, soweit diese beurteilt werden kann. Die Wünsche der Eltern werden während der Teamgespräche präsentiert. Danach hat jeder Teilnehmer die Gelegenheit, seine Meinung zu äussern und über sein eigenes Empfinden zu sprechen. Schliesslich einigt sich das Team darauf, im Falle eines Eintritts schwerer Komplikationen wie Hirnblutung, Pneumothorax u. a. die Therapie zu limitieren. Als positive „Nebenwirkung" dieser Gespräche können einige Missverständnisse ausgeräumt werden, die vor allem im Bereich interdisziplinärer Kommunikation aufgetreten sind, und gegenseitiges Verständnis füreinander gewonnen werden. Die Eltern werden jeweils über den Konsensentscheid informiert.

Während der letzten Woche verschlechtert sich die respiratorische Situation des Kindes derart, dass eine adäquate Oxygenierung nur mit einer sehr aggressiven Beatmung möglich ist. Die Eltern haben gemeinsam gewünscht, dass S. in Würde sterben darf und keine Steigerung oder Erweiterung der Therapie erfolgen soll. (Tanne, 2002)

Angesichts des Verlaufs ohne erkennbares Ansprechen der Therapie, aufgrund der Ausschöpfung der medizinischen Möglichkeiten und unter Berücksichtigung der bisherigen Gespräche, der Haltung der Eltern und Meinung des Fachteams wird S. am 51. Lebenstag extubiert und verstirbt wenig später in den Armen seiner Eltern.

Vier Wochen nach seinem Tod findet ein Nach-Gespräch unter der Leitung des Ethikers statt. Ebenso werden Gespräche mit den Eltern und Mitgliedern aus dem Behandlungsteam geführt.

4.2 Zweites Beispiel

L., ein Knabe, wurde in der 29 6/7 Woche (30. Schwangerschaftswoche) geboren. Für sein Gestationsalter war er gut gewachsen mit einem Gewicht von 1'650g. Er hatte einen guten Start und für sein Alter einen normalen komplikationslosen Verlauf bis zum 18. Lebenstag, als eine nekrotisierende Enterokolitis (entzündliche Darmerkrankung) diagnostiziert wurde. Er starb am 28. Lebenstag an den Folgen einer schweren Infektion.

Sozialer Hintergrund

Die Eltern stammen aus dem ehemaligen Jugoslawien und sind verheiratet. Beide sprechen Deutsch und haben ein Kind, das ein Jahr alt ist. Aus der Vorgeschichte ist bekannt, dass die Mutter bereits ein frühgeborenes Kind in der 25. Schwangerschaftswoche verloren hat. Die Eltern, insbesondere die Mutter, leiden noch sehr unter den Eindrücken und Gefühlen für das verstorbene Kind.

Pränatal

Wegen Cervixinsuffizienz (Gebärmutterhalsschwäche) und vorzeitigen Wehen wird die Mutter ab der 24. Schwangerschaftswoche hospitalisiert. In der 27. Woche wird sie nach Bern verlegt. Auf der Pränatal-Station wird bei Aufnahme der Mutter ein Gespräch mit dem Neonatologen geführt. Da die Überlebenschancen für das Kind in diesem Alter als relativ gut eingeschätzt werden, wird die maximale Therapie und Versorgung des Kindes mit den Eltern besprochen. Die Eltern werden auch über mögliche Komplikationen (Hirnblutung, Beatmung) informiert und haben die neonatologische Abteilung schon vorher besichtigt.

Geburt

In der 29 6/7 (30. SSW.) Woche kommt es wegen Infektion der Mutter zur Geburt. L. hat mit einem Geburtsgewicht von 1'650g dennoch einen guten Start ins Leben.

Postnataler Verlauf

Bis zum 18. Lebenstag ist der Verlauf angesichts des Gestationsalters erfreulich und komplikationslos. Am 18. Tag verschlechtert sich der Zustand und eine nekrotisierende Enterokolitis mit Sepsis wird festgestellt. L. muss nicht operiert werden und erhält Antibiotika sowie eine ausreichende Schmerztherapie. Zwei Tage später muss er jedoch intubiert und künstlich beatmet werden. Im Verlauf des nächsten Tages entwickelt er im Rahmen einer schweren Sepsis eine schwere Gerinnungsstörung. Komplizierend treten Krampfanfälle auf, die trotz maximaler medikamentöser Therapie nicht zu beherrschen sind. Ausgedehnte Hirnblutungen werden beidseits diagnostiziert. Im Verlauf der nächsten vier Tage bis zu L.s Tod am 28. Lebenstag nehmen die Krampfanfälle zu. Einen Tag vor seinem Tod wird die Hirnblutung grösser und ist mit sichtbaren Änderungen in der weissen Hirnsubstanz assoziiert. Man hat auch den Eindruck, dass das Kind sehr stark leidet. Während dieser Zeit gibt es mehrfache Gespräche zwischen den Eltern, betreuenden Ärzten und Pflegenden. Die Eltern werden über den kritischen Zustand von L. sowie über die ungünstige Prognose ihres Sohns informiert. Diese so rasche Verschlechterung des Gesundheitszustandes bei einem zunächst gesunden Frühgeborenen hat sowohl die Eltern wie auch das behandelnde Team völlig überrumpelt.

Zwei Tage vor dem Tod des Kindes findet ein erstes Ethikgespräch statt. Es wird von einer Seelsorgerin geleitet. Anwesend sind zwei direkt beteiligte Pflegefrauen, die Stationsleiterin, eine Pflegefachfrau, welche die Trauerbegleitung der Eltern übernommen hat, die Stationsärzte sowie der Abteilungsleiter. Die medizinische Sachlage wird ausführlich besprochen. Die Gruppe verständigt sich darauf, alle Massnahmen zunächst weiterzuführen und bei einer weiteren Verschlechterung der Situation eine neue Beurteilung vorzunehmen. Diese Information wird durch die pflegerische sowie ärztliche Leitung an das Team weitergegeben. Bereits einen Tag später verschlechtert sich der Zustand des Kindes derart – nicht zu beherrschende Krampfanfällen und Zunahme der Hirnblutung –, dass das Fachteam (Pflege und Ärzte) im Rahmen eines ethischen Gesprächs und mit Einverständnis der Eltern entscheidet, die Therapie abzubrechen.

Zwei Wochen nach dem Tod des Kindes findet ein zweites Team-Gespräch unter der Leitung des Ethikers statt, um eine Rückmeldung aus den Teams zu erfragen. Offene Fragen, z. B. zur Durchführung der Schmerzbehandlung sowie zur Betreuung im Sterbeprozess, werden ausführlich aus medizinischer und ethischer Sicht diskutiert. (Cignacco et al., 2004) Die Eltern werden im Rahmen einer professionellen Trauerbegleitung weiter begleitet und geben die Rückmeldung, dass sie mit der Betreuung zufrieden waren, aber den Eindruck hatten, dass ihr Sohn sehr stark unter Schmerzen gelitten habe.

5. Nachwort

Die Schilderung der beiden Verläufe der kleinen Patienten stehen stellvertretend für den in Bern eingeschlagenen Entscheidungsprozess. Es sei an dieser Stelle darauf hingewiesen, dass bei vielfachen Gesprächen im Grenzbereich der Lebensfähigkeit oder auch bei anderen Fragestellungen im Rahmen der ethischen Gespräche Klarheit über den eingeschlagenen Weg, die Therapie und deren Behandlungsziele erreicht werden konnte. Nicht wenige der Kinder, bei denen ein oder mehrere ethische Gespräche geführt wurden, haben überlebt und unserem Eindruck nach eine gute Lebensqualität erreicht. Damit kommt dieser Form des Gesprächs auch eine andere wichtige Aufgabe und Dimension im Entscheidungsprozess, bei der Behandlung der Kinder unter Einbeziehung der Eltern, zu.

Im Rahmen der zunehmend komplexen Fragestellungen im Bereich der Pränataldiagnostik, Perinatologie, Geburtshilfe und Neonatologie wurde am 19. April 2004 die klinikübergreifende Ethikarbeitsgruppe des Perinatalzentrums Berns gegründet. (Cignacco, 2004)

Die hier gemachten Ausführungen und Erläuterungen gehen unter anderem auf die Ausarbeitungen der Arbeitsgruppe ethische Entscheidungen in der Neonatologie und Geburtshilfe zurück, der an dieser Stelle besonderer Dank gebührt. Das „Denkinstrument" wurde nunmehr in der Abteilung im Jahr 2003 eingeführt und ist bereits Grundlage, einem fortwährenden gemeinsamen Lernprozess lebhaften Ausdruck zu geben. Aus der bisherigen Erfahrung heraus wird zunehmend auf die Grundstrukturen des ethischen Gesprächs auch bei anderen Anlässen und Entscheidungsfindungen „im positiven Sinn" zurückgegriffen.

Als Mitglieder dieser Gruppe sind oder waren an der Ausarbeitung des Konzepts folgende Personen beteiligt:

Carmen Cattarina Baumli (Seelsorgerin, DFKE), Carol Burgmeister (dipl. Pflegefachfrau, Neonatologie), Juliane Hentschel (ehem. Leit. Ärztin, Neonatologie), Anita Masshardt (Seelsorgerin, DFKE), Jane McDougall (Leit. Ärztin, Neonatologie), Plasch Spescha (Leiter katholische Seelsorge und Ethikforum am Inselspital), Lilian Stoffel (Pflegeexpertin, Neonatologie), Eveline Wyss (dipl. Pflegefachfrau, Neonatologie), Manuela Zenklussen (dipl. Pflegefachfrau, Neonatologie).

Literatur

Arbeitsgruppe Ethische Entscheidungsfindung der Abt. Neonatologie (2003), Leitfaden zu den ethischen Aspekten der Neonatologie: Ethisch entscheiden angesichts von Unsicherheit, Bern, unpubliziertes Manuskript.

Baumann-Hölzle R., von Siebenthal K. (1999), Ein interdisziplinäres Modell zur Urteilsbildung für medizinisch-ethische Fragestellungen in der neonatalen Intensivmedizin, in: Ethik in der Medizin 11: 233–45.

Berger T., Büttiger V., Fauchère J.C., Holzgrewe W., Kind C., Largo R., Moessinger A., Zimmermann R. (2000), Empfehlungen zur Betreuung von Frühgeborenen an der Grenze der Lebensfähigkeit (Gestationsalter 22–26 SSW). Guidelines Swiss Soc Neonatol. Schweiz Ärztez 83: 1589–95.

Bucher H.U., Ochsner Y., Fauchère J.C. (2003), Two years outcome of very pre-term and very low birth weight infants in Switzerland. Swiss Med Wkly 133: 93–9.

Cadore B., Boitte P., Demijnck G., Greiner D., Jacquemin D. (2000), Solitary in perinatal medicine. Ethic Theory Moral Pract. 3(4): 435–54.

Cignacco E., Stoffel, L., Raio L., Schneider H., Nelle M. (2004), Empfehlungen zur Palliativpflege von sterbenden Neugeborenen. Zeitschr. Geburtshilfe u. Neonatologie, Z Geburtsh Neonatol 2004; 208: 155–60.

Cuttini M., Rebagliato M., Bortoli P. et al. (1999), Parenteral visiting, communication, and participation in ethical decisions: a comparison of neonatal unit policies in Europe. Arch Dis Child Fetal neonatal Ed 81: F84–F91.

Kind C. (2001), Ethische Überlegungen als besondere Herausforderung für den Geburtshelfer und den Neonatologen. Gynäkologe 34: 744–50.

Lorenz J.M. (2003), Management decisions in extremely premature infants. Semin Neonatol. 8(6): 475–82.

Medizin-ethischer Arbeitskreis Neonatologie des Univ. Spital Zürich (2002), An der Schwelle zum eigenen Leben. Lebensentscheide bei zu früh geborenen, kranken und behinderten Kindern in der Neonatologie. P. Lang Verlag, Bern.

Tanne, J.H. (2002), High level of resource for neonatal intensive care does not give us better outcome. BMJ 324: 1353.

Kurzbiographien

Dr. med. Romaine Arlettaz
studierte Medizin in Lausanne und schloss ihr Studium 1984 an der medizinischen Fakultät der Universität Lausanne ab. Danach bildete sie sich zur Fachärztin Pädiatrie FMH in Neuchâtel, Lausanne, Zürich und Oxford weiter und setzte einen ausbildungsmässigen Schwerpunkt im Bereich Neonatologie. Ihre Doktorarbeit schloss sie 1991 ab. Zurzeit ist sie leitende Ärztin an der Klinik für Neonatologie des Universitäts-Spitals Zürich und bereitet ihre Habilitation vor.

PD Dr. med. Peter Carl Baumann
absolvierte 1960 das medizinische Staatsexamen und bildete sich anschliessend in Zürich und während zwei Jahren in Boston (USA) zum Internisten und Kardiologen aus. Der Intensivmedizin, die er von ihren Anfängen an miterlebte, galt sein spezielles Interesse und von 1974 bis zu seiner Pensionierung im Jahr 2000 war er Leitender Arzt der Medizinischen Intensivstation am Universitätsspital Zürich. Er habilitierte sich für das Gebiet der Intensivmedizin und war zusätzlich während Jahrzehnten als Lehrer für die Weiterbildung des Intensivpflege-Personals zuständig.

Dr. theol. Ruth Baumann-Hölzle
absolvierte ihr Theologiestudium zwischen 1977 und 1983 in Zürich und Genf. 1984 begann sie einen zweijährigen Forschungsaufenthalt an der Harvard Divinity School in Cambridge MA und am The Hastings Institute NY in den USA. Sie doktorierte 1989 zum Thema „Human-Gentechnologie und moderne Gesellschaft". Seit 1999 ist sie Leiterin des Interdisziplinären Instituts für Ethik im Gesundheitswesen „Dialog Ethik". Als Dozentin für Medizin- und Pflegeethik publiziert sie zu diesen Themen und ist Autorin von verschiedenen Büchern. Sie ist Mitglied der „Nationalen Ethikkommission im Bereich Humanmedizin (NEK)" und der „Kantonalen Ethikkommission des Kantons Zürich (KEK)". Ihr Spezialgebiet ist die interdisziplinäre medizinethische und pflegeethische Entscheidfindung. Schwerpunkt ihrer Tätigkeit ist die Arbeit mit interdisziplinären Gruppen. Während den letzten zwölf Jahren hat sie an Kliniken in den Kantonen Zürich und St. Gallen interdisziplinäre Gesprächsgefässe, sogenannte „Ethik-Foren", aufgebaut. Sie ist Mitglied der Kursleitung der Nachdiplomausbildung ethische Entscheidungsfindung im Gesundheitswesen, welche das Institut Dialog Ethik zusammen mit der Fachhochschule Aargau Nordostschweiz durchführt.

Boris Bögli
ist Journalist und arbeitete u. a. für die Schweizerische Depeschenagentur, das entwicklungspolitische Büro InfoSüd und die Zeitschrift der Schweizer Sektion von Amnesty International. Zudem ist er für das philosophische Atelier Pantaris in Biel tätig.

Prof. Dr. med. Hans Ulrich Bucher
ist Facharzt für Kinderheilkunde, speziell Neonatologie und Intensivmedizin. Er hat in Lausanne, Paris und Zürich Medizin studiert, doktorierte 1975 an der Universität Zürich über die transcutane Sauerstoffmessung beim Neugeborenen und war anschliessend Max Planck-Stipendiat in Marburg an der Lahn auf dem Gebiet der Perinatalphysiologie. Sein Forschungsgebiet ist die nicht-invasive Überwachung von Lungen-, Herz- und Hirnfunktionen bei Neugeborenen. Er habilitierte sich 1986 mit einer Arbeit über Atemregulationsstörungen bei Frühgeborenen. Längere Forschungsaufenthalte verbrachte er in Groningen (NL), London und Sydney. Als Ordinarius für Neonatologie leitet er seit 1997 die Klinik für Neonatologie am Perinatalzentrum des UniversitätsSpitals in Zürich und ist Konsiliarius am Kinderspital Zürich. In dieser Funktion beschäftigt er sich zunehmend mit ökonomischen, gesellschaftlichen und ethischen Aspekten der modernen Medizin.

Markus Christen
studierte von 1989 bis 1996 Philosophie, Physik, Mathematik und Biologie an der Universität Bern und arbeitet seit 2001 an der ETH Zürich an einer Dissertation in Neuroinformatik über Aspekte der neuronalen Informationskodierung. Seit 1992 ist er als Redaktor und Wissenschaftsjournalist für verschiedene Medien tätig und arbeitete von 1998 bis 2001 als Projektleiter im Bereich Öffentlichkeitsarbeit für Verbände der Sparten Gesundheitswesen, Engineering und Bildhauerei. Er ist Mitbegründer des philosophischen Atelier Pantaris in Biel, welches unter anderem die Bieler Philosophietage organisiert.

Barbara Epping
schloss ihre Ausbildung zur Pflegefachfrau 1981 im St. Marienkrankenhaus in Waldbreitbach (Deutschland) ab. 1985 beendete sie ihre Fachausbildung zur Krankenschwester für Intensiv- und Anästhesiemedizin im Krankenhaus Hetzelstift in Neustadt/Weinstrasse (Deutschland). Danach arbeitete sie in Intensivstationen in Neustadt und Ulm. 1991 begann sie ihre Tätigkeit auf der Intensivstation Innere Medizin des UniversitätsSpitals Zürich. 2000 schloss sie die Höhere Fachausbildung in Pflege I (HöFa I) mit dem Diplom ab. Seit 2001 ist sie stellvertretende Abteilungsleiterin der Intensivstation Innere Medizin am USZ und seit 2002 ist sie Mitglied der Ethikkerngruppe der internistischen Intensivstation.

PD Dr. med. Jean-Claude Fauchère
studierte Medizin in Freiburg i. Üe. und Bern und schloss sein Studium 1984 an der medizinischen Fakultät der Universität Bern ab. Danach bildete er sich zum Facharzt Pädiatrie FMH in Bern, Lausanne und Zürich weiter und setzte einen ausbildungsmässigen Schwerpunkt in den Bereichen Neonatologie sowie FMH Intensivmedizin. Seine Doktorarbeit schloss er 1992 ab. Nach einem Forschungsaufenthalt an der Monash University, Melbourne, habilitierte er 2003 in Pädiatrie (Schwerpunkt Neonatologie) an der Medizinischen Fakultät Zürich. Derzeit ist er leitender Arzt an der Klinik für Neonatologie des UniversitätsSpital Zürich.

Dr. med. Manuel Fischler

schloss sein Medizinstudium 1990 an der Universität Basel mit einem Doktorat ab und arbeitete danach in Herisau, Chur, Zürich, Genf und Paris als Assistenzarzt. Seit 2000 ist er stellvertretender leitender Arzt der Intensivstation für innere Medizin des UniversitätsSpitals Zürich (USZ). Seit 2001 ist er zudem Mitglied der Arbeitsgruppe für pulmonale Hypertonie am USZ.

Irene Hasler

arbeitet seit 1982 im Intensivpflegebereich des UniversitätsSpitals Zürich. Seit 1992 ist sie Leiterin Pflege der Intensivstationen. Zudem ist sie Präsidentin der Interessengemeinschaft für Intensivpflege des Schweizer Berufsverbandes der Krankenschwestern und Krankenpfleger.

Margrit Maag

schloss ihr Diplom nach der Ausbildung zur Pflegefachfrau in Pädiatrie im Jahre 1971 ab und begann danach eine zweijährige Ausbildung zur Intensiv-Pflegefachfrau in der Kinderklinik Zürich. Nach Abschluss der Ausbildung und einem halbjährlichen SRK-Einsatz im Kinderspital Phnom-Penh arbeitete sie knapp zwei Jahre als Pflegefachfrau auf der Intensivstation des Kinderspitals Luzern. Seit 1976 ist sie Leiterin Pflege der Kinik für Neonatologie am UniversitätsSpital Zürich. Sie hat sich über viele Jahre intensiv mit ethischen Fragen der Intensivmedizin auseinandergesetzt.

Dr. phil. Marco Maffezzoni

hat an der Universität Zürich Psychologie, Psychopathologie des Kindes- und Jugendalters und Betriebswirtschaftslehre studiert. Seit 2000 ist er als Psychologe am Kinder- und Jugendpsychiatrischen Dienst (KJPD), gegenwärtig in der Tagesklinik für Jugendliche, und als Mitarbeiter der Abteilung Angewandte Psychologie an der Universität Zürich (bis Juni 2001) tätig. Zurzeit ist er in der Weiterbildung zum Fachpsychologe für Psychotherapie. Die Dissertation zur Evaluation ist als Buch erschienen: Gruppenprozesse bei Entscheidungen zur Lebensfähigkeit von Neugeborenen – Eine formative Evaluation, Cuvillier, Göttingen. www.cuvillier.de.

PD Dr. med. Marco Maggiorini

studierte Medizin in Lausanne und Zürich. Nach dem Staatsexamen arbeitete er in Locarno, Chur, und Zürich, wo er sich in Innerer Medizin, Kardiologie und Intensivmedizin weiterbildete. Die Begeisterung für die Höhenphysiologie und den Lungenkreislaufes bewogen ihn 1994 zu einem Forschungsaufenthalt in Brüssel. Im Jahr 2000, nach einer Tätigkeit als Oberarzt an den medizinischen Kliniken A und B des UniversitätsSpitals Zürich, übernahm er die ärztliche Leitung der medizinischen Intensivstation des UniversitätsSpitals in Zürich.

Dr. med. Jane McDougall

absolvierte nach einem medizinischem Studium in Kapstadt (1981–1986) die pädiatrische Facharztausbildung in Los Angeles, USA, an der Los Angeles County-University of Southern California Medical Center. Seit 1996 ist sie Oberärztin und seit März 2004 ist sie Leitende Ärztin der Abteilung Neonatologie der medizinischen Universitäts-Kinderklinik Bern. Sie ist Mitglied der dortigen Ethikarbeitsgruppe.

Dr. phil. Karin S. Moser

ist Oberassistentin am Psychologischen Institut der Universität Zürich und Leiterin einer eigenen Arbeitsgruppe. Sie studierte Psychologie und Informatik an der Universität Zürich (Lizentiat 1994) und promovierte 1998 im Bereich Selbstkonzeptforschung zur sprachlichen Repräsentation selbstbezogenen Wissens. Danach übte sie Forschungs- und Lehrtätigkeit an verschiedenen Universitäten in Deutschland und der Schweiz aus. Ihre aktuellen Forschungs- und Arbeitsschwerpunkte sind: Kommunikation und Kooperation in Gruppen und Organisationen, insbesondere beim Wissensaustausch und bei interdisziplinärer Zusammensetzung, Rolle von selbstbezogenen Prozessen für Kooperation und Kommunikation, Forschungsmethodik und Evaluation.

Lic. theol. Corinna Müri

studierte Theologie in Zürich, Basel, Tübingen und Paris mit Spezialisierung im Bereich Medizinethik (Lizenziat 2000). Anschliessend arbeitete sie unter anderem im Nachdiplomstudium „European Master of Applied Ethics" am Ethikzentrum der Universität Zürich im Bereich Medizinethik mit und übernahm nach beruflicher Erfahrung in der Privatwirtschaft die Geschäftsführung der Schweizerischen Gesellschaft für Biomedizinische Ethik (SGBE). Seit 2003 ist sie bei Dialog Ethik tätig als Projektleiterin und im Institutsmanagement.

PD Dr. med. Mathias Nelle

ist seit 2002 in Bern als Abteilungsleiter der Abteilung Neonatologie an der Universitäts-Kinderklinik in Bern tätig. Zuvor war er in leitender Funktion in der Abteilung Neonatologie (Leiter: Prof. Dr. Otwin Linderkamp) am Perinatalzentrum in Heidelberg (1988–2002) tätig.

Dr. theol. Plasch Spescha

ist Leiter der katholischen Seelsorge und Leiter der Ethikkommission des Inselspitals Bern. In seiner Funktion hat Plasch Spescha am Konzept zur ethischen Entscheidungsfindung des Inselspitals mitgearbeitet und begleitet das Team der Abt. Neonatologie sowie deren Eltern und Kinder als Theologe und Ethiker.

Dr. iur LL. M. Gabrielle Steffen

beendete 1996 ihr Studium in Europäischem Wirtschaftsrecht in Amsterdam mit dem Titel LL. M. Danach hatte sie diverse Kaderstellen in den Branchen Industrie und Versicherung inne. Von 1999 bis Sommer 2004 war sie an der Universität Neuchâtel als Assistentin, Oberassistentin und Lehrkraft tätig. Im Jahr 2002 schloss sie ihre Dissertation zum Thema *Droit aux soins et rationnement: approche d'une définition des soins nécessaires* ab. Daneben realisierte sie verschiedene Mandate für Kantone und Bund

(z. B. Organverteilung, Gesundheitskarte, Erarbeitung eines GAV für das Personal im Gesundheitswesen).

Prof. Dr. med. Reto Stocker

ist Facharzt für Anästhesiologie und Intensivmedizin. Er legte 1983 das humanmedizinische Staatsexamen an der Medizinischen Fakultät Zürich ab. Ab 1984 war er in verschiedenen Instituten des UniversitätsSpitals Zürich tätig, u.a. im Institut für Anästhesiologie inkl. Intensivmedizin, der Klinik für Unfallchirurgie und der Klinik für Herz- und Gefässchirurgie. 1991 doktorierte er über die Organfunktion nach Herztransplantation in Abhängigkeit von der Katecholaminstimulation des Spenderherzens. Im selben Jahr übernahm er die Leitung der Intensivstation für Unfallchirurgie im Departement Chirurgie, 1992 auch diejenige der Intensivstation für Viszeralchirurgie. 1996, als er sich mit einer Arbeit über die rechnergestützte Funktionsanalyse und Optimierung der Respiratorunterstützung habilitierte, wurde er Leitender Arzt der Chirurgischen Intensivmedizin, der er seit 2001 als Abteilungsleiter vorsteht. Er präsidierte die Schweizerische Gesellschaft für Intensivmedizin und ist für mehrere Organisationen und Zeitschriften als Gutachter tätig.

Lilian Stoffel, Pflegeexpertin HöFa II

ist seit 1982 als diplomierte Pflegefachfrau in Pädiatrie und nach Abschluss der Höfa II Ausbildung seit 2004 als Pflegeexpertin in der Abteilung Neonatologie an der Universitäts-Kinderklinik in Bern tätig. Sie ist Mitglied der dortigen Ethikarbeitsgruppe.

Prof. Dr. phil. François Stoll

hat an den Universitäten Genf und Neuenburg Psychologie studiert. Danach arbeitete er am Max Planck Institut für Arbeitsphysiologie in Dortmund und bei AFICO (Nestlé) in Vevey als Betriebspsychologe. Daraufhin war er als Post-doctoral Associate an der Johns Hopkins University in Baltimore, Maryland, tätig. Seit 1973 und bis 2004 ist er Professor für Angewandte Psychologie an der Universität Zürich, zwischen 1994 und 1996 war er Dekan der Phil. I Fakultät. Er war Leiter der Expertengruppe des Nationalen Forschungsprogramms 15: Arbeitswelt – Humanisierung und technologische Entwicklung, zudem nationaler Koordinator der Projekte IEA – Reading Literacy und IALS / OECD – Adult Literacy Service.

Prof. Dr. Jean-Pierre Wils

studierte Philosophie und katholische Theologie in Leuven (Belgien) und Tübingen (Deutschland). Seit 1996 ist er Ordinarius für Moraltheologie und Ethik an der katholischen Universität von Nijmegen (Niederlande) und Leiter des dortigen „Centrum voor Ethiek". Seine jüngeren Publikationen befassen sich mit der Ethik der Euthanasie, der Stammzellforschung und mit Fragen des menschenwürdigen Alterns und Sterbens. Zudem ist er Mitherausgeber der Zeitschrift „EU" (Ethik und Unterricht).

Dr. phil. Klaus Wunder

hat an den Universitäten Konstanz und Buffalo, N.Y., USA. Verwaltungswissenschaften, Psychologie und Soziologie studiert. Er war als Dozent an der Universität Konstanz tätig und führte Forschungsprojekte zur Entscheidungsfindung in Gruppen, Feedback und Teamsupervision durch. Später fungierte er als Berater in der Führungsfortbildung, danach als Software-Ergonom und als Personalverantwortlicher einer Grossbank. Seit 1998 ist er Dozent an der Fachhochschule Zürich, Hochschule für Soziale Arbeit.

Interdisziplinärer Dialog - Ethik im Gesundheitswesen

In der modernen Medizin und Pflege nimmt der Wissenszuwachs über den Menschen rasant zu und ständig eröffnen sich neue Handlungsmöglichkeiten. Moralische Fragen werden dabei auf der individuellen und sozialen Ebene aufgeworfen: Welche der zur Verfügung stehenden Handlungsmöglichkeiten ist die einem Menschen angemessene? Wie weit soll der medizin-technische Fortschritt gehen, und wie lässt er sich von der Gesellschaft finanzieren und fair verteilen? Antworten auf diese den Menschen und die Gesellschaft in ihrem moralischen Kern betreffenden Fragen zu suchen, ist eine grosse ethische Herausforderung für die Menschen in der Postmoderne im Kontext einer pluralistischen Gesellschaft. Auf diesem Hintergrund ist der interdisziplinäre Dialog aller Betroffenen heute besonders dringlich. Er ist Voraussetzung für verantwortliches Handeln in Medizin und Pflege. Die vorliegende Buchreihe *Interdisziplinärer Dialog – Ethik im Gesundheitswesen* soll zu diesem Dialog einen aktiven Beitrag leisten. Publiziert werden Kongressberichte, Tagungsbände, Dissertationen, Festschriften etc., welche sich interdisziplinär mit moralischen Problemen und Fragestellungen des Gesundheitswesens auseinander setzen. Ausserdem bietet die Reihe Platz für konkrete Handlungsvorschläge zu einzelnen Krankheitsbildern und verschiedenen Problemfeldern des Gesundheitswesens. Theorie und Praxis sollen gleichgewichtig zu Wort kommen. Es werden Manuskripte in deutscher, französischer und englischer Sprache aufgenommen.
Herausgegeben und wissenschaftlich verantwortet wird die Buchreihe vom *Interdisziplinären Institut für Ethik im Gesundheitswesen*, DIALOG ETHIK. Zu dessen Institutsteam gehören: Prof. Dr. iur. Max Baumann, Barbara Brühwiler (Pflege), Rita Estermann (Pflege), Dr. sc. nat. Francesca Giuliani, Ruth Herzog Diem (Supervisorin BSO), Käthi Koblet (Pflege), Dr. med. et VDM Diana Meier-Allemendinger, Lisa Palm-Senn (Pflege und lic. theol.), Dr. med. Judith Pòk, Dr. theol. Heinz Rüegger, Dr. med. Kurt von Siebenthal und Rolf Zehnder (Pflege und lic. oec.). Das Institut wird geleitet von Dr. theol. VDM Ruth Baumann-Hölzle.

DIALOG ETHIK
Das Interdisziplinäre Institut für Ethik im Gesundheitswesen stellt sich vor.

Angesichts des medizin-technischen Fortschritts kommt es im Gesundheitswesen zunehmend zu ethischen Dilemmasituationen. Die Auseinandersetzung mit diesen Dilemmasituationen ist dringlich und bedarf der interdisziplinären Bearbeitung. Auf dem Hintergrund dieser Problematik wurde 1999 der gemeinnützige Verein für interdisziplinäre Ethik DIALOG ETHIK gegründet, der das *Interdisziplinäre Institut für Ethik im Gesundheitswesen* betreibt. Das interdisziplinär zusammengesetzte Institutsteam arbeitet an einer Kultur bewussten, interdisziplinären, ethischen Urteilsbildung, indem die persönlichen Kompetenzen der Handelnden, der interdisziplinäre Austausch im Gesundheitswesen und der öffentliche Diskurs zu den ethischen Fragen rund um Gesundheit und Krankheit gefördert, unterstützt und begleitet werden. Hierfür macht das Institut verschiedenste Angebote.

DIALOG ETHIK
Interdisziplinäres Institut für Ethik im Gesundheitswesen
Gloriastrasse 18
8006 Zürich
Tel. 01 252 42 01
Fax 01 252 42 13
Internet: www.dialog-ethik.ch; E-Mail: info@dialog-ethik.ch

Interdisziplinärer Dialog - Ethik im Gesundheitswesen

Verzeichnis der bisher erschienenen Bände:

Band 1: Ethik-Forum des Universitäts-Spitals Zürich (USZ) (Hrsg.)
Medizin, religiöse Erfahrung und Ethik
Leben – Leiden – Sterben
ISBN 3-906765-06-7. 2000.

Band 2: Ruth Baumann-Hölzle
Moderne Medizin – Chance und Bedrohung:
Eine Medizinethik entlang dem Lebensbogen
ISBN 3-906766-55-1. 2001.

Band 3: Medizin-ethischer Arbeitskreis Neonatologie
des Universitätsspitals Zürich
An der Schwelle zum eigenen Leben:
Lebensentscheide am Lebensanfang bei zu früh geborenen,
kranken und behinderten Kindern in der Neonatologie
ISBN 3-03910-120-X. 2002; 2. Auflage: 2003.

Band 4: Ruth Baumann-Hölzle, Corinne Müri, Markus Christen
& Boris Bögli (Hrsg.)
Leben um jeden Preis?
Entscheidungsfindung in der Intensivmedizin
ISBN 3-03910-380-6. 2004.